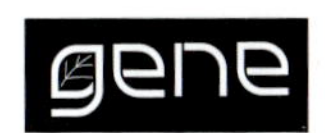

極める！
脳卒中リハビリテーション必須スキル

総監修
吉尾　雅春

日本を代表するセラピストが伝える
フラッグシップテキスト

監修
阿部　浩明
伊藤　克浩
竹林　崇
手塚　純一
冨田　昌夫
増田　知子
50音順

極める！
脳卒中リハビリテーション必須スキル

巻頭言

脳卒中のリハビリテーションはこれまで以上に高い専門性とスキルが求められる時代に入ってきました．求められるその専門性とスキルの中からいくつか取り上げて本書をまとめてみました．

脳の損傷によって起こるさまざまな病態や現象に対して関わる療法士のこれまでの教育課程を振り返ると，それに応えるような内容とは程遠い状況にありました．脳卒中患者を担当するのに脳画像を見ない，あるいは読み取れない療法士が多いのが現状です．脳画像を見れたとしても，それは出血部位が被殻や視床のように大まかな部位の判断ができる程度のものです．それは個人の問題というよりも卒前教育の問題であろうと私は考えています．もちろん公私を含んだ卒後教育にも責任はあります．とは言え，誰かが，どこかが動かなければ変化は起こりませんから，geneさんが動きました．システム障害を起こした脳画像を見たとき，そこから起こってくるであろうさまざまな問題や，可能性を見出し，目標設定にどのように反映させていくか，考えていく必要があります．その基礎的な知識から臨床応用について数多くのセミナーを開催してきました．その一部分を担った人や，そのような視点で臨床活動を行っている人たちを発掘してまとめてもらいました．脳画像を見る上で，脳の中で処理する認知機能について理解しておくことも大切なことです．近年，ニューロリハビリテーションとして脳に関わるアプローチが注目されていますが，脳に関する理解があってこそ成就できるものです．

歩行獲得のプロセスにおいてもそれらの視点は重要です．装具療法としての位置づけは，決して支えられないところを装具で支持するとか，爪先が引っかかるから足を背屈位に止める装具を用いるというような単純補完的なものではなくなってきました．脳のシステムなどのことも視野に入れた積極的治療手段として共有すべきレベルに達してきたと思います．

また四半世紀前くらいから，脳卒中患者を理解していく上で，視覚や身体などを通した環境との関係性についても多くの説明がなされてきました．アフォーダンスやシステム理論などの考え方がそれに当たります．臨床上，納得できる場面が多くみられます．評価，記述が難しく，再現性をもって他者と共有していくことの難しさもありますが，文字化していくことで見えてくるものもあるようです．

以上のようなことを含んで私たちの生活活動は成り立っています．脳のシステムが障害された人たちにどのような動作の誘導・指導を行うか，個々によって異なっても不思議ではありません．

本書はオムニバスの様相を呈していますが，通して熟読してみると何らかのつながりを感じていただけるのではないかと思います．本書はまだまだ「極める」という内容にはなりきっていないかもしれませんが，これを元に，読者の皆様に臨床を極めるきっかけを掴んでいただければこの上ないことだと思います．

2016年7月　　吉尾　雅春

INDEX

第１章 高次脳機能障害とその運動療法の指導時の注意点

第２章 歩行を目的とした下肢装具の適応と運動療法への活用

第３章 画像の活用とリハビリテーションへの結び方

第４章 知覚循環に基づいた自己組織化の原点

第5章 ADL改善のための，ゴール設定と対象者との協働

第6章 脳卒中者のADLの分析と介入方法

総監修

■吉尾　雅春
医療法人社団和風会　千里リハビリテーション病院　副院長／理学療法士

章監修

■阿部　浩明（第３章）
一般財団法人広南会　広南病院　リハビリテーション科　総括主任　医学博士／理学療法士
■伊藤　克浩（第６章）
社会医療法人加納岩　山梨リハビリテーション病院　リハビリテーション部　副部長
日本ボバース研究会　会長／理学療法士
■竹林　　崇（第５章）
吉備国際大学　保健医療福祉学部　作業療法学科　准教授／作業療法士
■手塚　純一（第１章）
医療法人鶴見会　さいわい鶴見病院　リハビリテーション科　科長／理学療法士
■冨田　昌夫（第４章）
藤田保健衛生大学　医療科学部　客員教授，佛教大学　保健医療技術学部　客員教授／理学療法士
■増田　知子（第２章）
医療法人社団和風会　千里リハビリテーション病院　理学療法士チーフ／理学療法士

執筆者

■阿部　浩明（第３章　01 項・02 項・03 項・04 項・05 項・06 項）
一般財団法人広南会　広南病院　リハビリテーション科　総括主任　医学博士／理学療法士
■有馬　　聡（第４章　02 項）
独立行政法人労働者健康安全機構　愛媛労災病院　中央リハビリテーション部　部長／理学療法士
■伊藤　克浩（第６章　01 項・02 項・03 項・04 項・05 項・06 項）
社会医療法人加納岩　山梨リハビリテーション病院　リハビリテーション部　副部長
日本ボバース研究会　会長／理学療法士
■大塚　洋子（第１章　01 項・03 項）
社会医療法人財団石心会　川崎幸病院　リハビリテーション科／言語聴覚士
■杉山　智久（第４章　03 項）
藤田保健衛生大学　医療科学部　講師／作業療法士
■中島由紀子（第１章　04 項）
総合リハビリ研究所　総合リハビリ訪問看護ステーション／作業療法士
■竹林　　崇（第５章　01 項・02 項・03 項・04 項）
吉備国際大学　保健医療福祉学部　作業療法学科　准教授／作業療法士
■手塚　純一（第１章　02 項）
医療法人鶴見会　さいわい鶴見病院　リハビリテーション科　科長／理学療法士
■冨田　昌夫（第４章　01 項）
藤田保健衛生大学　医療科学部　客員教授，佛教大学　保健医療技術学部　客員教授／理学療法士
■中尾　和夫（第４章　04 項）
社会福祉法人　琴の浦リハビリテーションセンター　リハビリテーション部／理学療法士
■西田友紀子（第１章　05 項）
社会医療法人財団石心会　川崎幸病院　リハビリテーション科／理学療法士
■真下　英明（第４章　05 項）
日本赤十字社　舞鶴赤十字病院／理学療法士
■増田　知子（第２章　01 項・02 項・03 項・04 項・05 項）
医療法人社団和風会　千里リハビリテーション病院　理学療法士チーフ／理学療法士

第 1 章

高次脳機能障害とその運動療法の指導時の注意点

01 注意障害・記憶障害とその運動療法の指導時の注意点

社会医療法人財団石心会 川崎幸病院 リハビリテーション科 言語聴覚士 大塚 洋子

はじめに

高次脳機能は階層性を持つ.〈図 1〉に神経心理ピラミッドを示す.何かを論理的に考えたり,遂行したり,自分自身を理解したりするこのような高次の認知活動は,基礎的な認知活動の上に成立する.本項で扱う「注意」は基礎レベルに考えられ,その上に積み重なる多くの認知的活動の基盤となっている.注意の上にある情報処理はワーキングメモリと呼ばれており,注意,ワーキングメモリの働きの上に「記憶」は成り立っている.

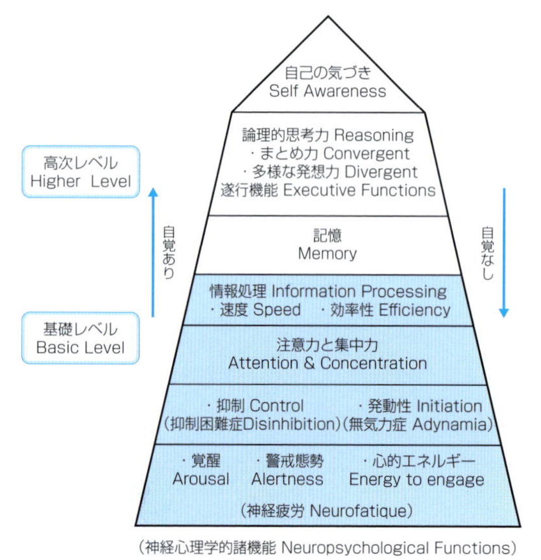

〈図 1〉神経心理ピラミッド [1)]

注意も記憶も人間の活動の基礎をなす重要な機能であり,脳の様々な部分が協働してこの機能を果たしていることが特徴である.それぞれについて概説したのち,運動療法の注意点を述べる.

注意障害とは?

注意は大きく2つに分けられる.1つは全般性(汎性)注意,もう1つは方向性注意,いわゆる半側無視である.半側無視については05項で取り上げているため,本項では前者を扱う.

注意は数多くの刺激の中から必要な一部分のみを選択したり,他の刺激から干渉を受けずに行動を持続したりするための機能と考えられている.注意障害が示唆される症状,所見について,豊倉は〈表 1〉のようにまとめている [2)].これらの症状がみられた際には注意障害を合併している可能性がある.

注意は,覚度(alerting),注意の定位(orienting),注意の制御(executive control)の3つのシステムからなる.これらはそれぞれ別の脳部位が担っており,システムとして独立しているが,覚度を最も基本的な機能として定位,制御の順に階層化されている.つまり,下層の機能が縮小されている時にはその上層の機能も縮小する.

物事に注意を集中できない
物事を持続するのに促しが必要
経過とともに作業の効率が低下する，ミスが目立つようになる
同じことを何度も聞き返す
作業が長く続けられない
騒々しく気が散る場面では作業がはかどらない
グループでの討論についていけない
返答が遅く，行動や動作がゆっくり
「すぐ疲れる，眠い，だるい」などの訴え
活気がなくボーっとしている
すぐに注意が他のものにそれてしまう
2つの事柄を同時に処理，実行できない
不注意によるミスがある
物事の重要な部分を見落とす

〈表 1〉注意障害を示唆する症状，所見

1 覚度　alerting

覚度とは刺激に対して最適に反応できる状態の実現と維持である．例えば，寝起きだったり眠くなったりすると注意を集中できず，同じことを繰り返しやってしまったりする．しっかりと覚醒していることとそれが持続できること＝持続性注意が覚度の要素である．覚度（覚醒と持続性注意）は注意の最も基本的な機能である．覚度の調整には，脳幹，視床と右前部帯状回，右背外側前頭皮質，右下頭頂小葉からなるネットワークが重要と考えられており，特に右前部帯状回が中心的な役割を果たしていると考えられている[3)]．

2 注意の定位　orienting

注意の定位とは，感覚から入力された情報から必要な情報を選択する機能＝選択性注意である．選択性注意が障害されると，容易に他の刺激に注意がそれてしまい，目的行動を続けることができないなどの症状が出現する〈図 2〉．視覚情報の選択には，意識したものを見つけ出すトップダウン処理と，目立った刺激（速く動く，点滅している等）に注意を向けるボトムアップ処理がある．トップダウン処理は頭頂間溝・上頭頂小葉と前頭眼皮質からなる背側注意系が関与し，ボトムアップ処理は側頭頭頂接合部（下頭頂小葉・上側頭回）と腹側前頭皮質（中・下前頭回）が関与している．また，皮質下の視床枕と中脳上丘が選択性注意に重要な役割を果たしていると考えられている[3)]．

「あ！しょうぼうしゃだ！」
「あそびたい！」
「あ！ひこうきの音だ」

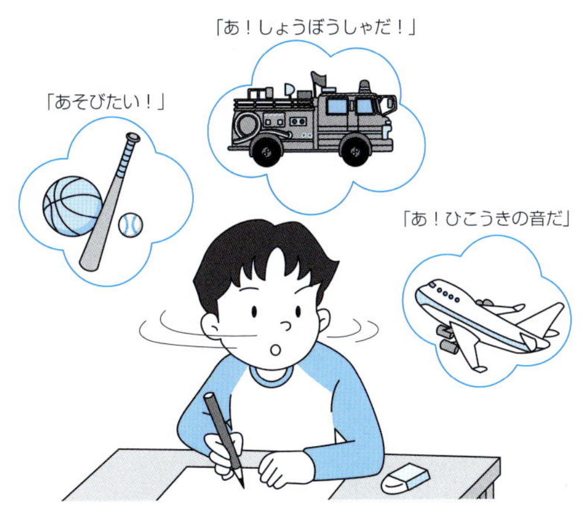

〈図 2〉選択性注意が低下している図（イメージ）

3 注意の制御　executive control

注意の制御には分配性注意と転換性注意がある．

分配性注意は，いくつかの課題や作業を同時に行う際それぞれに注意を向けておく機能である．例えば，車を運転する際には対向車や歩行者，信号などに注意を向けつつ，ハンドル操作にも注意を向けていなければならない〈図 3〉．このような時には分配性注意を働かせている．

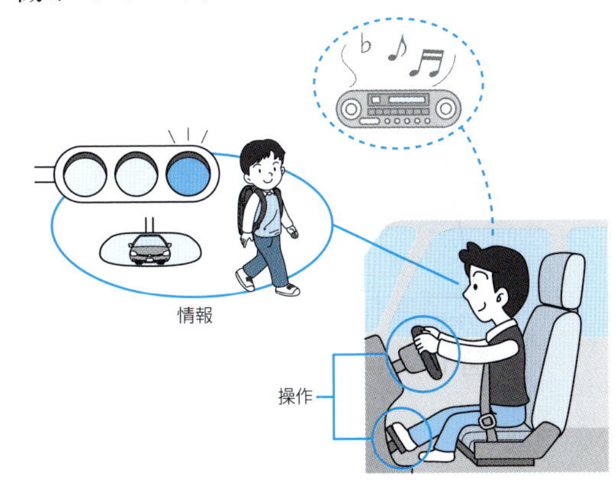

〈図 3〉分配性注意が低下している図（イメージ）

転換性注意は，異なった課題，行為を交互に行う際やセットの転換に必要な注意機能である．例えば，事務作業をしていて，途中で話しかけられてそれに対応し，また作業を再開するといった際には，問いかけに対応している間は作業については意識下にするが，再開時にはどこまでやっていたかやどんな作業であったかは把握されているという時に働く機能である．注意の制御は2つのネットワークが関与しており，1つは課題を順調に進めている際に制御を行う帯状回－弁蓋系，もう1つは課題の途中で何か変更しなくてはならなくなった時に働く前頭－頭頂系で，この2つは互いに作用しながら注意の制御を行っていると考えられている[2]．

脳画像のみかた

上頭頂小葉・下頭頂小葉は頭部MRI・CTの皮質レベルで，前部帯状回は側脳室天井レベルで観察できる〈図4〉〈図5〉．

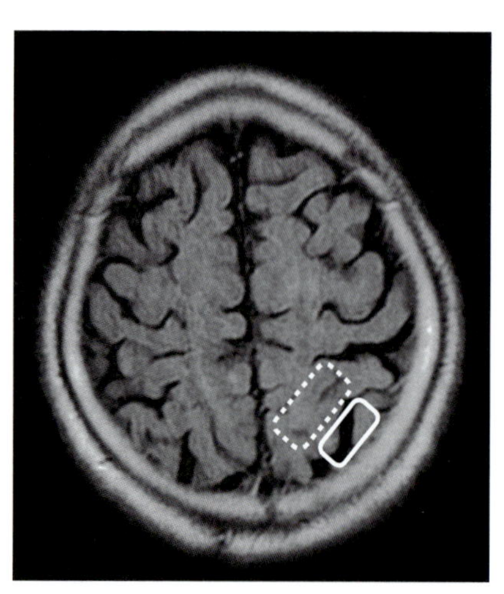

〈図4〉頭部MRI　皮質レベル
点線：上頭頂小葉，実線：下頭頂小葉

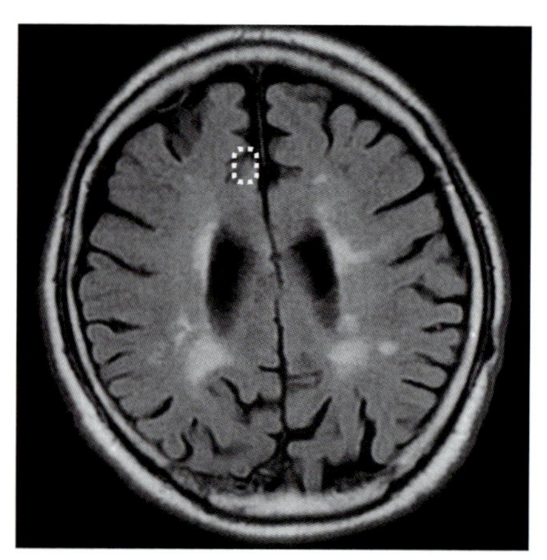

〈図5〉頭部MRI　側脳室天井レベル
点線：前部帯状回

注意障害の評価法

1 ベッドサイドでできる検査

1．数唱

順唱では提示された数字をその順に，逆唱では逆順に答える．5桁以上が正常範囲とされる．ワーキングメモリの容量をはかる指標となる．MMSEにも含まれている．

2．7シリーズ

100から7を順に引いていく．MMSEにも含まれている．

2 机上で行う検査

1．標準注意検査法（Clinical Assesement for Attention:CAT）

注意機能の総合的評価キットである．元々個別に使用されていたテストをバッテリーとして構成し標準化したものである．以下の7つから構成される．

● Span

Digit Span（数唱）とTapping Span（視覚性スパン）から成り立つ．数唱は順唱と逆唱を行う．Tapping Spanは図形を示された順，または逆順に指差して反応する．

● Cancellation and Detection Test（抹消・検出課題）

視覚的または聴覚的に提示される刺激（図

形，数字，平仮名など）からターゲットに反応する.

● Symbol Digit Modalities Test（SDMT）

9つの記号に対応する数字を制限時間内にできるだけ多く記入する〈図6〉.

(	⨪	⊢	「	∸	＋	⊣	)	＞
1	2	3	4	5	6	7	8	9

⨪	「	⊢	)	∸	＋	＞	(	⨪	⊣

被検者は上段の記号と数字の対応を見ながら，下段の空欄に数字を記入する.

〈図6〉SDMTの例[4]より改変

● Memory Updating Test（記憶更新検査）

桁数を提示されずに読みあげられる数列の末尾3桁または4桁のみを復唱する.

● Paced Auditory Serial Addition Test（PASAT）

連続的に聴覚呈示される1桁の数字について，前後の数字を順次暗算で足す.

● Position Stroop Test（上中下検査）

検査用紙の上段・中段・下段にランダムに配置された「上・中・下」の漢字について，その漢字の位置を答える.

● Continuous Performance Test（CPT）

PCにインストールして実施する．刺激の提示方法とターゲットが異なる3つの課題がある.

2．仮名ひろいテスト

無意味な文字列と物語文それぞれから「あいうえお」の文字を抹消する．物語文の施行後は内容を問う設問があり，抹消と意味把握の二重課題が実施できるかをみる.

3．トレイルメイキングテスト（Trail Making Test:TMT）

セットAは検査用紙にランダムに書かれた数字を1から25まで一筆書きで結ぶ．セットBは数字と平仮名が書かれており数字と平仮名を交互に，それぞれ順に結ぶ〈図7〉．終了までの時間を計測する．セットBは片方のターゲットを保持したままもう片方のターゲットを探すという二重課題である.

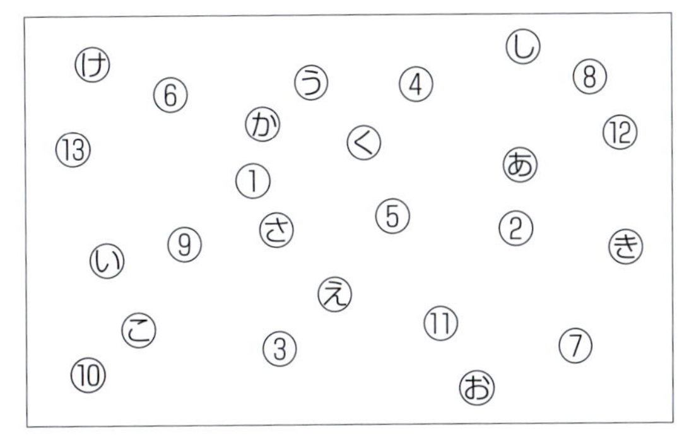

〈図7〉トレイルメイキングテストの例

注意障害における運動療法での注意点

1．注意のどの機能が障害されているのかを把握する
2．難易度を細かく設定する

1 注意のどの機能が障害されているのかを把握する

注意障害と一言に言っても，注意の定位（選択性注意）が障害されている場合と，注意の制御が障害されている場合では必要な対応が異なる．まずは作業療法士・言語聴覚士と患者の注意障害の内容について情報を共有し，どのレベルの注意が障害されているのかを把握する.

1．注意の覚度

覚度が低下している時には，まず覚醒を上げる姿勢や課題を選択する．臥位よりも座位，座位よりも立位のほうが覚醒は上がる．課題内容は細かな運動よりも粗大な運動のほうが適しているだろう．課題が単調にならないように変化をつけ，注意の持続を促すことも有用である.

2．注意の定位

定位が障害されると刺激にすぐに反応してしまい，課題に集中することが難しくなる．定位障害が重度なら，できるだけ静かで人通りの少ない場所で訓練を行う，目の前に不要な物を置かないなど環境調整を行う必要がある．また注目してほしいものを目立つようなものにしておく．例えば，またぎ動作の練習をする時に目立つ色の障害を使用するなどの配慮も必要だろう．

3．注意の制御

分配が障害されている時には，まずいくつの刺激に同時に注意を向けられるか把握する．そして実施する課題にいくつの刺激を含めるのか検討して行う．セット転換が障害されている時には，転換のきっかけとなる手がかりの量を調整する．目標は，内的なきっかけでセット転換ができるようになることである．

2 難易度を細かく設定する

冒頭でも取り上げたが，注意機能は人間の活動の基礎的な要素の一つであり，これが障害されると目的行動を行う上で様々な困難を呈する．少しの難易度の変化が，注意障害のある患者にとっては大きな変化となることもある．注意障害が重症であるほど，目的行動，課題の難易度を細かく設定し，スモールステップを多くする配慮が必要である．

記憶障害とは？

記憶とは，情報を取り込み（記銘），取り込んだ情報を保存し（保持），保存した情報を取り出す（再生）過程を含む[2]．

1 時間軸による記憶の分類

記憶は保持時間の長さによってまず分類される〈図8〉．

なお学問によって表現が違っており，使用する際には混同しないように注意する必要がある．保持時間の長さから，即時記憶（数秒），近時記憶（数分～数日），遠隔記憶（近時記憶以降）に分類される．

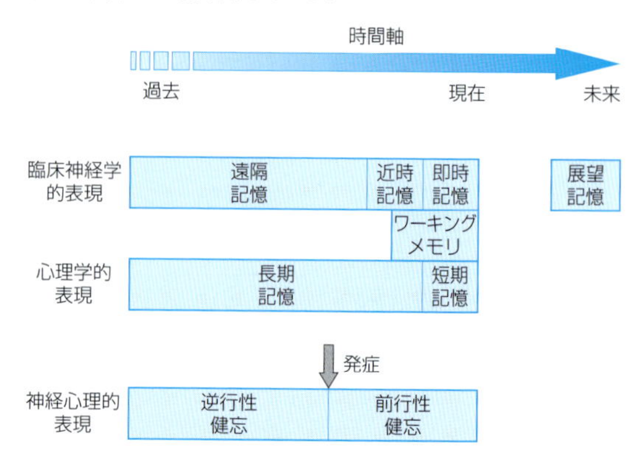

〈図8〉時間軸による記憶の分類

1．即時記憶

即時記憶はワーキングメモリとも呼ばれる．ワーキングメモリは情報を一時的に蓄え，次の認知活動を行う際に提供できるようにする機能を担っている．例えば電話をかける時に番号を憶えておく，行きたい場所が地図のどこにあったかを憶えておく，といった際にワーキングメモリは働いている．前者は音韻ループ，後者は視空間スケッチパッドと呼ばれ，これらを統制している中央実行系の3つの機能から構成されている〈図9〉．

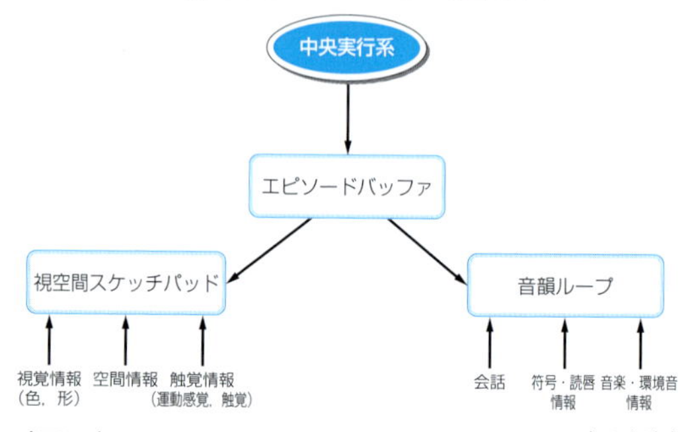

〈図9〉ワーキングメモリのモデルの図[5]より改変

音韻ループは左下頭頂小葉と左下前頭回・下頭頂小葉が関係し，視空間スケッチパッドは右半球の後頭葉から頭頂葉に至る背側経路および後頭葉から側頭葉への腹側経路が関係している．中央実行系は前頭前野，特に背側前頭前野，腹外側前頭前野，前部帯状回が関係していると考えられている[6].

2．近時記憶・遠隔記憶

近時記憶は保持期間が数分～数日で，即時記憶とは違い，常に保持されてはおらず，一度意識上からは失われるが，必要な時に再生される．遠隔記憶は近時記憶よりさらに保持期間が長いとされるが，明確な区分はない．局在および詳細は2で述べていく．

2記憶内容による長期記憶の分類

近時記憶・遠隔記憶を記憶内容から分類すると〈図10〉のようになる．

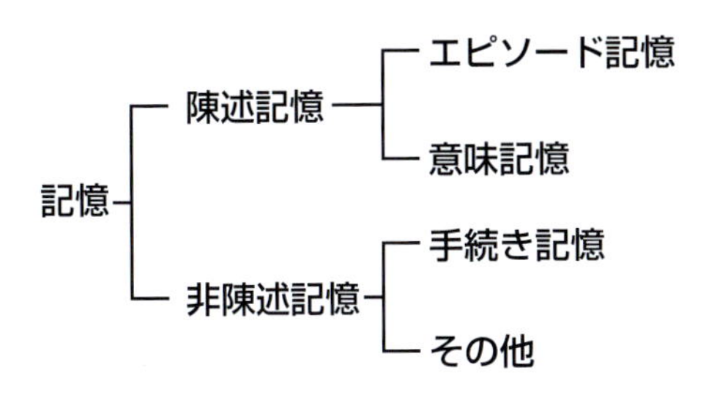

〈図10〉記憶内容による記憶の分類

1．陳述記憶

陳述記憶は言葉やイメージで表現できる記憶であり，エピソード記憶と意味記憶に区分される．

エピソード記憶は朝ごはんに何を食べたか，去年の冬の家族旅行にどこに行ったか，何が楽しかったかなどという出来事にまつわる記憶である．エピソード記憶障害の責任病巣については古くから多くの研究が行われており，①海馬を含む内側側頭葉記憶系，②間脳，③前脳基底部の3つに大別される[7].

①内側側頭葉性の記憶障害は，側頭葉内側部の海馬およびその周辺領域（海馬傍回や周嗅領皮質など）の損傷で生じる．発症（受傷）後のエピソード記憶の保存・再生ができなくなる，いわゆる前向性健忘が生じる．発症前の記憶が再生できなくなる，いわゆる逆向性健忘の合併についてはまだ統一した見解がなされていない．エピソード記憶障害が生じる一方で，手続き記憶など非陳述的記憶は保存される．

②間脳の記憶障害にはコルサコフ症候群と視床損傷による記憶障害がある．間脳には2つの重要な記憶回路が存在すると考えられている．1つは海馬－視床前核回路（Papez 回路），もう1つは嗅皮質－視床背内側核回路である〈図11〉．この回路の損傷により記憶障害をきたす．

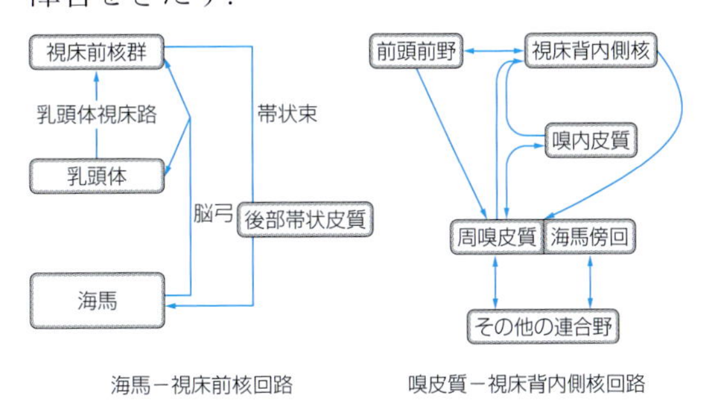

〈図11〉2つの記憶回路の図

コルサコフ症候群における記憶障害では重篤な前向性健忘，過去20～30年に及ぶ逆向性健忘，作話（実際には体験していないことを体験したことのように話す現象，それが事実ではないという自覚は本人にはない）が見られる．損傷部位は視床背内側核および視床枕内側部を重要視する報告が多い[8]．視床損傷による記憶障害でも重篤な前向性健忘が生じる．逆向性健忘については諸論ある．損傷部位は視床背内側核腹側，視床髄板核，内髄板，乳頭体視床路が強調されている[8].

③前脳基底部の記憶障害では前向性健忘，広範な逆向性健忘，活発な自発的作話がみられ，注意障害と人格変化を合併することが多い．前脳基底部は基底核の下，脳皮質と間脳の接合部に位置する．前交通動脈瘤破裂によるくも膜下出血例にみられることが多い．

意味記憶はいわゆる知識であり，例えば「いちご＝赤く，円錐形．味は甘酸っぱい．」，「冬

＝気温が低い，雪が降る，12～2月頃.」といった辞書的な記憶である．責任病巣としては左側頭葉が指摘されている．

2．非陳述記憶

非陳述記憶は行動として再生される記憶である．手続き記憶は，例えば「箸の使い方」「自転車の乗り方」など，経験により学習された記憶である．手続き記憶は前脳基底核と小脳の関与を指摘する研究が多い．

その他には，プライミングや条件付けなどが含まれる．

脳画像のみかた

海馬は頭部MRI・CTの中脳レベルで観察できる〈図12〉.

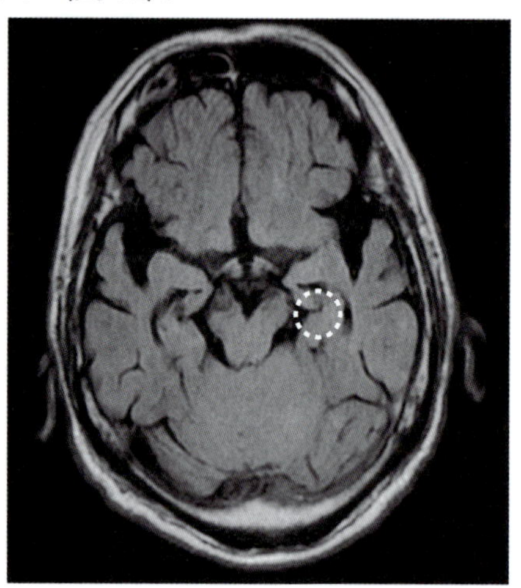

〈図12〉頭部MRI　中脳レベル
点線：海馬

記憶障害の評価法

1 ウエクスラー記憶検査改訂版（WMS-R）

記憶の全般的検査である．13の下位検査があり，言語を使った課題と図形を使った課題で構成されている．「一般的記憶」「注意/集中力」の2つの主要な指標，「一般的記憶」を細分化した「言語性記憶」「視覚性記憶」の指標および「遅延再生」の指標が求められる．施行に60分程度要し，負荷の強い課題もあるため，施行の可否はスクリーニング検査などから判断される．

2 リバーミード行動記憶検査

日常生活に類似の状況で記憶の評価を行うことを目的として開発された検査である．姓名の記憶，持ち物の記憶，約束の記憶，道順の記憶など日常場面を想定した11の下位項目から構成される．30分程度で施行できる．また4種類の並行検査があり，繰り返し使用しても練習効果を排除できる．

3 標準言語性対連合学習検査（S-PA）

対連合学習検査は，長く三宅式記銘力検査が使用されてきたが，使用語句が古くなってきており，標準化もされていなかった．S-PAは，これらの問題を解消するべく開発され，2014年に発表された．構成は三宅式記銘力検査と同様，有関係対語試験10対，無関係対語試験10対からなり，それぞれ3回目の正答数により判定される．並行検査があり学習効果に配慮されている．

4 Rey複雑図形検査（ROCFT）

視覚性記憶および視空間認知を評価する検査である．図形の模写，再生，遅延再生を行う〈図13〉.

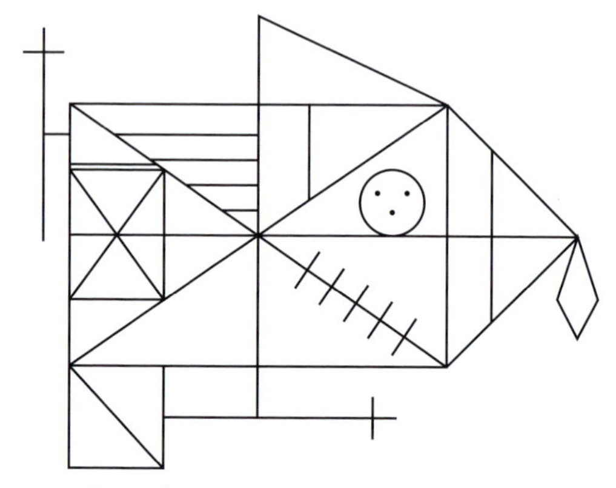

〈図13〉Rey-Osterriethの複雑図形

5ベントン視覚記銘検査（BVRT）

視覚認知，視覚記銘，視覚構成能力を評価する検査である．10枚の図版を見てそれを再生する課題で，再生方法は施行A（10秒提示即時再生），施行B（5秒提示即時再生），施行C（模写），施行D（10秒提示15秒後再生）の4つがある．並行検査が3種類あり練習効果に配慮されている．

記憶障害における運動療法での注意点

1．記憶障害の内容を把握する
2．文字提示を活用する
3．同じ流れ，手順を繰り返す
4．過剰に確認しない，否定しない

1記憶障害の内容を把握する

運動療法が必要な患者では，逆向性記憶障害のみがあるということは考えにくい．主に前向性記憶障害，つまり憶えていられないことが問題となるだろう．まず患者の記憶障害がどのような障害なのか把握する．憶えられる量，時間はどうか，視覚情報が憶えやすいのか，聴覚情報が憶えやすいのかなど，作業療法士・言語聴覚士と情報を共有する．

2文字提示を活用する

記憶障害の患者は憶えていられないことを自覚していないことも多い．その日やるべき課題やその手順を示す時に，後で確認できるようにメモで書いて提示することは，記憶障害の患者には有用である．

3同じ流れ，手順を繰り返す

記憶は繰り返すことで定着しやすい．一日のスケジュールや訓練の流れ，手順を毎日同じにすることで，定着しやすくなる．

4過剰に確認しない，否定しない

記憶障害が重度の患者にとって，見当識などを過剰に繰り返し同じように尋ねることは，失敗体験を繰り返していることとなる．記憶は再生することよりも再認することのほうが容易である．例えば，日付を確認する際には毎日同じようにチェックしてあるカレンダーを使って行ったり，ここはどこなのか書かれた紙を見せながら尋ねるなど，より正答しやすい問いかけを用いたほうがよい．

また，作話や記憶錯誤がある患者は，事実と異なった事柄でも本人にとっては体験したことのように感じられていることがあり，それらを強く否定されると患者は困惑してしまう．強く否定せず，再認できるもので一緒に確認したり，ときにはそう感じている患者を受け止めるといった対応も必要である．

若手療法士へのアドバイス

注意障害や記憶障害がある患者を担当する際，療法士が最も困惑することは，患者に障害の自覚がないことだろう．冒頭に神経心理ピラミッドを示したが，「自己への気づき」は最も難しい課題なのである．言い聞かせるだけではその知識は得られても，実感は得られない．実感が得られなければ日常に汎化して配慮できるようにならない．どう実感させられるかに療法士の工夫が必要である．失敗体験がなかなか気づきに直結しない患者は多い．失敗体験だけでは学びにくいため失敗体験と成功体験を行い，その差を患者自身が実感できるようなフィードバックを行おう．

注意障害でも記憶障害でも同じパターンを繰り返すことで，反応が定着しやすくなるためチームで同じ対応をすることが非常に重要である．療法士同士はもとより，看護師や介護士など患者にかかわるスタッフ，家族と情報を共有し，同じ対応をすることで，患者は混乱せず学習が進みやすくなるだろう．

また，高次脳機能障害の患者では，つい「できないこと」に注目しやすいが，障害が重度であるほど「できること」をどう活用するかを考えよう．

目には見えにくいのが高次脳機能障害である．脳障害にかかわる専門家として，患者のよき理解者となっていただけるよう，願っている．

【引用文献】
1）立神粧子：治療体験記 ニューヨーク大学医療センター・ラスク研究所における脳損傷者通院プログラム「脳損傷者通院プログラム」における前頭葉障害の定義（前編）．総合リハビリテーション 34：487-492, 2006
2）豊倉穣：注意とその障害．精神科 23：152, 2013
3）武田景敏・河村満：注意の神経基盤．精神科 24：142, 2014
4）Smith A：The Symbol Digit Modalities Test；A neuropsychologic test for economic screening of learning and other cerebral disorders. Learn Disord 3：83-91, 1968
5）Boddeley AD, Allen RJ et al：Binding in visual working memory；The role of the episodic buffer. Neuropsychologia 49：1393-1400, 2011
6）越野英哉：ワーキングメモリの神経科学．老年医学雑誌 25：505, 2014
7）森悦郎：記憶障害の神経基盤．高次脳機能研究 31：284, 2011
8）加藤元一郎：記憶とその病態．高次脳機能研究 28：206-213, 2008

【参考文献】
1）豊倉穣：注意障害．総合リハビリテーション 43：1011, 2015
2）武田景敏・河村満：注意の神経基盤．精神科 24：142, 2014
3）西尾慶之・他：間脳性健忘．高次脳機能研究 31：294-300, 2011
4）岡崎哲也：記憶障害．総合リハビリテーション 43：1005, 2015

02 前頭葉障害とその運動療法の指導時の注意点

医療法人鶴見会 さいわい鶴見病院 リハビリテーション科 科長 理学療法士 手塚 純一

はじめに

前頭葉は，論理的に考え，計画し，状況に応じて臨機応変に対応し，効率化するといった遂行機能を主に担っている．

前頭葉の障害により発動性の低下をきたしリハビリテーションへの協力が得られなかったり，逆に多弁で注意散漫となったり，最終的に社会適応や職業復帰が困難となる場合がある．運動療法を行うにあたっては，障害を十分に理解した上で運動療法プログラムの構成や指示の仕方に配慮し，日常生活への汎化にアプローチする必要がある．

本項では，注意・記憶障害，失語，半側空間無視，高次運動機能障害を除く前頭葉障害における運動療法の注意点について述べる．

前頭葉障害とは？

前頭葉は中心溝より前方で外側溝（シルビウス裂）より上方の領域であり，機能的に後方の運動関連領域と前方の前頭前野（前頭連合野）に大別される．運動関連領域は中心溝の直前に位置する一次運動野，その前方の運動前野・補足運動野・前補足運動野，前頭眼野に，前頭前野は背外側部，内側面，眼窩面に区分される〈**図 1**〉．

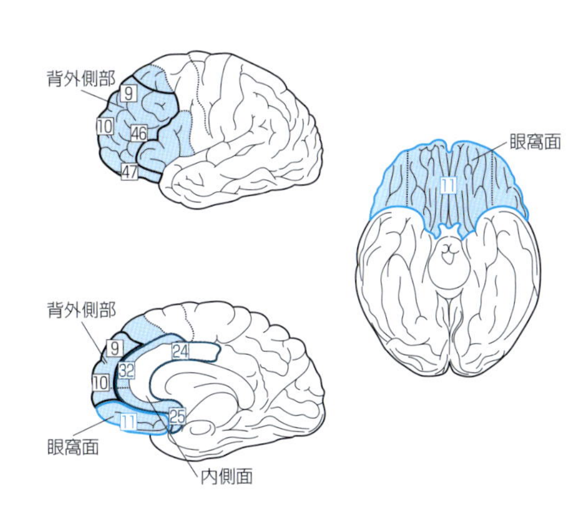

〈図 1〉 前頭葉の機能的区分

前頭前野は皮質下や大脳辺縁系など他の連合野で処理された情報からの投射を受け，それらを統合することで多様な運動行動の中から状況に最も適応するものを選択する機能を有する．

生理学的研究では，外界の刺激を受けて反応する場合(刺激誘導性の反応)には，背外側部に活動電位が得られるが，内的な自らの意図や記憶を動作の起点にする場合には，内側面から活動電位が得られることが知られている（Mushiake 1991）．それぞれの部位が担っていると考えられている機能と，その損傷によって生じる症状について述べる〈**表 1**〉．

背外側部は，作業記憶（ワーキングメモリ）や遂行機能を担う．作業記憶（ワーキングメモリ）とは次の行動のために複数の情報を一時的に留めておく機能で，この部位が損傷されると注意障害を呈し，いくつかのことを同時処理することが困難となる．遂行機能とは①未来の目標を定め，②その目標を実現させるための段取りを立て，③目標に向かって実際に行動を開始・継続し，④目標に近づくように実行状況に対して適切な調整を行う一連の過程からなる．この部位が障害されると，日常的に起きる問題などを適切に処理することが難しくなる．

内側面は内的動機に基づいて探索行動の開始を担う．この部位が損傷されるとアパシーとなり，外界で生じている出来事に「無関心」となるが，「うつ」とは異なって悲哀感を示すということがない．自分からは何もしなくなるが，外から刺激を与えられると一定の反応を示すこともある．また，本人の障害に対する「気づきの希薄化」をもたらし，このことが前頭葉障害の対応をより困難にさせている側面がある．

眼窩部は抑制を担う．この部位が損傷されると脱抑制となり，社会的な許容範囲を超えた逸脱行動（易怒性，性的逸脱行動，窃盗，ギャンブルなど）を認める．そうした自身の行動について，「してはいけないこと」と自ら述べながらも，これを抑制できなくなる．

領域（Brodmann area）		主な障害	主な検査法
前頭前野（前頭連合野）	背外側部（9,10,46,47）	遂行機能障害	BADS遂行機能障害症候群の行動評価日本版（Behavioural Assessment of the Dysexecutive Syndrome：BADS）
		作動記憶の障害，セットの変換障害	Wisconsin Card Test：WCST
	眼窩面（11,13,14）	脱抑制（易怒性，性的逸脱行動，窃盗，ギャンブル）	ギャンブリング課題（Iowa Gambling Task）
	内側面（24,25,32）	アパシー（無気力状態・無感情状態），無動，自身の障害についての「気づき」の希薄化	標準意欲検査法（Clinical Assessment for Spontaneity：CAS）
		把握反射，本態性把握反応，行為の解放現象	

〈表1〉前頭前野の領域と主な機能障害

脳画像のみかた

前頭前野背外側部は頭部 MRI・CT のモンロー孔レベルで，内側面は側脳室天井レベルとモンロー孔レベルで，眼窩面は中脳レベルで観察できる．

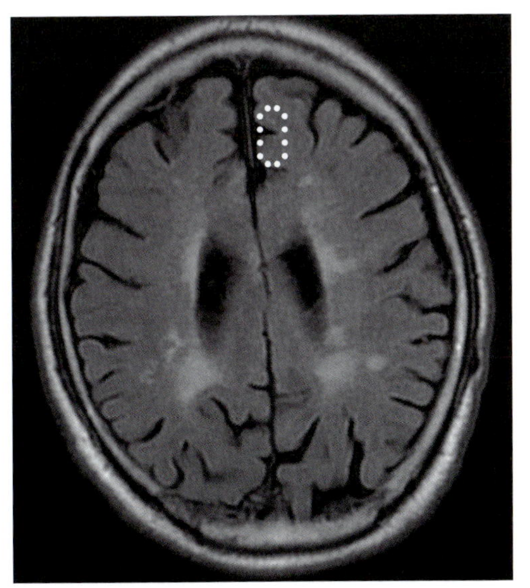

〈図 2〉 頭部 MRI　側脳室天井レベル
左のみ囲い線表示（点線：内側面）

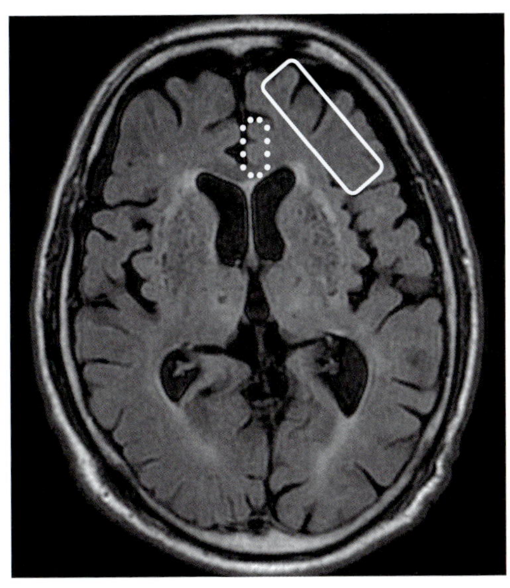

〈図 3〉 頭部 MRI　モンロー孔レベル
左のみ囲い線表示（実線：背外側部, 点線：内側面）

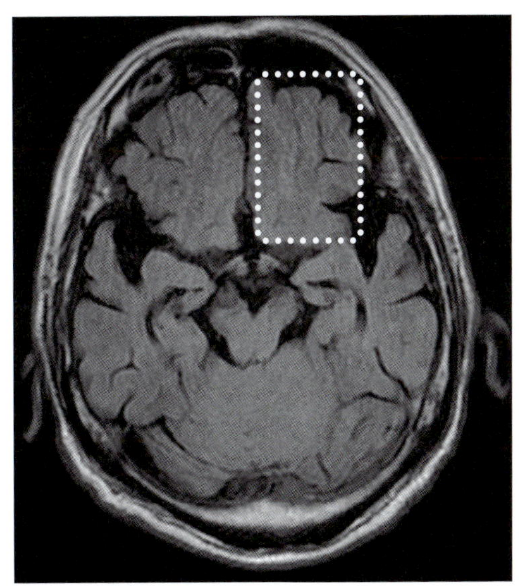

〈図 4〉 頭部 MRI　中脳レベル
左のみ囲い線表示（点線：眼窩面）

前頭葉障害の評価法

1 BADS 遂行機能障害症候群の行動評価日本版 (Behavioural Assessment of the Dysexecutive Syndrome：BADS)

日常生活上の問題点を評価する検査で，6 種類の検査と 1 つの質問票から構成され，カードや道具を使って行われる．各 4 点，合計 24 点満点〈表 2〉．

6 種類の検査	
規則変換カード検査	規則に従いカードをめくり，はい・いいえで答える
行為計画検査	用意された種々の物を利用して管の底のコルクを取り出す
鍵探し検査	広場を表した 10cm 四方の正方形の中で鍵を落としたと想定して，探す道筋を書かせる
時間判断検査	常識的な意味でのやかんでお湯が沸騰するまでの時間や，風船を膨らませるのにかかる時間を推定させる
動物園地図検査	動物園を想定し，6 つの場所を規則に準じて回る道筋を考えさせる

修正 6 要素検査	それぞれ 2 つのパートからなる計算・物品呼称・口述問題の課題を，10 分間という限られた中で規則を守ってできるだけ実行させる

健常群：18.11 ± 2.36 点，前頭葉損傷群：9.45 ± 3.05 点．

〈表 2〉 BADS 遂行機能障害症候群の行動評価日本版

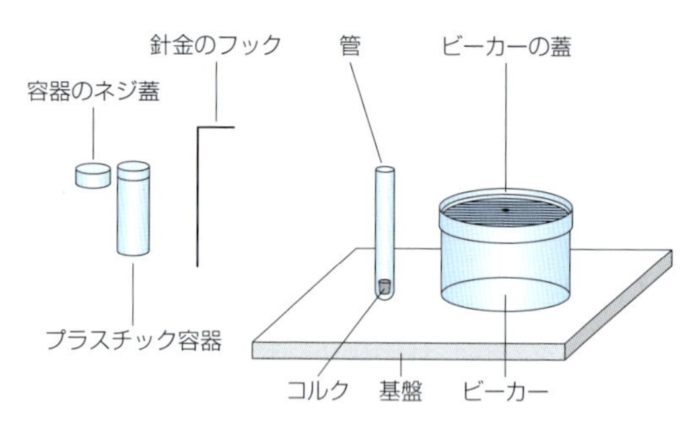

上記の物品を使用し，試験管内にあるコルクを取り出す作業の遂行能力を評価する

〈図 5〉 BADS（行為計画検査）

質問票には患者本人用と家族・介護者用があり，それぞれ同じ 20 項目の質問に 0～4 点の 5 段階で回答する．これにより，本人の病識と周りから見た状況の差が明らかになり，遂行機能に問題があるのかを評価する．

1. 単純にはっきり言われないと，他人の言いたいことの意味が理解できない
2. 考えずに行動し，頭に浮かんだ最初のことをする
3. 実際には起こっていない出来事やその内容を，本当にあったかのように信じ，話をする
4. 先のことを考えたり，将来の計画を立てたりすることができない
5. ものごとに夢中になりすぎて，度を超してしまう
6. 過去のできごとがごちゃまぜになり，実際にはどういう順番で起きたかわからなくなる
7. 自分の問題点がどの程度なのかよくわからず，将来についても現実的でない
8. ものごとに対して無気力だったり，熱意がなかったりする
9. 人前で他人が困ることを言ったり行ったりする
10. いったん何かをしたいと思っても，すぐに興味がうすれてしまう
11. 感情をうまくあらわすことができない
12. ごくささいなことに腹をたてる
13. 状況に応じてどう振る舞うべきか気にかけない
14. 何かをやり始めたり，話し始めると，何度も繰り返して止められない
15. 落ち着きがなく，少しの間でもじっとしていられない
16. たとえすべきでないとわかっていることでも，ついやってしまう
17. 言うこととやることが違っている
18. 何かに集中することができず，すぐに気が散ってしまう
19. ものごとを決断できなかったり，何をしたいのか決められなかったりする
20. 自分の行動を他人がどう思っているのか気づかなかったり，関心がなかったりする

〈図 6〉 DEX（The Dysexecutive Questionnaire：遂行機能障害質問票）

2 ウィスコンシン・カード・ソーティング・テスト（Wisconsin Card Sorting Test：WCST）

色，形，数の 3 つのカテゴリーで形成された 48 枚のカードを使い，新しい概念の形成とその変換を評価する検査である．課題施行時に両側前頭葉背外側部の血流活性化が認められている〈図 7〉[1]．

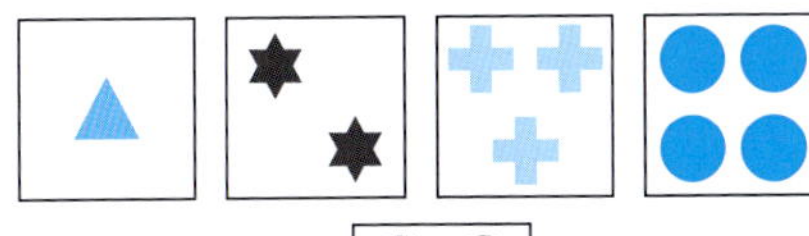

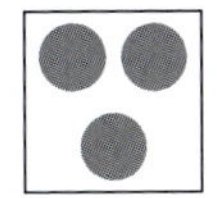

〈図 7〉ウィスコンシン・カード・ソーティング・テスト

評価対象	正常値
CA（達成カテゴリー数）	65 歳未満：4 回以上 65 歳以上：3 回以上
NUCA（最初に正解に辿り着くまでの回数）	3 回以下
PEN（保続性誤りとして同じ間違いを続けた回数）	4 回以下
DMS（正しい反応を連続しているのに間違えてしまった回数）	1 回以下

〈表 3〉WCST の評価対象

3 アイオワ・ギャンブリング課題（Iowa Gambling Task）

報酬と損失の異なる 4 つのカードの山を引いていき，危険察知能力の脱抑制を評価する検査である〈図 8〉.

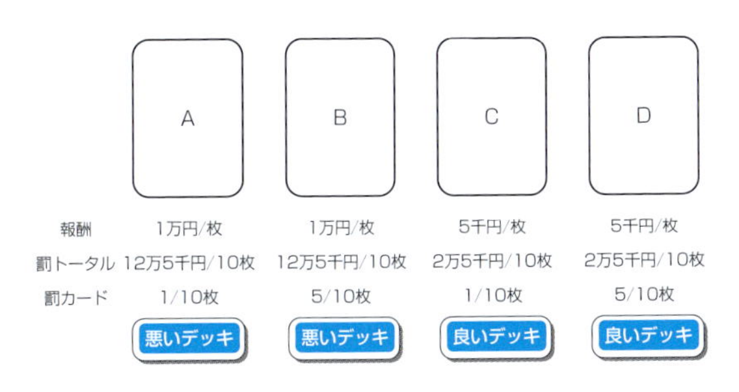

〈図 8〉アイオワ・ギャンブリング課題

4 標準意欲検査法（Clinical Assessment for Spontanelty：CAS）

発動性の低下あるいはアパシーを評価．面接評価，質問紙法，日常生活行動評価，自由時間の観察，臨床的総合評価の 5 つより構成される〈図 9〉.

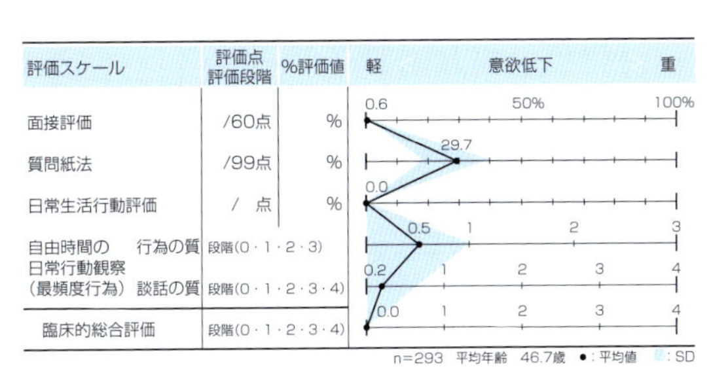

〈図 9〉CAS

5 Frontal Assessment Battery：FAB

知能や記憶等の高次脳機能全般を反映した検査である．知能，運動機能，記憶等が関与した 6 つの下位検査を総合して得点化する．施行が簡便で所要時間も 15 分以内で済むこと，得点の幅が少なすぎず多すぎず直感的に高低を把握しやすいことから臨床場面で頻用されているが，“Frontal” ではなく “Cognitive” Assessment Battery と捉えるべきとの意見もある〈図 10〉.

	方法・手順	得点	採点基準	
類似性	◇概念化 「次の2つは，どのような点が似ていますか？」 ①バナナとオレンジ　（果物） ②机と椅子　（家具） ③チューリップとバラとヒナギク　（花） ①のみヒント可：完全な間違いの場合や「皮がある」など部分的な間違いの場合は「バナナとオレンジはどちらも…」とヒントを出す．②③はヒントなし	3	3つとも正答	《回答》 ① ② ③
		2	2つ正答	
		1	1つ正答	
		0	正答なし	
語の流暢性	◇柔軟性 「'か'で始まる単語をできるだけたくさん言ってください．ただし，人の名前や固有名詞は除きます」 制限時間は60秒．最初の5秒間反応がなかったら「例えば，紙」とヒントを出す．さらに10秒間黙っていたら「'か'で始まる単語なら何でもいいですから」と刺激する．	3	10語以上	《回答》
		2	6~9語	
		1	3~5語	

〈図 10〉FAB

6 標準高次動作性検査（Standard Performance Test of Apraxia：SPTA）

行為の障害を検出する標準化された検査である．定量的側面のみならず，誤反応という定性的側面を重視している〈図 11〉．

大 項 目	小 項 目
1. 顔面動作	1. 舌を出す 2. 舌打ち 3. 咳
2. 物品を使う顔面動作	火を吹き消す
3. 上肢（片手）慣習的動作	1. 軍隊の敬礼 （右） 2. おいでおいで （〃） 3. じゃんけんのチョキ （〃） 4. 軍隊の敬礼 （左） 5. おいでおいで （〃） 6. じゃんけんのチョキ （〃）
4. 上肢（片手）手指構成模倣	1. ルリアのあご手 2. I III IV指輪（ring） 3. I V指輪（ring）
	1. 8の字

〈図 11〉 SPTA

運動療法での注意点

1. 興味を持つこと，できることを探す
2. 選択肢から選んでもらう
3. 練習内容をリストアップする
4. 曖昧な指示は避け具体的に指示する
5. 伝えたことが理解されているか確認する
6. こまめに休む
7. 抑制がきかない場合は「タイムアウト法」

1 興味を持つこと，できることを探す

2 選択肢から選んでもらう

前頭葉障害による発動性低下は，怠けているわけではなく，どうしたら良いかわからないためであることが多い．そのため，いきなりこちらの意図する運動を課すのではなく，まずは興味を持つことやできることを探すことから関わりを持つようにする．声かけなどの外的因子を利用して行動の開始につなげていくが，その際にいくつかの選択肢から自分で選んでもらう，できたらほめるなど，より興味を持たせることを意識して働きかけを行う．

3 練習内容をリストアップする

あらかじめ練習内容をリストアップして，終わったものから消していくなど，先の見通しを立て，目に見えて減っていくのを見せることで課題に集中しやすくなる〈図 12〉．

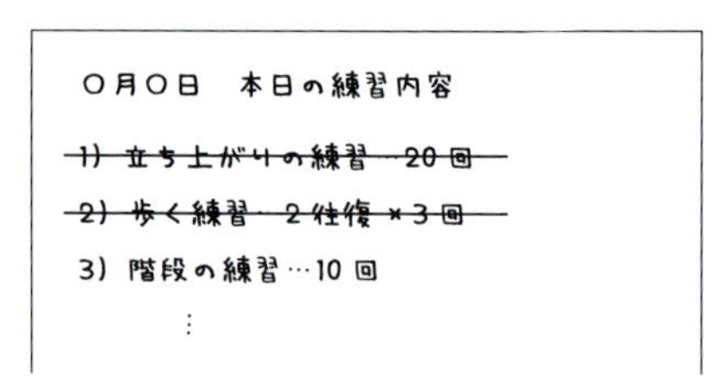

〈図 12〉 練習内容のリストアップ

4 曖昧な指示は避け具体的に指示する

作業記憶（ワーキングメモリ）に障害があり同時に物事を処理することが難しい場合や，遂行機能障害により計画立案が難しい場合は，抽象的な指示や多段階の指示は避け，具体的に1つずつ指示する．また突然の予定変更や途中での新しい指示は混乱のもとになるので避ける〈図 13〉．

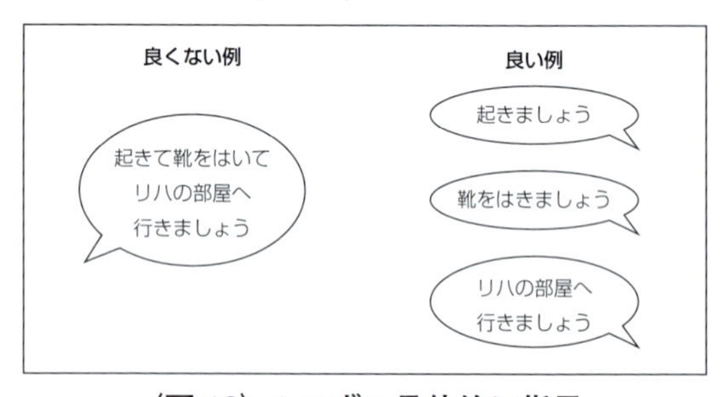

〈図 13〉 1 つずつ具体的に指示

5 伝えたことが理解されているか確認する

発動性低下や注意障害を認める場合，人と話をしていても上の空で理解していなかったり，別のものに気を取られて聞いていなかったりする．復唱してもらうなど理解しているかどうか確認する必要がある．

6 こまめに休む

前頭葉の機能低下では，易疲労性がみられ，特に神経疲労を認めることが多い．運動開始当初に比べ集中が散漫になってきたなどの症

状がみられたら，静かな場所で休憩を挟むなどの工夫をしながら練習を継続する必要がある．

7 抑制がきかない場合は「タイムアウト法」

脱抑制を認める場合，短絡的・反応的に行動し一時的に精神的不安定になることがある．深呼吸を促したり話題を変えるなどを試みても修正が難しい時には，席をはずしたり，別の部屋で1人にするなどして治まるのを待つのが良い．このように，一時的に望ましくない行動が出た時に隔離して，自分が取った行動が良くないという学習をさせる方法を「タイムアウト法」という．

若手療法士へのアドバイス

前頭葉に障害を持つ患者の運動療法を担当することになった場合，患者の発動性低下や脱抑制のためにこちらの意図する練習が思うように受け入れられず，驚くことがあるかもしれない．そのような時には，本人がしたくてしているわけではなく脳の障害によるものであることを理解し，まずは寄り添い傾聴することを心がけよう．そして，できることから1つずつ形にしていこう．理学療法士，作業療法士，言語聴覚士が評価と情報を共有し，同じ接し方で関わっていくのも重要である．

また，家族は患者が急に人が変わったように感じて戸惑っていることが多い．現在の状態や今後の見通し，適切な接し方などを，早い段階から定期的に相談する機会を設けてほしい．

前頭葉障害は，病院にいる間はもとより在宅生活や復学・復職など生活の場に戻ってから問題が露呈する場合も多い．訪問リハビリテーションや自治体の障害者支援サービスを利用することも提案できるよう情報を得ておくと良いだろう．

経験が浅いうちは高次脳機能障害を理解するのは難しいかもしれないが，運動機能を生活に活かすために避けることなく学習をすすめてほしいと考えている．

【引用文献】

1）Nagahama Y, Fukuyama H et al : Cerebral activation during perfoemance of a card sorting test. Brain 119 : 1667-1675, 1996.

【参考文献】

1）佐藤正之：前頭葉の機能解剖と神経心理検査―脳賦活化実験の結果から．高次脳機能研究 32：227-236，2012
2）大槻美佳：前頭葉・基底核の高次脳機能障害．高次脳機能研究 32：194-203，2012
3）大東祥孝：前頭葉関連症状と社会行動障害―動機的セイリアンス障害―．高次脳機能研究 32：212-217，2012
4）鈴木孝治：高次脳機能障害がある方への作業療法③前頭葉症状．OT ジャーナル 48：665-671，2014

03 失語とその運動療法の指導時の注意点

社会医療法人財団石心会 川崎幸病院 リハビリテーション科 言語聴覚士 大塚 洋子

はじめに

失語症（aphasia）は，言語機能に関係する脳領域が脳血管疾患や脳外傷などによって損傷された結果，言葉をうまく操作することができなくなる症候群である．言語は「話す」「聞く」「書く」「読む」の4つの行動で表現される．また，複雑なことを考える，言葉を記憶するために頭の中で繰り返すなどの認知的活動の中にも，言語を介して行われるものがある．失語症では言語（記号）を操作する機能が障害されるため，程度の差こそあれ，すべての言語行動が障害される．「話す」や「聞く」などの一つの言語行動だけが障害される症状は「純粋型」として区別される．どの言語行動がどの程度障害されるかは，脳損傷の部位に従う．

言語は脳活動の中でも半球優位性の強い活動であり，優位半球（右利きの9割以上，左利きの5～7割が左半球）が担っている．劣位半球損傷による失語症は交叉性失語と呼ばれ特徴的な症状を示すが，遭遇頻度は多くないため，本項では優位半球損傷による失語症について述べていく．

失語症とは？

失語症は歴史的に2つの言語野，ブローカ野（44・45野）とウェルニッケ野（22野）を中心に研究が進められてきた**〈図1〉**．

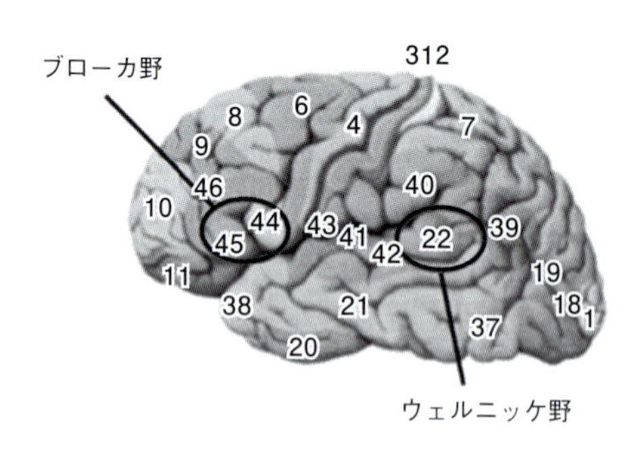

〈図1〉ブロードマンの脳地図による言語野

近年，医学及び脳科学の進歩により言語野の損傷だけでは説明し得ない失語症が多く報告されるようになり，それぞれの症状と責任病巣を対比させ，その組み合わせで失語を捉える考え方は広がりつつある．臨床的には，まだまだ古典的分類で失語症が表現されることも多くあるため，まずは，古典的分類による失語症を概説する．次に，現在明らかになっている損傷部位と失語症状の関連について述べる．

1 古典的分類

失語症の古典的分類は大まかな失語像を捉えるためには有用であり，以下の3つの項目の組み合わせによって分類される．

1．流暢－非流暢

流暢性とは，ごく簡単に言い換えれば「発話量と言葉のなめらかさ」と言える．少ししか話さずたどたどしければその発話は「非流暢」となる．Benson（1967）は流暢性評価を

〈表 1〉のように示した．表の左側（1）に該当するほど非流暢，右側（3）に該当するほど流暢と評価される．

表出特徴	1	2	3
発話量	少ない		正常
プロソディ	異常		正常
構音機能	異常		正常
句の長さ	短い		正常
努力性	努力あり		努力なし
休止	しばしば	ときどき	まれに
発話衝迫	なし	やや増加	あり
保続	しばしば	あり	まれに
内容	内容語が過剰	ときどき	内容語に欠ける
錯語	少ない		しばしば

〈表 1〉Benson の流暢性評価

2．理解障害の重症度

聞いた言葉をどの程度理解できるかを判断する．重症度の設定は検査によって様々であるが，臨床的には柏木らの分類がイメージしやすい〈表 2〉．Ⅰ・Ⅱが重度，Ⅲ・Ⅳが中等度，Ⅴ～Ⅶが軽度の理解障害となる．

3．復唱の可否

復唱ができるかどうかは言語野そのものの損傷があるかどうかを反映する．復唱ができるということは，聞いた音を正しく捉え，同じ音を正しく産出できるということである．言語野のいずれか，もしくは両方に損傷がある時にはこれができなくなる．そこに意味理解があるかどうかは問われない．

以上の 3 つの視点に基づくと，失語症は〈図 2〉のように分類される．

例えば，発話は非流暢，理解障害は軽～中度，復唱が不良であれば，その患者の失語は「ブローカ失語」に当てはまる．それぞれの失語症タイプの詳細は，既に多くの清書に述べられているため確認されたい．臨床的には，その患者がどの古典的タイプ分類に該当するかを知ることで，その患者に現れ得る言語障害を予測し，対応しやすくなる．

段階Ⅰ	ほとんど理解できない．ただしごく限られた状況でしかも挨拶のように状況に定着した言葉は理解できる
段階Ⅱ	状況や文脈が明確であっても，また何回か単語や分を繰り返したり言い換えても理解できないことが多い．身振りや書字等で補う必要がある
段階Ⅲ	日常の簡単な会話で時々理解できないことがあるが，単語や文を繰り返したり，他の表現に言い換えれば理解できる
段階Ⅳ	日常の簡単な会話ではほとんど問題ないが，長い文や複雑な内容は部分的にしか理解できない．急な話題の転換にはついていけない
段階Ⅴ	長い文や複雑な内容の大筋をなんとか理解できるが，細部の理解は難しい
段階Ⅵ	長い文や複雑な内容でもほぼ理解できるが，細部の把握に正確さが欠ける
段階Ⅶ	ほとんど障害が認められない

〈表 2〉会話の理解力評価基準（柏木ら）

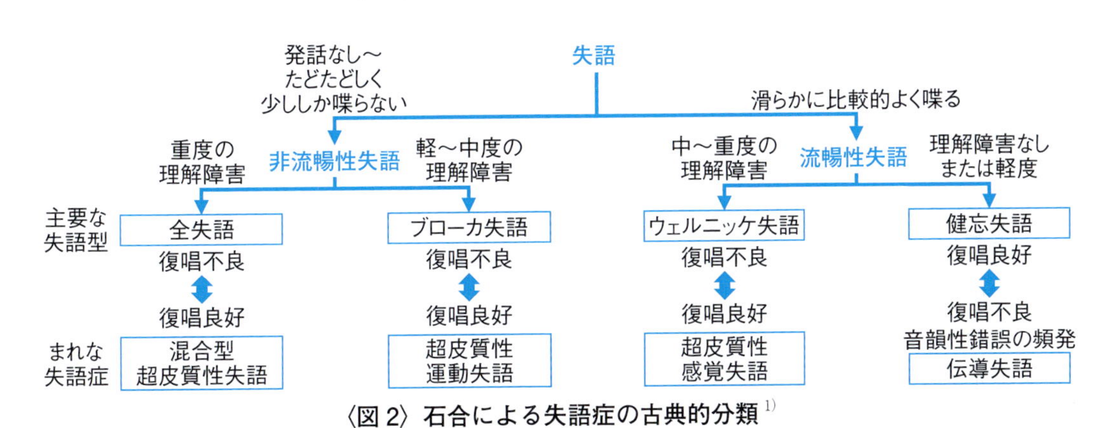

〈図 2〉石合による失語症の古典的分類 [1]

2 失語の要素的症状

失語症は様々な要素的症状から成り立っている‘症候群’である[2]．現在，病巣が明らかになっている要素的症状を理解することは，失語症状の原因，どのような‘脳機能’が障害されているかを理解する上で重要である．

1．アナルトリー（anarthria・失構音・発語失行）

アナルトリーは音の連結不良と構音の歪みがみられる症状である[3]．音の連結の異常とは，例えば，「えんぴつ」という時に「え，ん〜ぴっつ」や「え，ん，ぴつ」というように音と音の時間的間隔の異常である．構音の歪みは日本語にないような音に歪んでしまうことをいう．例えば「た /ta/」が「てぃぁ /tea/」「ぎぅぁ /giua/」のような通常日本語の音にはない音となり，それが出たり出なかったりする．運動障害性構音障害（dysarthria）との違いは，歪む音と歪み方が一貫しているかいないかである．運動障害性構音障害はその音を作る運動器官が障害されることにより音が歪むため，常に同じ音が同じ歪み方をする．例えば「た」が「ちゃ」に歪む現象が毎回生じる．以下にアナルトリーと運動障害性構音障害の発話例を示す．

> 発話例：「わたしは，たしろです」
> アナルトリー：「わてぃぁしは，ぎぅぁしろ〜で,，す」
> 運動障害性構音障害：「わちゃしは，ちゃしろです」

アナルトリーがあると発話は日本語らしさが低下し，聞き手はたどたどしさを感じ，非流暢な印象を受ける．

［責任病巣］左中心前回下部〈図 3〉

2．音韻性錯語

音韻性錯語は音の入れ替えによる言葉の間違いである．音の選択・配列の異常により生じる．例えば「えんぴつ」を「えんべつ」「えつんぴ」と言ってしまう現象である．

［責任病巣］左上側頭回〜縁上回〜中心後回までの部位およびその皮質下〈図 3〉

3．喚語困難

喚語困難は，「もの」の意味や形，色などのイメージはできるのに，名前を思い出すことができない症状である．喚語困難には，目の前の物の名前を言う「視覚性呼称」障害と，動物の名前を挙げる，「か」で始まる言葉を挙げるなどのように，目の前にはないが，ある手がかりで語を思い出す「語列挙（語想起）」の障害がある．

［責任病巣］①左下前頭回の後部（三角部後半と弁蓋部：ブローカ野），②左角回，③左下側頭回後部，④左前頭葉内側面，⑤島などである〈図 3〉

4．単語の理解障害

文レベル以上の理解は情報量が多く，様々な機能の連合が必要であり責任病巣の同定が難しいが，単語は明らかになっている．単語の理解は，聞いた音とその順番を把握し，脳内の辞書を参照，意味を引き出すという過程である．このどこかが障害されると単語が理解されなくなる．

［責任病巣］①左中前頭回，②左上〜中側頭回後部（ウェルニッケ野）〈図 3〉

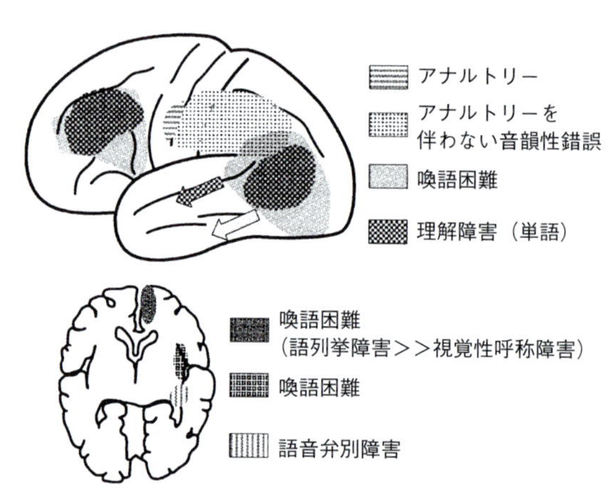

〈図 3〉要素的症状と病巣の関係

脳画像のみかた

左角回・左中心前回は頭部 MRI・CT の側脳室天井レベルで**〈図 4〉**，ブローカ野（左下前頭回）・ウェルニッケ野（左上・中側頭回後部）はモンロー孔レベルで**〈図 5〉**観察できる．

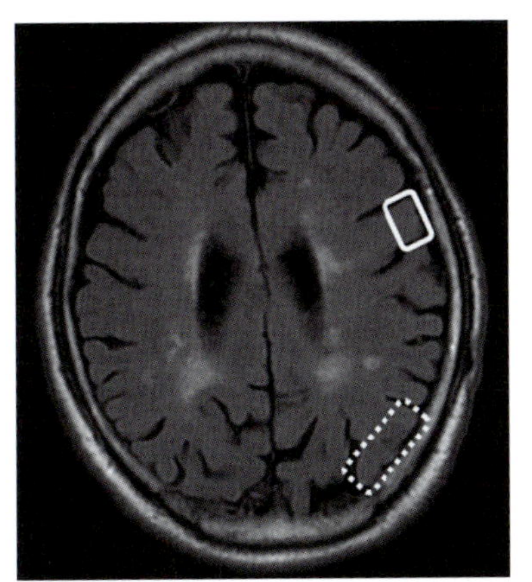

〈図 4〉頭部 MRI　側脳室天井レベル
実線：中心前回，点線：角回

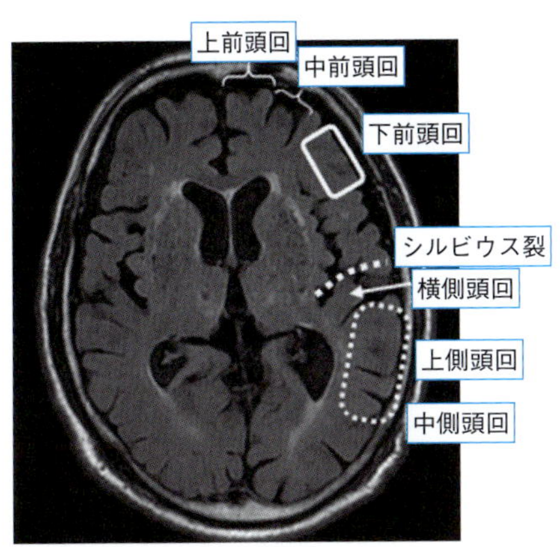

〈図 5〉頭部 MRI　モンロー孔レベル
実線：ブローカ野，点線：ウェルニッケ野

前方から順に上前頭回，中前頭回，下前頭回（ブローカ野）が同定できる．また，シルビウス裂のすぐ後方に横側頭回が位置し，その後方に上側頭回・中側頭回（ウェルニッケ野）が同定できる．

失語症の評価法[4)]

1 標準失語症検査（SLTA）

失語症の評価として最も広く使用されている検査の一つ．26 項目の下位検査から構成され，「聴く」「話す」「読む」「書く」「計算」の 5 検査領域を通して，失語症の有無，特徴，重症度を評価する．項目ごとの評価は 6 段階で，誤答（誤答～不完全正解 1 ～ 4 段階），正答（完全正当～遅延完全正当 5 ～ 6 段階）で評価される．結果はプロフィールとしてグラフ化される**〈図 6〉**．

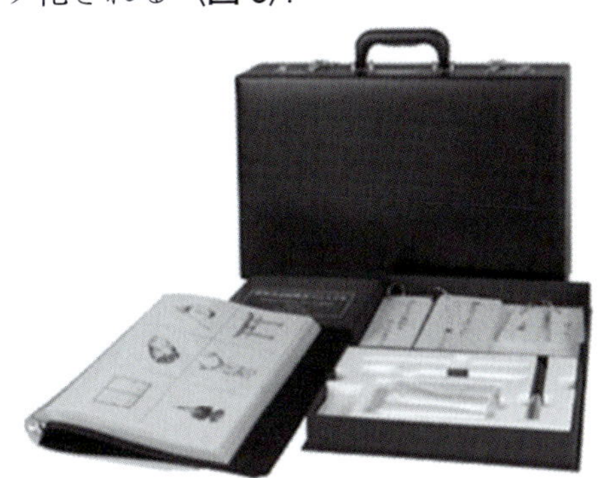

〈図 6〉SLTA 検査用具

2 WAB 失語症検査（WAB）

「自発話」「話し言葉の理解」「復唱」「呼称」「読み」「書字」の言語機能の評価と「行為」「構成」の失行や半側無視などの他の高次脳機能の評価から構成されている．結果からは失語指数（100 点満点）が算出される．

3 実用コミュニケーション能力検査（CADL）

日常生活を営む上で必要な 34 のコミュニケーション活動を評価する検査である．各項目は「適切な挨拶をする」「自分の名前を言う」「はい―いいえをはっきり示す」「病院内のサインを読む（薬局）」「メニューを見て注文する」など実際の生活の場面が想定されており，言語だけでなくジェスチャーなどの代替手段も評価される．それぞれ 4 点満点で評価する**〈図 7〉**．

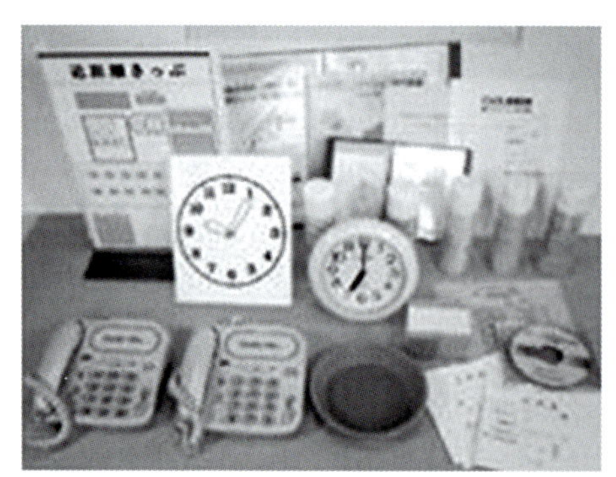

〈図7〉CADL 検査用具

4 重度失語症検査

従来の標準的な失語症検査では評価できない重度な失語症患者の評価に使用する．「導入部」「非言語基礎課題」「非言語記号課題」「言語課題」の4つの部分からなり，非言語的なコミュニケーションも評価できる．

この他，喚語能力を詳細に評価するための検査として「失語症語彙検査」，文法能力や短文以上の理解能力を評価する検査として「失語症構文検査」「トークンテスト」などがある．

運動療法での注意点

1. できるコミュニケーションレベルを確認する
2. 非言語的なコミュニケーションを多用する
3. 具体的な話をする
4. 選択肢を提示する
5. できたこと，伝わったことを一緒に喜ぶ

1 できるコミュニケーションレベルを確認する

まずは，その患者さんがどのレベルのコミュニケーションレベルか確認する．失語症の患者さんの多くには言語聴覚士が介入しているが，言語聴覚士に尋ねる際に「○○さんは名前は言えますか？　単語では表出できますか？」「○○さんはどう言えば理解できますか？　単語ですか？　文でもいいですか？」など，具体的に尋ねることで実際の訓練に必要なコミュニケーションレベルの情報が得られやすい．

また，理解障害の程度はベッドサイドでも簡単に確認できるので，確認したほうが良い．「手を挙げてください」「目を閉じてください」などごく簡単な指示を用いて，口頭指示だけで理解できるのか，ジェスチャーが必要なのか，介助が必要なのかなどの情報を得ることができる．

2 非言語的なコミュニケーションを多用する

コミュニケーションは言語だけではない．わかりやすい環境設定やジェスチャーなどの非言語的なコミュニケーションを多く用いることで，理解しやすくなる．

訓練の際には，実際に行ってほしい動作を療法士がやってみせることも有用である．

3 具体的な話をする

失語症の人は，言語情報が不足する分，周辺情報や話の流れから情報を得て，相手の言っていることを理解しようとする．そのため，目の前の事柄は理解しやすいが，「いまここ」と関係ない事柄を理解するほうが予測しにくいため理解しにくい．話をする際には何の話をするのか，まず話題を共有することが大切である．話題は具体的であるほど予想しやすくなり理解しやすくなる．

4 選択肢を提示する

失語症の人は多かれ少なかれ言葉が出てきにくくなる「喚語困難」の症状がある．やりとりをする際に答えの選択肢を提示することで，自分で言葉が産出できなくても選ぶことで意思を伝えることができることがある．

5 できたこと，伝わったことを一緒に喜ぶ

失語症の人は，周囲の人とコミュニケーションが取れなくなったことで孤独を感じやすい.言語的でなくても,考えや思いが伝わったという体験がとても大切になる．伝わったこと，理解できたことを率直に伝え，共有することは，患者を支える私たちの大切な役割である．

若手療法士へのアドバイス

コミュニケーションが障害されるということは，自分の思いや考え，相手の思いや考えを共有しにくくなるということである．普段私たちはこの多くを言語によって行っているため，言語が思い通りに使えなくなると，周囲から取り残されたような，孤独や喪失感を抱く患者は少なくない．発症直後から密な関わりを持つリハ療法士はその症状に配慮した関わりをする必要がある．

先にも述べたが，コミュニケーションは言語だけではない．例えば外国に行った時，言葉が通じなくてもジェスチャーやアイコンタクト，表情などで気持ちが通じ合えたと感じられた経験はないだろうか．例えば赤ちゃんやまだおしゃべりが上手でない小さな子どもと接する時，言葉が通じなくとも共感しあえたと感じることはないだろうか．失語症者と接する時には，言葉以外のコミュニケーションに細心の注意を払って接しよう．細かな表情の変化や体の緊張の変化などもコミュニケーションである．自分が失語症者に提示している刺激が言語に頼りすぎていないかチェックしよう．

重度失語症の患者であっても，知的機能や他の認知機能が保存されていることは少なくない．自分ができないことをはっきりと理解でき，突きつけられ，自信を失ってしまう患者もいる．失語症者にとって，理学療法や作業療法は，言葉がうまくいかなくても成功体験を得られるとても良い機会だ．コミュニケーション場面で喪失体験を多くしなければならない彼らにとって，成功体験は自尊心を保つために非常に大切な機会となる．できること，できたことを共有し，失語症者を支える療法士になっていただけるよう，願っている．

【引用文献】

1）石合純夫：高次脳機能障害学第2版．pp.23-50, 2012
2）大槻美佳：言語機能の局在地図．高次脳機能研究 27：231-243，2007
3）大槻美佳：Anarthriaの症候学．神経心理学 21：172-182，2005
4）柏木敏宏・他：失語症患者の日常のコミュニケーションにおける聞いて理解する能力．音声言語医学 20：132-140，1979

【参考文献】

1）和田義明：リハビリスタッフ・支援者のためのやさしくわかる高次脳機能障害．pp.26-30，2012

04 失行とその運動療法の指導時の注意点

総合リハビリ研究所 総合リハビリ訪問看護ステーション 作業療法士 中島 由紀子

はじめに

失行は，麻痺や失調といった身体機能の低下または失語症など理解面に大きな問題がないものの，これまで使いなれた物品の操作を誤ったり，日常生活で習熟している行動がうまくできなくなることをいう．しかし，臨床の場面では麻痺や失語症と合併して出現することも多く，運動療法を行う際に戸惑うことも多いと思われる．

本項では失行症状の臨床所見・評価法とともに，アプローチ法について述べていきたい．

失行とは？

失行とは，学習された意図的行為を遂行する能力の障害であり，中枢神経系の損傷によって生じる[1]．これまで行えていた手慣れた動作がぎこちなくなったり，試行錯誤するものの一向にうまくいかないといった場面がみられる．患者の様子をみていると**〈表 1〉**のような症状を観察することがある．

- ある一定の状況で正しく運動が遂行できるが，状況が変わるとできない．
- 日常動作の中にふつうとは異なった運動性（エラー）がある．例えば，フォークを口に運ぶ方向がおかしい，かみそりの刃がうまく当てられない，包丁がうまく使えないなど……．
- 開始した動作を途中までしか行えない．例えば，トイレに行ってズボンを上まで上げないでもたもたしている．
- 使用する道具が間違っていても気がつかない．例えば，杖を使って庭の落ち葉をかき集めようとしたり，たばこの替わりにコインを口にくわえて火をつけようとする．
- 動作をしているつもりになることがある．眼鏡をつかんだつもりになって眼鏡をかける段になって気づく．
- 動作の途中で突然何をしていいのかわからなくなる瞬間がある．

〈表 1〉 日常生活の観察でみられる症状[2]

失行症の分類は1920年にLiepmannが最初に提唱し，以後古典的な分類として用いられてきた．その後これをもとに多くの研究がなされてきたが，失行の機序についてはいまだ一定の見解が得られていない．

研究者によって定義付けは様々であるが，Liepmannのモデルはシンプルで理解しやすい．習熟した行為の遂行には，運動のエングラム（運動記憶）をもとに運動を企画する系（運動公式）で運動の企画情報が作られる．次にこれに基づき，運動を出力する系を通って，最新の感覚情報と協調しつつ行為が遂行されていくというモデルである**〈図 1〉**．

運動記憶とは時間的・空間的位置付けを持

たない単純な運動パターン（神経支配パターン）であり，これが障害されると運動がうまくできなくなる肢節運動失行が起こるとした．運動公式とは運動そのものではなく，時間的・空間的な運動の計画であり，これが障害されると運動の企画の脱落・逆転，系列動作の障害など観念性失行が起こるとした．さらに，運動記憶や運動公式，感覚情報の協調が障害を受けると計画に沿った運動が障害されるため，観念運動性失行が起こると考えた[3)]．

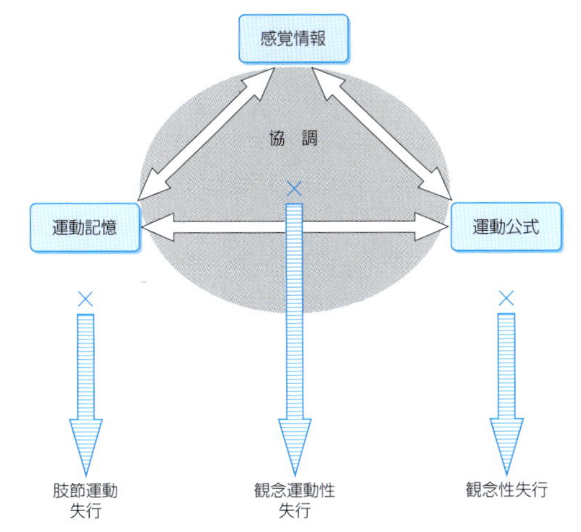

〈図１〉学習された行為遂行の神経機構と失行（Liepmann の考え方）[3)]

また上述の通り，運動記憶と運動公式を主要項目とし，感覚入力から左右上肢での行為の実現の流れ**〈図２〉**を以下のように想定している．

右上肢の行為は側頭葉・頭頂葉・後頭葉から左中心溝の運動記憶領域を経て，錐体路への道筋をとる．左上肢の行為も同様に，左中心溝の運動記憶領域を経たのち，脳梁を通り，右中心溝の運動記憶領域を経て錐体路へと向かう．

まず**〈図２〉**のＢの病巣では運動記憶の障害を受け，右上肢の麻痺と左上肢の失行が生じる．Ｂ´では脳梁を通る交連線維と右上肢への錐体路の障害を受けるため，左上肢の失行と右上肢の麻痺を生じる．Ｃでは交連線維のみの障害であるため，左上肢の失行（脳梁失行）を生じる．Ａでは感覚入力と運動公式，運動記憶の経路を障害されるため，両手の観念運動性失行を生じる．

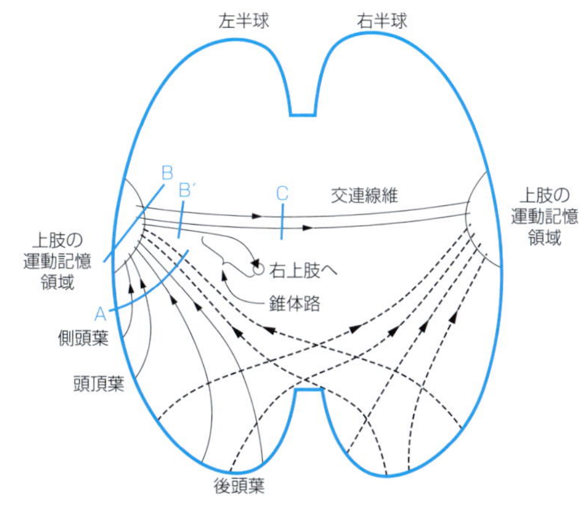

〈図２〉行為の実現の流れ（Liepmann の水平シェーマ）[3)]

【肢節運動失行：Limb-kinetic Apraxia】
顕著な麻痺や知覚障害がないが運動が拙劣となる．上肢よりも手指の巧緻性が障害されやすい．ボタンの操作など単純な習熟した巧緻動作が拙劣となる．
病巣：中心溝周辺および運動前野の損傷で，対側上肢に現れるとされる．

【観念性失行：Ideational Apraxia】
個々の運動はできており，道具の認知もできているが，複数の物品や道具を用いる一連の行為が困難な状態．例えば，マッチでろうそくに火をつける行為を，ろうそくでマッチをするというように誤る．
病巣：左頭頂葉後方から後頭葉にかけた領域（特に角回）

【観念運動性失行：Ideomoter Apraxia】
単一物品の操作や，物品を使用しない慣習動作・象徴動作の障害．例えば道具の操作が不器用であったり，おいでおいでや敬礼などがうまくできない．
病巣：左半球の頭頂葉（特に下頭頂小葉，縁上回）

なお，臨床的には観念性失行・観念運動性失行は合併して存在することも多い．また失行の分類・定義・概念については諸説あり，詳細は成書を参照されたい．

脳画像のみかた

下頭頂小葉は頭部MRI・CTの皮質レベルで観察できる〈図3〉.

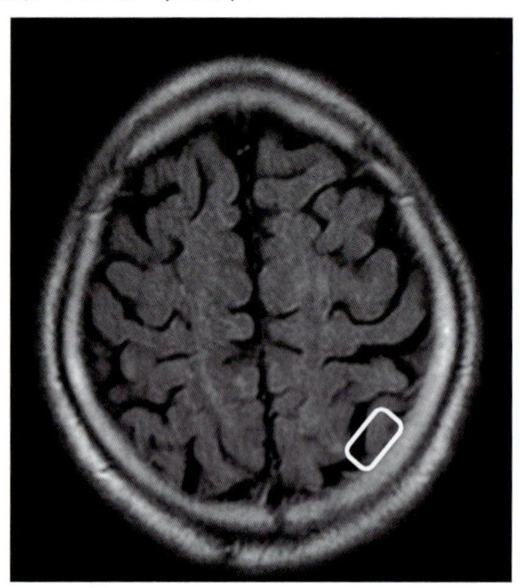

〈図3〉頭部MRI　皮質レベル
実線：下頭頂小葉

運動前野・縁上回・角回は頭部MRI・CTの側脳室天井レベルで観察できる〈図4〉.

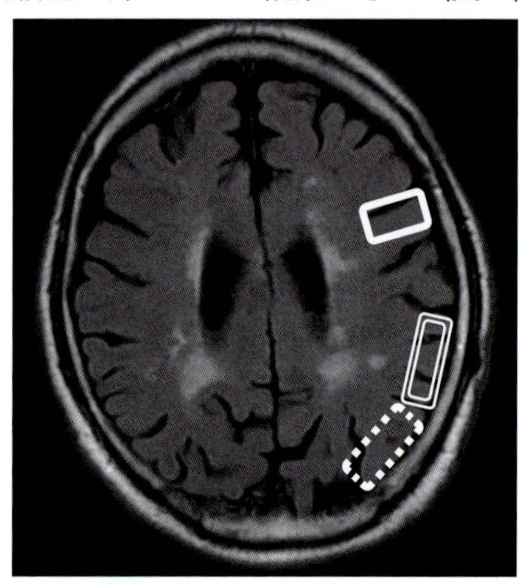

〈図4〉頭部MRI　側脳室天井レベル
実線：中心前回，二重線：縁上回，点線：角回

失行の評価法

1 標準高次動作性検査（Standard Performance Test of Apraxia：SPTA）

標準高次動作性検査は行為の障害を検出する検査である．13ある大項目は，①顔面動作，②物品を使う顔面動作，③上肢（片手）慣習的動作，④上肢（片手）手指構成模倣，⑤上肢（両手）客体のない動作，⑥上肢（片手）連続的動作，⑦上肢・着衣動作，⑧上肢・物品を使う動作(物品ありと物品なし)，⑨上肢・系列的動作，⑩下肢・物品を使う動作，⑪上肢・描画（自発），⑫上肢・描画（模倣），⑬積木テストに分かれており，口頭命令・模倣で検査する．上肢・下肢の項目は左右別々に行う．それぞれの動作の可否だけでなく，その時にどのような行動をとったかという反応の質についても評価する〈表2〉.

〈表3〉に失行における主な質的誤りを示す．項目によって各失行症状の有無を検査できると考えられており，観念運動性失行は③と⑧(物品なし)，観念性失行は⑧(物品あり)，⑨と⑩，口腔顔面失行は①と②，着衣失行は⑦，構成失行は④，⑫，⑬の項目である[4]．日本高次脳機能障害学会のホームページからダウンロードできるプロフィールの自動表示ソフトが，検査結果の評価に便利である[5].

大項目	小項目
1．顔面動作	1．舌を出す 2．舌打ち 3．咳
2．物品を使う顔面動作	火を吹き消す
3．上肢（片手）慣習的動作	1．軍隊の敬礼（右） 2．おいでおいで（右） 3．じゃんけんのチョキ（右） 4．軍隊の敬礼（左） 5．おいでおいで（左） 6．じゃんけんのチョキ（左）
4．上肢（片手）手指構成模倣	1．ルリアのあご手
	2．ⅠⅢⅣ指輪（ring）
	3．ⅠⅤ指輪（ring）（移送）
5．上肢（両手）客体のない動作	1．8の字
	2．蝶
	3．グーパー交互テスト
6．上肢（片手）連続的動作	ルリアの屈曲指輪と伸展こぶし
7．上肢・着衣動作	着る
8．上肢・物品を使う動作 （1）上肢・物品を使う動作 （物品なし）	1．歯を磨くまね（右） 2．髪をとかすまね（右） 3．鋸で木を切るまね（右） 4．金槌で釘を打つまね（右） 5．歯を磨くまね（左） 6．髪をとかすまね（左） 7．鋸で木を切るまね（左） 8．金槌で釘を打つまね（左）
（2）上肢・物品を使う動作 （物品あり）	1．歯を磨く（右） 2．くしで髪をとかす（右） 3．鋸で板を切る（右） 4．金槌で釘を打つ（右） 5．歯を磨く（左） 6．くしで髪をとかす（左） 7．鋸で板を切る（左） 8．金槌で釘を打つ（左）
9．上肢・系列的動作	1．お茶を入れて飲む 2．ローソクに火をつける
10．下肢・物品を使う動作	1．ボールをける（右） 2．ボールをける（左）
11．上肢・描画（自発）	1．三角をかく 2．日の丸の旗をかく
12．上肢・描画（模倣）	1．
	2．
13．積木テスト	

〈表2〉SPTA

錯行為	狭義の錯行為や明らかに他の行為と理解される行為への置き換え
無定型反応	何をしているのかわからない反応，部分的行為も含む
保続	前の課題の動作が次の課題を行う時課題内容と関係なく繰り返される
無反応	何の反応もない
拙劣	拙劣ではあるが課題の行為ができる
修正行為	目的とする行為に試行錯誤しながら近づいていく
開始の遅延	動作を始めるまで，ためらいが見られ，遅れる
その他	body parts as object：BPO（身体の一部を道具として使う），verbalization（口笛をふく動作をしようとするが，ピーピーと口で言う）等

〈表３〉失行における主な質的誤り[6]

2 WAB 総合失語症検査の「行為」項目

失語症検査の下位項目で，上肢の運動・顔面の運動・道具の使用・複雑な動作について，それぞれ口頭命令・模倣で実施する．上肢の運動と道具の使用は左右の手で別々に行い，道具の使用は実際の道具を使って検査する．口頭命令でできた場合は３点，模倣でできたら２点，実物使用でできたら１点，できなければ０点と採点する．片手ずつ採点し，左右の手それぞれ60点満点で評価する〈表４〉[4]．

用具：マッチ，花，金槌，くし，歯ブラシ，鍵，スプーン，紙
採点：口頭命令でできたら３点，模倣でできたら２点，実物使用でできたら１点．詳しくはマニュアル参照．（＊印のあるものは，実物を用いるものである．指示は「花の匂いをかいでください」のように行う）

		口頭命令		模倣		＊実物を用いる	
		右	左	右	左		
上肢	1 げんこつを作ってください						
	2 兵隊さんの敬礼をしてください						
	3 手を振って「さよなら」してください						
	4 頭をかいてください						
	5 指をならしてください						
顔面	6 舌を出してください						
	7 目を閉じてください						
	8 口笛を吹いてください						
	＊ 9 花の匂いをかぐまねをしてください						
	＊ 10 マッチを吹き消すまねをしてください						
		口頭命令		模倣		＊実物を用いる	
		右	左	右	左	右	左
道具使用	＊ 11 くしでとかすまねをしてください						
	＊ 12 歯ブラシで歯をみがくまねをしてください						
	＊ 13 スプーンで食べるまねをしてください						
	＊ 14 金槌で打つまねをしてください						
	＊ 15 鍵をかけるまねをしてください						
複雑な動作	16 車を運転するまねをしてください						
	17 戸をたたいて開けるまねをしてください						
	＊ 18 紙を2つに折るまねをしてください						
	19 タバコに火をつけるまねをしてください						
	20 ピアノを弾くまねをしてください						

右手の得点 /60 左手の得点 /60
失語を伴う場合には，模倣や実物を用いる検査で評価する必要がある．

〈表４〉WAB 総合失語症検査　行為の項目

運動療法での注意点

失行のリハビリテーションの目標は日常生活における行為の改善である．また介入の基本的な方法は過剰な動作を抑制したり，行動を調整して目的の動作を誘導することである[1]．

1．実際の生活場面で行う
2．不要な物は片づけ，必要な道具は手順に沿って使いやすく環境設定しておく
3．目標とする動作の手本を示す
4．目標とする動作を徒手的に誘導する
5．視覚や聴覚など残存機能を利用する
6．動作を分割し，簡単なものから行う

1 実際の生活場面で行う

一般的に，検査のような模擬的な場面や慣れない動作では失行症状はより顕著となり，自然な日常的状況下では動作が比較的スムーズに行えることが多い．患者の混乱が少なくなるよう，必要な動作は実際の生活場面で練習するほうが良い．例えば，ベッドサイドで車椅子に座った患者にくしを渡し使うよう指示すると歯をみがこうとするなど混乱するが，洗面台の鏡の前ではスムーズに髪をとかすことができるといった場面はよく見られる．

2 不要な物は片づけ，必要な道具は手順に沿って使いやすく環境設定しておく

道具が多く並んでいると混乱する場面は増えるため，不要な物はあらかじめ片づけておく．また，動作手順に沿って使いやすいように道具を配置すると良い．患者が日頃使い慣れた道具を用意することも有効である．

3 目標とする動作の手本を示す

言語指示や状況からでは，患者はどのように行えば良いのか理解できず戸惑うことが多い．患者には，どのような動作を行ってほしいのか，事前にもしくはその都度そばでデモンストレーションすると理解されやすい．

4 目標とする動作を徒手的に誘導する

失行症の患者は，道具の使い方を誤る場合（歯ブラシで髪をとかすなど）と，運動の方向性など道具への働きかけを誤る場合（食事でスプーンの表裏を誤るなど）がある．いずれも，誤った動作を続けさせるのではなく，適切な道具を与える，手を添えて正しい運動方向へ修正するなどの誘導をすることが大切である[5]．

5 視覚や聴覚など残存機能を利用する

動作を行うために必要な情報の入力に，視覚や聴覚など残された機能を代償として利用する．鏡の利用や道具に目印をつけることで動作が行いやすくなることがある．その他，手順を写真や図で示す方法も視覚利用の一つである．聴覚の利用としては，単語や短く簡潔に口頭指示する他，動作が誘発されるような効果音･動作音の使用が有効なことも多い．患者のうがいのタイミングに合わせて，療法士が「ブクブクペー」と言語的手掛かりを与えるなどは良い例である．

6 動作を分割し，簡単なものから行う

系列動作（お茶を入れるなど）として行うものは動作を区切って分割し，まず可能な動作を探す．できる動作から始め，簡単なものから少しずつできることを増やし，最終的に一連の動作が行えるようにしていく．

若手療法士へのアドバイス

失行症を有している患者は，一般的に右片麻痺や失語症を合併していることが多い．患者の多くは利き手の麻痺により，これまで行っていた動作を慣れない左手で行う必要がある．また失語症によるコミュニケーション障害により，自身の想いがうまく伝えられないことや，療法士の指示が理解できないことも多い．これらの点が失行症の運動療法に苦慮する大きな理由である．患者の動作が混乱すればするほど，言語指示が多くなっていくのは経験の浅い療法士によくあるリハ場面である．また，麻痺が軽度で歩行ができることを確認した時点で，理学療法士の介入が終了してしまうことも散見される．

日常生活や今後の生活における行為の改善が，失行のリハビリテーションの目標である．以前は，生活障害は生じないとされていた失行症であるが，近年の報告では観念運動性失行例であっても日常生活上の動作障害を有していることが明らかになっている．このことを念頭に，ADL の改善を作業療法士任せにせず，どのような支障があるのかを確認し，できる限り今後の生活までを想定し動作の練習を行ってほしい．歩けるだけでは生活は成り立たないのである．

失行において，新しい方法や行為の獲得，あるいは再獲得という過程は手続き記憶によるもの[1]であり，患者への指示や動作誘導の方法を統一し，反復して練習することで，動作の習熟を促進していく必要がある．そのため，理学療法士・作業療法士・言語聴覚士が評価と情報を共有し，同一の手順で関わっていくことが大切である．言語聴覚士には，具体的にどのような言語指示がわかりやすいのか，文字や絵の理解はどの程度かを聞くことで治療のヒントとなるだろう．また作業療法士は患者の症状に合わせた各ADLでの動作誘導の方法や程度，手順などを理学療法士・言語聴覚士に伝え，統一した方法について相談すると良い．日常的にケアする看護師への情報提供も重要である．

練習した環境下でできるようになった行為であっても，異なる環境では障害が再顕在化することが言われている．退院前には家屋評価に赴き自宅生活をイメージするだけでなく，試験外泊等を利用し，入院中に獲得された行為が自宅でもできるのかを家族も含めて確認することも大切である．また退院後の生活をより確実なものとするために，訪問リハビリテーションの導入も検討してほしい．日常的に援助する家族や周囲の人には，障害の説明だけでなく，対処法の指導も合わせて行っておくと良いだろう．

突然の病気や事故でこれまでできていたあらゆることがスムーズに行えなくなっている患者の混乱をよく理解してほしい．よく見慣れた道具なのに操作は不器用で，『おかしいなぁ』と首をかしげる自己満足度の低い患者は多い．根気よくリハを続け，反復してできるようになった時には，患者とともにできたことを一緒に喜び，プラスのフィードバックを与え続けてほしいと考える．

【引用文献】
1）大貫友理衣：高次脳機能障害がある方への作業療法④失行．OTジャーナル 48：672-677，2014
2）宮口英樹：失行の治療は可能か．広大保健学ジャーナル 4：6-13，2004
3）石合純夫：高次脳機能障害学　第2版．pp.61-88，2012
4）元村直靖：失行の評価法．高次脳機能障害のリハビリテーション Ver.2. pp.187-192, 医歯薬出版，2004
5）和田義明：リハビリスタッフ・支援者のためのやさしくわかる高次脳機能障害．pp.43-52，秀和システム，2012
6）日本高次脳機能障害学会・編：標準高次動作性検査．pp.37-38，新興医学出版社，2011

【参考文献】
1）種村留美：失行・失認のリハビリテーションの流れ．高次脳機能研究 23：200-205，2003
2）緒方敦子，川平和美：失語症と観念失行．高次脳機能研究 32：204-211，2012
3）中川賀嗣：臨床失行症学．高次脳機能研究 30：10-18，2010
4）原麻里子，前田眞治：道具の使用障害におけるエラータイプ分類と関連病巣．高次脳機能研究 30：336-347，2010
5）望月聡：「観念性失行」/「観念運動性失行」の解体に向けて―症状を適切に把握するために―．高次脳機能研究 30：263-269，2010
6）中川賀嗣：失行症―「みること」「さわること」とのかかわりへ―．高次脳機能研究 29：206-215，2009
7）本田哲三：高次脳機能障害のリハビリテーション実践的アプローチ　第2版．pp.131-143，医学書院，2010

05 半側空間失認・空間定位障害とその運動療法の指導時の注意点

社会医療法人財団石心会 川崎幸病院 リハビリテーション科　理学療法士　西田 友紀子

はじめに

半側空間失認（unilateral spatial neglect；USN）や空間定位障害は，脳卒中の臨床現場において高頻度に出現する症状の1つであり，リハビリテーションを進める上での阻害因子ともなり得る障害である．半側空間失認が将来的に残存すると，ADLに重大な影響を及ぼす[1]ため，これまでに数多くの治療方法や介入方法などが考案されている．空間定位障害は多くの場合，左右へのpushingの現象として現れ，座位保持や立位保持を困難とし，介入が難しい障害である．両者ともADLでの介助量を多大にする可能性が高く，適切な理解，解釈と介入が必要となる．

本項では，近年の半側空間失認や空間定位障害の考え方をふまえ，基本的な評価法や脳画像所見，介入時の注意点などについて述べる．

半側空間失認とは？

1 定義

半側空間失認は，「大脳半球病巣と反対側の刺激に対して，探索したり反応したりすることが困難になる[2]」症候であり，主に右半球損傷後に生じる神経学的症候である．無視空間を向くことや無視空間に注意を向けることが障害され，古典的には頭頂葉症候群として考えられてきた．しかし，近年では注意ネットワーク症候群として再考され，受動的注意の低下が病態の根幹にあると考えられるようになった．空間性注意のネットワークは，頭頂葉，前頭葉，帯状回と皮質下の視床，線条体，上丘などからなると考えられており，これらの構成部位の1つでも障害されると半側空間失認の症状が出現する可能性がある．

2 半側空間失認の分類[1, 3]

1．第1要素：personal space（内空間）での反応

自己中心の視空間性の無視で右下頭頂小葉の縁上回付近の病巣と関連する．自分自身の身体に向かう反応が欠如する．具体的には化粧・ひげ剃り・歯磨きが片側だけとなったり，食事の際に左側に置かれた皿に手を付けなくなったりする．

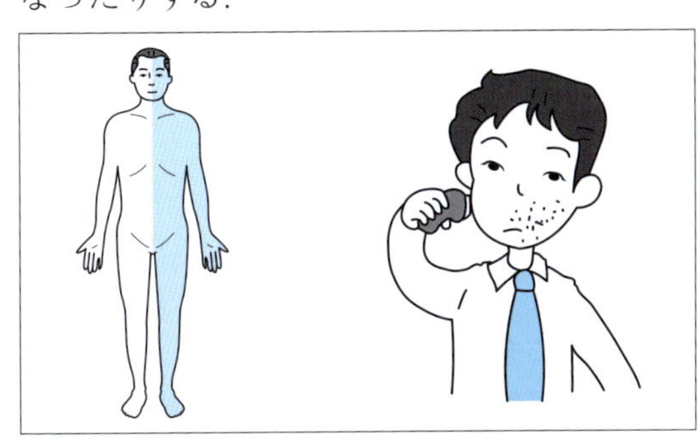

〈図1〉第1要素（personal spaceでの反応）

2．第2要素：peripersonal space（近位空間）での反応

対象中心・物体中心の無視で右側頭葉の海馬傍回，中側頭回に向かって白質内に伸びる

病巣と関連する．腕のリーチ範囲内の刺激に対する反応が欠如する．具体的には食事の際，左側の皿には気づけても皿の中の右側に盛られた物だけを食べ，左側に盛られた物を食べ残す．

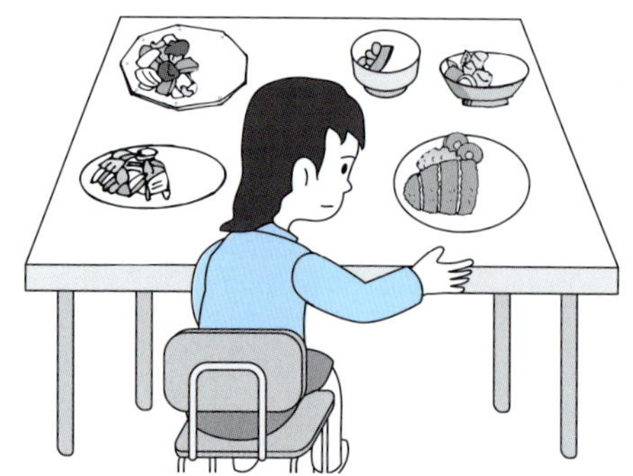

〈図 2〉第 2 要素（peripersрnal speсe での反応）

3．第 3 要素：extrapersonal space（遠位空間）での反応

探索的・視覚運動性の無視で右下前頭回，背外側部前頭全皮質，中前頭回後部と関連する．腕のリーチの範囲を越えたところでの刺激に対する反応が欠如する．具体的にはリーチ範囲外を見つけられない，左側にいる人に気づかないなどの症状である．

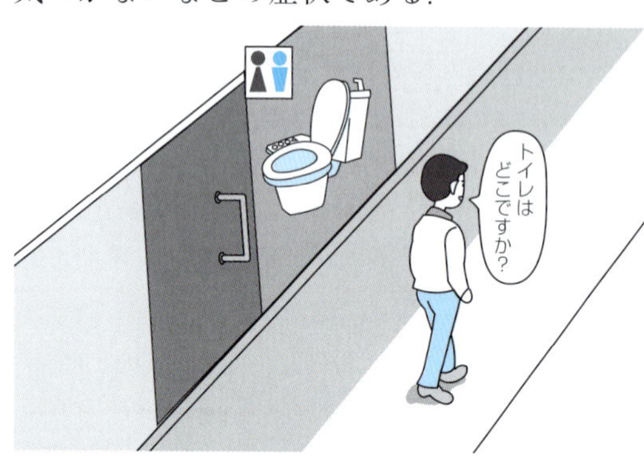

〈図 3〉第 3 要素（extrapersonal speca での反応）

脳画像のみかた

第 1 要素は右下頭頂小葉の縁上回付近の病巣であり，側脳室天井レベルで観察できる〈図 4〉．第 2 要素は海馬傍回，中側頭回に向かって白質内に伸びる病巣であり，中脳レベルで観察できる〈図 5〉．第 3 要素は右下前頭回，背外側部前頭全皮質，中前頭回後部の病巣であり，モンロー孔レベルで観察できる〈図 6〉．

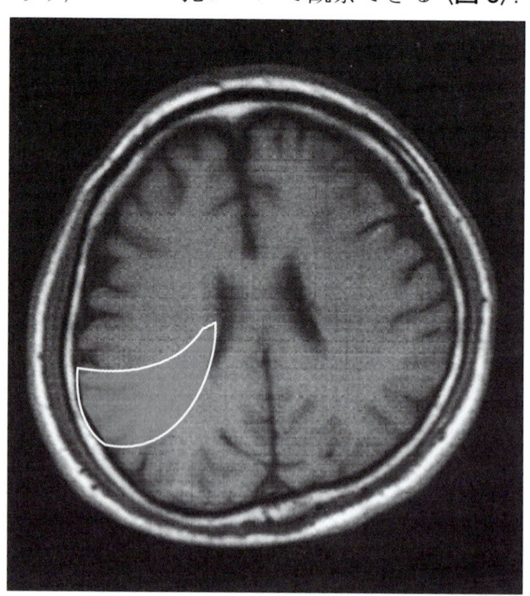

〈図 4〉頭部 MRI　側脳室天井レベル
第 1 要素：右下頭頂小葉の縁上回付近の病巣

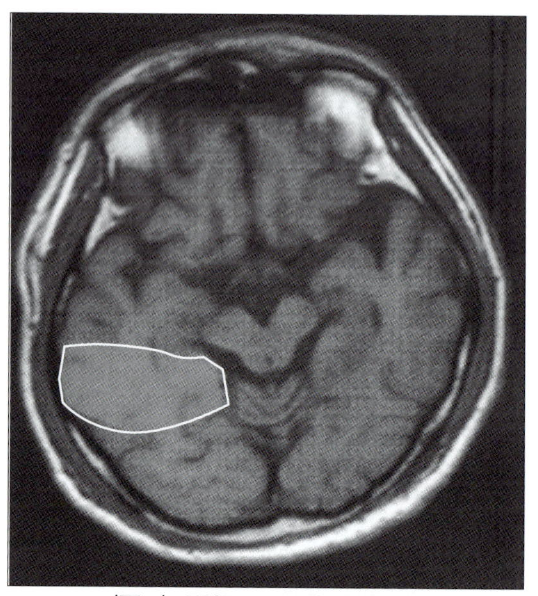

〈図 5〉頭部 MRI　中脳レベル
第 2 要素：海馬傍回，中側頭回に向かって白質内に延びる病巣

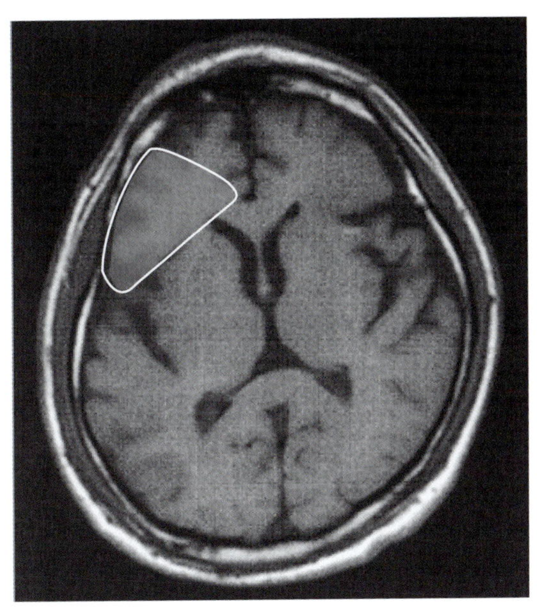

〈図6〉頭部MRI　モンロー孔レベル
第3要素：右下前頭回，背外側部前頭全皮質，中前頭回後部の病巣

半側空間失認の評価法

1 急性期での評価

発症から間もない超急性期では，意識障害や全身状態などにより離床が進められない場合や机上検査を実施できない場合もあり，ベッド上での観察・評価〈表1〉が有効である．

簡便に実施できる検査としては，眼前に5本の指を提示し何本か問うものや，30cm程度の紐を水平に提示し，真ん中を掴んでもらう方法がある．中等度から重度の意識障害を合併している場合は，ベッド上での症状が軽度であっても，意識障害の改善とともに顕著な症状を示すことも少なくない．

1．頭頸部を常に片側（非麻痺側）へ向けている
2．眼球は非麻痺側へ偏位
3．声をかけると非麻痺側を探索する
4．麻痺側に置いてある物に気づかない
5．臥位姿勢が崩れ，ベッドの隅に寄っている

〈表1〉ベッド上での観察・評価

2 机上検査

座位保持が可能な場合は机上の検査を実施する．BIT（Behavioural Inattention Test）行動性無視検査日本語版[4]は，通常検査と行動検査からなり，通常検査は線分二等分試験〈図7〉，模写試験〈図8〉，線分抹消試験〈図9〉，文字抹消試験，星印抹消試験，描画試験の6項目からなり，満点は146点，カットオフ点は131点となっている．行動検査は日常生活側面を反映させた検査であり，写真課題，電話課題，メニュー課題，音読課題，時計課題，硬貨課題，書写課題，地図課題，トランプ課題の9項目からなる．満点は81点，カットオフ点は68点となっている．患者の多くはその他の注意障害を合併していることもあり，机上検査を行う場合に検者は，周囲の音や視覚刺激の少ない静かな環境を選ぶことや，患者と検者が向かい合って検査を行うように配慮する必要がある．

BITは客観的評価として広く知られている検査であるが，点数のみにとらわれるのではなく，下位検査の内容を把握することが重要である．上記で述べた第1要素から第3要素の分類は，BITの検査結果から分類が可能であり，アプローチ方法も各々変わるため，どの要素に分類されるのかを把握しておくことが大切である．

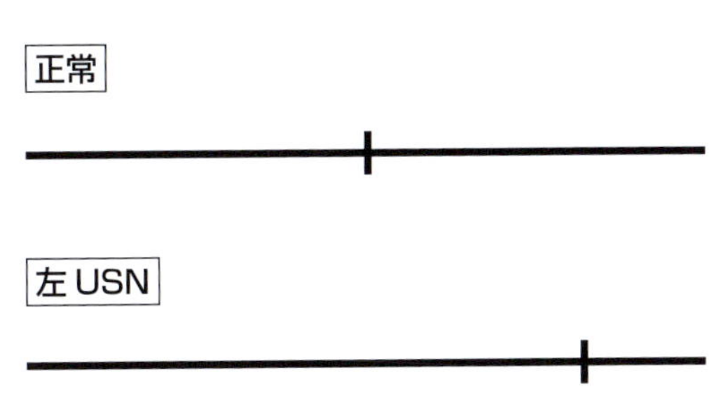

〈図7〉線分二等分試験
第1要素での無視において出現

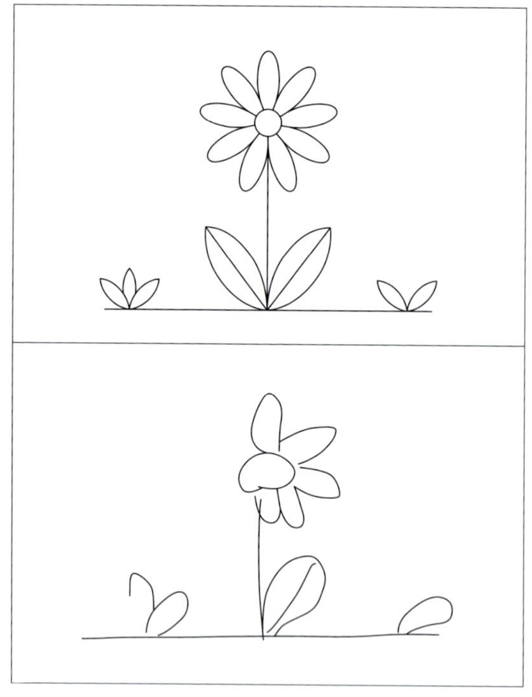

〈図 8〉 模写試験
それぞれの物の左半分が欠損。第 2 要素での無視において出現

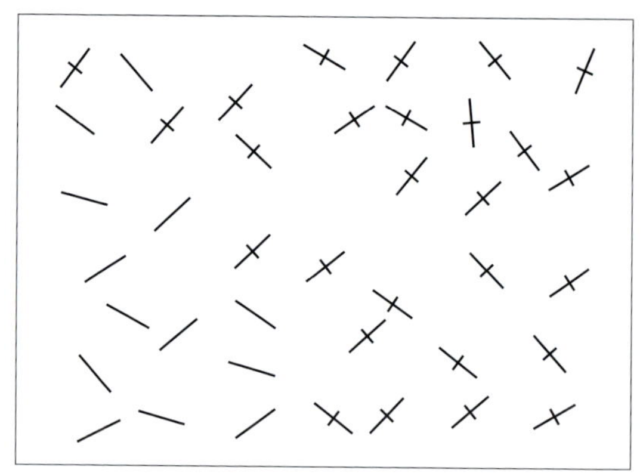

〈図 9〉 線分抹消試験
第 3 要素での無視において出現

3 日常生活動作・訓練場面における評価

半側空間失認は机上検査だけでなく，日常生活場面でどのように問題となっているかを評価することが重要である．また，机上検査では明らかな無視が見られなくても，日常生活の観察から半側空間失認を疑う場合もある．日常生活の観察においても半側空間失認の分類との関連付けは重要であり，具体的症状に関しては前述の通りである．

	0	1	2	3
1. 整髪または髭剃りのとき左側を忘れる	□	□	□	□
2. 左側の袖を通したり，靴の左側を履くのが困難	□	□	□	□
3. 皿の左側の食べ物を食べ忘れる	□	□	□	□
4. 食事の後，口の左側を拭くのを忘れる	□	□	□	□
5. 左を向くのに困難さを感じる	□	□	□	□
6. 左半身を忘れる（例，左足を車椅子のフットレストに置くのを忘れる．左上肢を使うのを忘れる）	□	□	□	□
7. 左側からの音や左側の人に注意できない	□	□	□	□
8. 移動時に左側にいる人や物にぶつかる	□	□	□	□
9. 既知の場所でも左側の道を見つけられない	□	□	□	□
10. 部屋や風呂場で左側にある所有物を探せない	□	□	□	□

〈表 2〉 Catherine Bergego Scale（CBS）日本語版

各項目 0 〜 3 点で評価（0 〜 30 点）
0：無視なし　1：軽度の無視（時々左側を見落とす程度）
2：中等度の無視（左側の見落としや衝突が認められる）　3：重度の無視（左側をまったく探索できない）
※評価者の「観察」と対象者の「自己評価」を付け，その得点差を半側空間失認に対する病態失認の指標とする．

検査バッテリーとしては，半側空間失認患者の日常生活における問題点を評価する尺度として，Catherine Bergego Scale（CBS）日本語版[5]〈表2〉があり，合計点が大きいほど重度であることを示す．この評価は観察に加えて自己評価を行うことが特徴的であり，両得点の差が「半側空間失認に対する病態失認」の指標となる．

4 その他の評価

対座法で簡便に実施できるものとして視野検査がある．広範囲の脳損傷の場合，同名半盲と半側空間失認を合併することもあり，鑑別は容易ではないが，それぞれの特徴を把握しておくことは重要である．また，半側空間失認症状が軽度で机上の検査での減点が少ない場合，視野検査において視覚消去現象を認めることも多い．同名半盲と半側空間失認との違いを〈表3〉に示す．

	同名半盲	半側空間失認
見えにくいことに	気づく	気づかない
半球間の差	半球間の差なし	右半球損傷者に多い
脳梗塞の病変部位	後大脳動脈領域に多い	中大脳動脈領域に多い
病巣	視覚路	主に頭頂葉
障害のモダリティ	視覚のみ	聴覚・触覚などにもしばしばおきる

〈表3〉同名半盲と半側空間失認との違い

運動療法での注意点

1．非麻痺側の刺激を減少する
2．麻痺側の注意を促進する
3．麻痺側上下肢の使用を促進する
4．物や空間に対する印をつけ，日常生活に汎化する

1 非麻痺側の刺激を減少（第1～3要素での対応）

非麻痺側からの刺激には過剰に反応するため，非麻痺側を壁やカーテンなど刺激の入りにくい環境にして訓練を行い〈図10〉，練習環境に配慮をすることで効果的な動作練習が可能となる場合も多い．

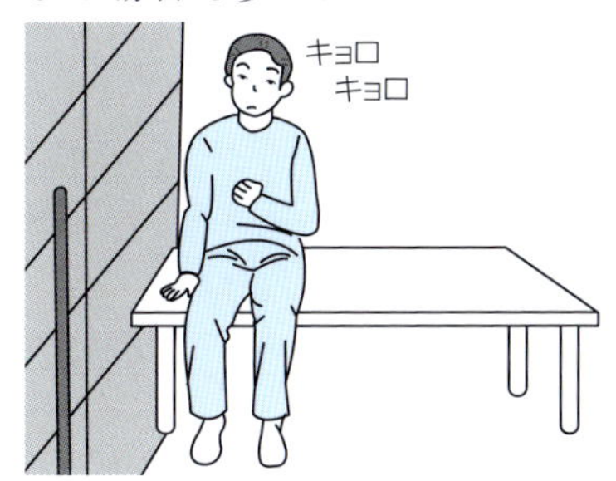

〈図10〉非麻痺側の刺激を減少した動作練習

2 麻痺側の注意を促進（第1要素での対応）

非麻痺側からの刺激には過剰に反応し，無視側からの刺激には反応が乏しいため，麻痺側からの呼びかけを心がける〈図11〉．頸部の回旋や体幹の回旋を呈する重度の無視を認める対象者の場合には，正中位またはやや非麻痺側からの刺激から開始し，徐々に麻痺側への刺激へ移行していくことも必要である．

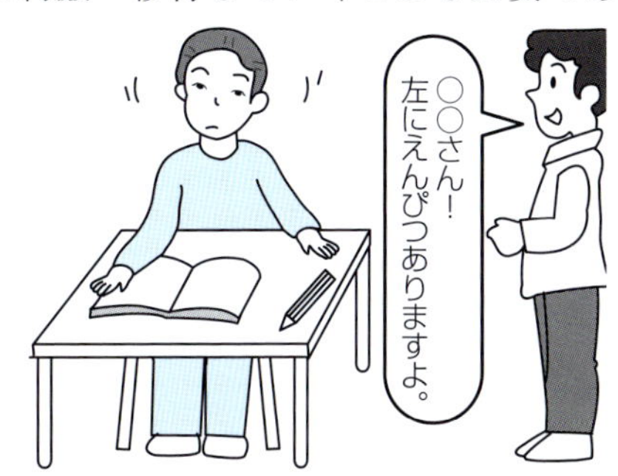

〈図11〉麻痺側の注意を促進する

3 麻痺側上下肢の使用を促進（第1要素での対応）

両手や両足を使用する体操，左右の反復交互動作，麻痺側のみの運動というように段階を踏んで麻痺側の使用を促し，注意や関心を向ける．

4物や空間に対する印をつけ，日常生活に汎化（第３要素での対応）

車椅子駆動時や歩行時に無視側の部屋に気づかない場合は，頻繁に利用するトイレとベッド間，ベッドと食堂間などの場所に貼り紙をして道を誘導したり，床にテープを貼り道順がわかるよう印を付けたりすることで麻痺側に注意を向けたり，道に迷わないようにする．

若手療法士へのアドバイス

半側空間失認は片麻痺や感覚障害，身体失認など，他の障害との合併が多いため，どの障害についてアプローチしているのかを把握しにくい状況となることが多い．まずは個々の障害についての理解をすることが重要であり，それぞれの障害に対して治療方法を選択できることが望ましい．アプローチとしても半側空間失認の分類に則した治療内容を選択していくことで，早期に治療効果をあげることが可能となる．

他の合併症が多いほど，どのようにアプローチするかを迷うことも多いだろう．まずは集中して練習に望める環境作りが重要であり，注意障害の合併を認める場合には，周囲の物品を可能な限り取り除き，集中して取り組める静かな環境で練習を行う工夫も必要である．

合併している障害が少なく，障害が半側空間失認のみの場合には，日常生活での予後も良好であることが多い．早期に基本動作や歩行の獲得も可能となり，理学療法の訓練場面での問題点は少なくなるかもしれない．しかし，病棟での日常生活に汎化されるには時間を要することが多々ある．リハビリテーション室での訓練場面だけでなく，発症早期から日常生活に関わり，生活へのアプローチをすることが重要である．

空間定位障害とは？

姿勢定位における垂直性の認知は，視覚や体性感覚，前庭系の統合により行われている．脳損傷例では，これら感覚情報とそれに応答する神経筋活動の障害のため，既得の垂直認知が変容することが知られている．

空間定位障害とは，身体の傾きを正しく認識できなくなる障害であり，平衡反応の消失や特徴的な pushing を伴う姿勢障害を認める．多くの場合，左右への押し付けが強くなるため,「pusher 現象」または「pusher 症候群」などと表現される．Davies[2] は pushing について，「あらゆる姿勢で麻痺側へ傾斜し，自らの非麻痺側上下肢を使用して床や座面を押して，正中にしようとする他者の介助に抵抗する現象」と定義している．pushing は，閉眼時に左右へ他動的に傾けて垂直と感じる方向（身体的垂直認知〈図 12〉）の異常により起こるというメカニズムが広く知られている．pushing の症例では，視覚的垂直認知が保たれる一方，身体的垂直認知は非麻痺側へ大きく傾いており，視覚との間に差ができ，その差を埋めるために押す現象が出現する[6]．

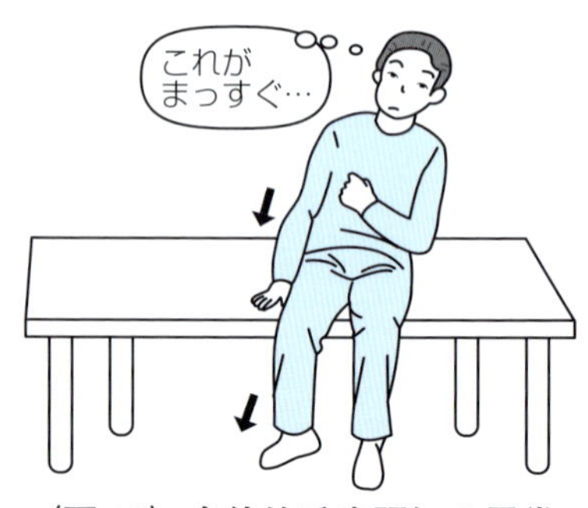

〈図 12〉 身体的垂直認知の異常

脳画像のみかた

pushing の責任病巣としては様々な報告がある．右半球の島後部や中心後回，下前頭回，中側頭回，下頭頂小葉，頭頂葉皮質下白質[7]，視床後外側部の後腹側核と後外側核[6]

がpushingの発現に重要と考えられており〈図11〉，これらの領域が姿勢を正中位に調整するネットワークに関与することを示唆している．また，阿部はpushingを呈した症例を5つに分類し責任病巣との関連を述べており〈表4〉，1～4型は先に述べた病巣を包含している．5型は感覚障害を伴わない症例も含まれており，出力系の損傷においてもpushingは出現する可能性を示唆している．

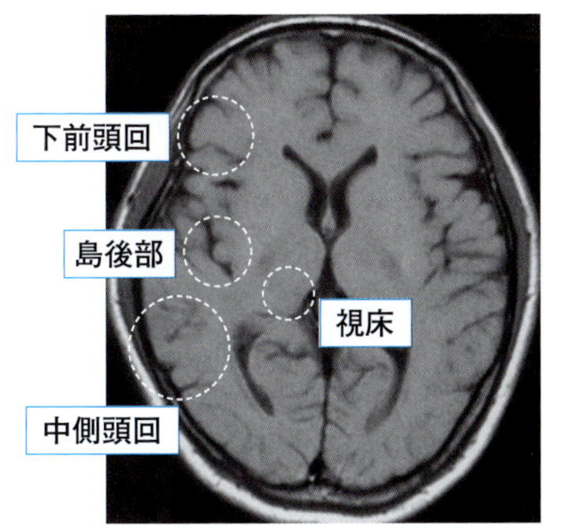

〈図11〉頭部ＭＲＩモンロー孔レベル
空間定位障害の責任病巣

型	主たる損傷部位
1型	中大脳動脈領域（MCA）脳梗塞
2型	視床病変
3型	島後部まで及ぶ被殻出血
4型	広範囲皮質化出血
5型	脳室拡大・脳萎縮を伴う内包・放線冠梗塞

〈表4〉阿部によるpushingを呈した症例の分類[8]

空間定位障害の評価法

pushingを客観的かつ定量的に評価するための指標としてScale for Contraversive Pushing（SCP）〈表5〉[9]とpusher重症度分類〈表6〉[10]がある．SCPは麻痺側への姿勢傾斜，非麻痺側上下肢で押す現象の出現，修正する他者の介助への抵抗という3つを下位項目に設定し，構成されたスケールであり，高い測定再現性と妥当性が報告されている．判定基準としては各下位項目≧1や各下位項目＞0とするものもあるが，SCPの各項目＞0点（合計点では1.75点以上）のときに観察による臨床的判断と最も一致すると報告しているものもある[11]．pusher重症度分類は最重症を6点，症状なしを0点として評価をするものである．どちらの評価においても座位，立位，歩行のそれぞれの動作について評価を実施する．

上記の評価スケールだけでなく，関連する症状の評価も重要である．pushingの状況もどのような状況で出現しやすいのか，治まりやすいのかを詳細に観察し状況を確認しておく．また，重力下で姿勢がどのように制御されるのかのメカニズムを十分に理解することが，正しく空間定位障害を理解することにつながる．

（A）姿勢 自然に姿勢を保持した際にみられる姿勢の左右対称性について
1　＝ 麻痺側にひどく傾斜して麻痺側へ倒れる 0.75 ＝ ひどく麻痺側へ傾いているが倒れない 0.25 ＝ 軽く麻痺側へ傾いているが転倒しない 0　＝ 傾いていない
（B）伸展と外転（押す現象） 非麻痺側上肢・下肢の押す現象について
1　＝ 座位や立位で静止しているときから，既に押す現象がみられる 0.5 ＝ 姿勢を変えたときだけ押す現象がみられる 0　＝ 上肢または下肢による押す現象はみられない
（C）抵抗 身体を他動的に正中位に修正したときの抵抗について
1　＝ 正中位まで修正しようとすると抵抗が起きる 0　＝ 抵抗は出現しない

〈表5〉Clinical assessment Scale for Contraversive Pushing（SCP）

※これらの3項目を座位と立位で評価する．
pushingがない場合は0点，最重症の場合は6点となる．

座位　背もたれなし
2 ＝ 常に押す 1 ＝ 時々押す 0 ＝ 押さない
立位　平行棒＋装具
2 ＝ すぐに押し修正困難 1 ＝ 修正可能 0 ＝ 押さない
歩行　杖＋装具＋介助
2 ＝ 開始時から押し介助に抵抗する 1 ＝ 杖を側方に着くと押す 0 ＝ 介助部分を押さない

〈表 6〉 pusher 重症度分類

※ pushing がない場合は 0 点，最重症の場合は 6 点となる．

運動療法での注意点

1．支持基底面の大きい状態からアプローチ
2．視覚的情報を活用
3．非麻痺側の使い方の誤りを修正
4．麻痺側上下肢の感覚入力や使用を促進

1 支持基底面の大きい状態からアプローチ

pushing の現象は支持基底面の変化によって増強されやすい．臥位での全身の筋緊張のコントロールや寝返りなどは支持面が広く，過剰な筋緊張は起こりにくい．また，座位や立位でも壁にもたれる，クッションやタオルを使用し安定した姿勢を作ることから始める．

2 視覚的情報を活用

姿勢の認知的な歪みや視覚的に身体と環境の関係を認知させ，直立姿勢を学習することが重要である．具体的には鏡や点滴台・壁などを利用し，垂直指標を提示する〈図 13〉．

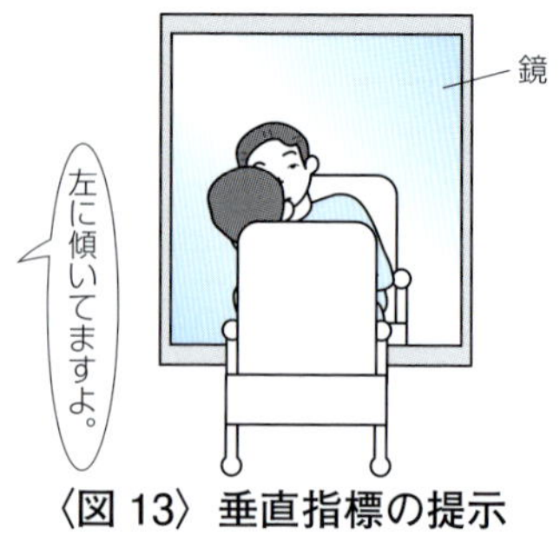

〈図 13〉 垂直指標の提示

3 非麻痺側の使い方の誤りを修正

座位や立位では非麻痺側を過剰に使用し，有効的な支持ができないことが特徴である．非麻痺側へ重心を移した状態での上下肢の支持の仕方を繰り返し伝え学習させる〈図 14〉．

タオルや
クッションを
使用すると重心が
のりやすい

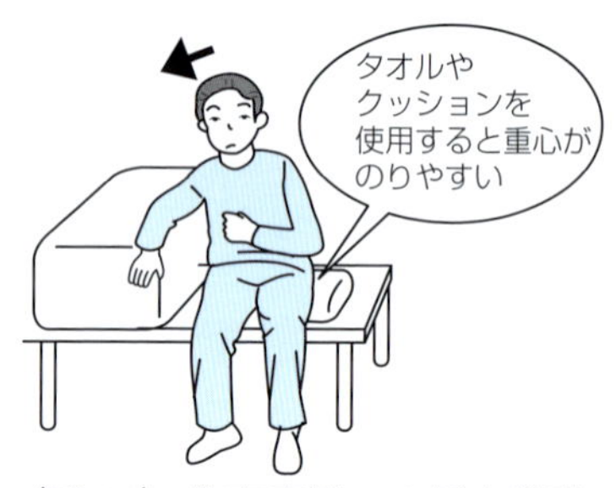

〈図 14〉 非麻痺側への重心移動

4 麻痺側上下肢の感覚入力や使用を促進

麻痺側の筋収縮の促通により感覚 - 運動学習を行い麻痺側の認識を高める．座位では麻痺側のみに硬い板を引き，立位では長下肢装具を使用するなど，感覚入力しやすい環境設定を行う．

若手療法士へのアドバイス

「pusher 現象」や「pusher 症候群」などの用語は，リハビリテーションの臨床現場においてよく耳にする言葉であり，空間定位障害の現象を簡単に表現するには，非常に便利な言葉である．そのため，安易に pusher であるとの評価がされやすい．重度の感覚障害や麻痺側の殿筋群の萎縮など他の要因により，「押しているように見える」こともある

ため，なぜ押しているのかを細かく分析し，それぞれに対してアプローチしていくことが重要である．

動作練習の場面では，目的動作への誘導が難しく抵抗されるため，若い療法士は苛立ち，戸惑うことが多いだろう．座位や立位で患者に押されるとそれに反発するような介助となるため，有効的な練習にはなりにくい．上下肢の位置設定，使用する物や場所など，押されにくい環境設定を第一に考えることが大切である．

空間定位障害は，病棟での介助量を多大にするため，訓練場面ではできることが増えても病棟での動作に汎化されるには時間を要することが多い．麻痺側へ移乗する，手すりを把持させないなど，病棟での生活において，どのような介助方法が安全に安楽にできるのかを伝えていくことも我々の役割である．

【引用文献】

1）石合純夫：高次脳機能障害学 第2版．pp.151-192，医歯薬出版，2012
2）Davies PM（著），冨田昌夫（訳）：Steps to Follow—ボバース概念にもとづく片麻痺の治療法．pp.285-304，シュプリンガー・フェアラーク東京，1993
3）鈴木めぐみ：高次脳機能障害がある方への作業療法 半側空間無視．作業療法ジャーナル 48：652-658，2014
4）石合純夫（BIT日本版作成委員会代表）：BIT行動性無視検査日本版．新興医学出版社，1999
5）大島浩子・他：半側空間無視（Neglect）を有する脳卒中患者の生活障害評価尺度—the Catherine Bergego Scale（CBS）日本語版の作成とその検討．日本看護科学会誌 25：90-95，2005
6）Karnath HO，Ferber S et al：The origin of contraversive pushing．Evidence for a second graviceptive system in humans．Neurology 55：1298-1304，2000
7）吉尾雅春，森岡周・編：神経理学療法学．pp.195-204，医学書院，2013
8）Karnath HO，Ferber S et al：The neural representation of postural control in humans．Proc Natl Acad Sci U S A 97：13931–13936，2000
9）網本和・他：左半側無視例における『Pusher 現象』の重症度分析．理学療法学 21：29-33，1994
10）阿部浩明：Contraversive pusher と脳画像情報．理学療法ジャーナル 44：749-756，2010
11）Baccini M, Paci M et al：Scale for contraversive pushing: cutoff scores for diagnosing "pusher behavior" and construct validity. Phys Ther 88：947-955，2008

【参考文献】

1）潮見泰藏・編：脳卒中に対する標準的理学療法介入．pp.82-104，文光堂，2007
2）石合純夫：半側空間無視．Journal of Clinical Rehabilitation 18：782-789，2009
3）三村將・他：高次脳機能障害マエストロシリーズ②画像の見かた・使いかた．pp.2-43，医歯薬出版，2007
4）渕雅子・他：観察でわかる半側空間無視．リハビリナース 3：227-234，2010
5）網本和：高次神経機能障害の理学療法—評価と治療アプローチ．理学療法科学 22：13-18，2007
6）阿部弘明：Contraversive pushing と脳画像情報．PT ジャーナル 44：749-756，2010
7）網本和・他：半側空間無視および pusher 現象を有する患者への理学療法士の関わり．理学療法 31：467-475，2014
8）酒向正春：高次脳機能 MAP ⑤半側空間無視（失認）に関するエリア．Brain Nursing 31：66-69，2015
9）太田久晶・他：半側空間無視のリハビリテーション．Modern physician 34：819-823，2014
10）小倉由紀・他：半側空間無視．Journal of Clinical Rehabilitation 22：1076-1083，2013
11）網本和：Pusher 現象の評価とアプローチ．理学療法学 23：118-121，1996
12）渕雅子：高次脳機能障害がある方への作業療法 プッシャー症候群．作業療法ジャーナル 48：659-664，2014
13）網本和：Pusher 現象例の基礎と臨床．理学療法学 29：75-78，2002

第2章

歩行を目的とした下肢装具の適応と運動療法への活用

01 脳卒中リハビリテーションに下肢装具を用いる根拠

医療法人社団和風会 千里リハビリテーション病院 理学療法士チーフ 理学療法士 増田 知子

長下肢装具と短下肢装具の違い

従来，脳卒中者が下肢装具を使用する場合は，いわゆる更生用装具，つまり失われた機能を補償する日常生活の補助として短下肢装具が用いられるケースが多くを占めていた．装具は治療の結果，惜しくも残存してしまった障害をカバーしながら生活を営むための「最後の手段」であった．しかし近年，機能回復の過程で治療手段として下肢装具を用いる考え方が広まりつつある．またそれに伴い，治療用装具としての長下肢装具の存在も注目を集めている．

大畑は歩行支援機器について，その役割を歩行機能の補完，改善であるとした上で，機能補完とトレーニング支援という2つの目的別に分類している[1]．ここにおいて，短下肢装具は装着により歩行速度，歩幅，麻痺側荷重量に改善がみられるという報告が数多くなされており，使用することにより歩行能力を高める機能補完を目的とした歩行支援機器とされている．では，長下肢装具についてはどうか．脳卒中者が長下肢装具を生活の中で移動を補助するために使用することは稀である．その使用場面のほとんどがトレーニング中であり，介助者の存在を伴う．長下肢装具も短下肢装具同様，装着によって即時的に脳卒中者の歩行能力を向上させる可能性があることは推測できる．しかし，多くの場合は療法士である介助者が，歩行トレーニングをアシストするツールとして活用するトレーニング支援機器の1つであると考えることができる．

長下肢装具使用の目的

運動療法のツールとしての長下肢装具の普及は，脳卒中治療ガイドライン[2]に依拠するところが大きい．2009年度版，2015年度版共に，急性期リハビリテーションにおける装具を用いた早期歩行訓練がグレードAとして推奨されている．ここにおける装具の使用目的・役割は明確である．早期離床の促進と活動量の確保による廃用症候群の進行予防である．

脳卒中リハビリテーションにおける大きな命題の1つに，運動麻痺の回復がある．Swayneらは，運動麻痺の回復を3つのステージに分け[3]，それぞれにおける回復の要因を①残存する皮質脊髄路の興奮性向上，②皮質間の新しいネットワークの再構築，③シナプス伝達の効率化としている〈**図1**〉．あるステージの回復はそれ以前のステージの帰結に拠る[4]ため，要因にかかわらず，まずは1stステージの段階から回復を阻害する因子を取り除かなければならない．

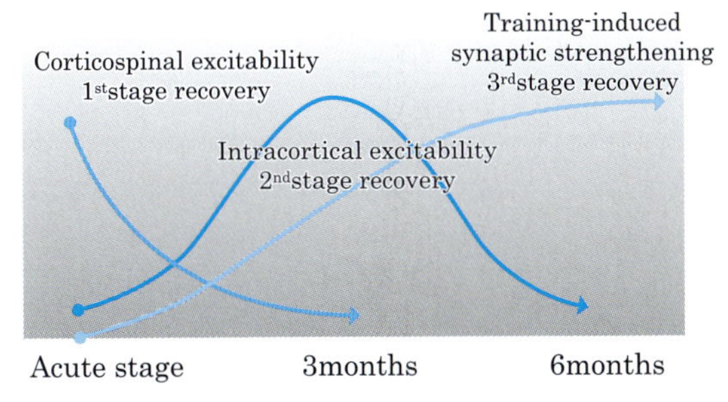

〈図１〉運動麻痺回復のステージ理論 [4]
1 st stage は本文中①，2nd stage は②，3rd stage は③に該当

運動麻痺回復の阻害因子として，まず中枢神経，末梢の筋骨格系双方に生じる廃用が挙げられる．中枢神経レベルの廃用（central disuse）では，学習性不使用（learned nonuse）や体部位支配運動野の萎縮が生じる．末梢の骨格筋，関節レベルに生じる廃用痙縮（spasticity）では深部腱反射亢進，痙縮，病的同時収縮などのために，関節拘縮発生のリスクが高まる**〈図２〉**[5) 6)]．

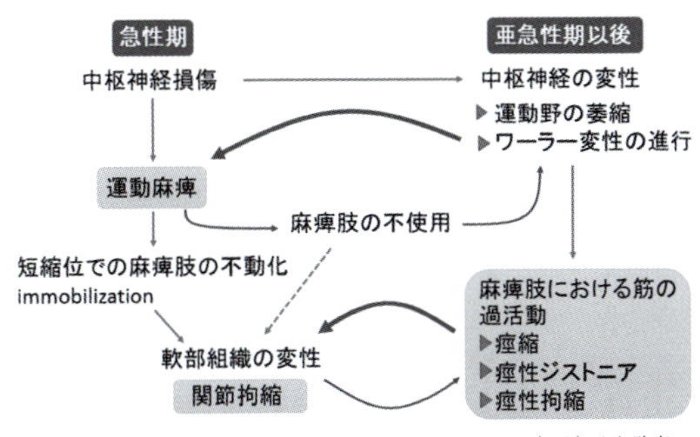

〈図２〉運動麻痺回復の阻害因子 [5) 6) より改変]

「最後の手段」である装具には，増強した痙縮による内反や尖足などを抑えるため，より強固な固定性が求められる．特に生活期においては，可動性を犠牲にして堅固な形状へと作り替えを余儀なくされるケースが数多く存在する**〈表１・２〉**[7]．

順序尺度		グループの呼称（文中の表記）	装具詳細
制御力小	①	Flexible AFO（F_AFO）	· Short AFO · Flexible SHB · Semi Rigid SHB（底屈を許す又は踵がくりぬいてある等）
	②	Joint AFO（J_AFO）	· Joint 付き AFO 「オクラホマ」「タマラック」 「ゲイトソリューション」 「ドリームジョイント」他
	③	Rigid AFO（R_AFO）	· Rigid SHB
	④	金属支柱付き AFO（SLB）	· 金属支柱付きAFO 「モールド」 「足部覆」 「靴型」
制御力大	⑤	KAFO（LLB）	· KAFO

〈表１〉装具の分類 [7]

(P<0.001)

		制御力小	同類	制御力大	合計
F_AFO	度数	0	2	14	16
	調整済みの残差	−2.72	−3.10	6.48	
J_AFO	度数	1	12	8	21
	調整済みの残差	−2.67	0.94	1.70	
R_AFO	度数	2	1	2	13
	調整済みの残差	−1.09	1.64	−0.78	
SLB	度数	4	25	0	29
	調整済みの残差	−2.02	4.89	−3.59	
LLB	度数	21	0	0	21
	調整済みの残差	8.27	−4.95	−2.90	
合計		28	48	24	100

※調整済み標準化残差　＋1.96以上「そうなる」，－1.96以下「そうならない」と理解する

〈表２〉治療用装具別，更生用装具の変化 [7]
（クロス表）

脳の器質的障害により筋緊張の制御に問題が生じた結果，痙性麻痺を呈する可能性はある．しかし，廃用としての痙縮，つまり運動麻痺に起因する不動や麻痺肢の不使用によって引き起こされる筋緊張の異常は，早期からの積極的な活動によってその発生を予防し得るものである．そのために，意識障害や重度の運動麻痺によって著しく損なわれている下肢の支持性を保障し，立位荷重を可能にする長下肢装具は有用であると考える．

運動学習としての運動療法の要点

脳卒中発症後に様々な動作能力を再獲得していく過程は，「運動学習」であると考えることもできる．運動学習とは，運動課題の練習により客観的または主観的にパフォーマンスが向上することを表す． 練習を通じて生じる新たな経験は，末端受容器からの求心性入力に基づく情報処理を経て，記憶として蓄積される．他方，運動行動は中枢神経系からの遠心性出力に基づく筋・骨格系の作動である．両者を通じて運動行動に変化が生じ，運動学習が成立する．運動学習が進むと脳内の運動モデルが変化するが，実際に観察できるものは運動のフォーム，正確性，速度，適応性，恒常性などの変化であり，それらを基に運動学習の進行を判断することができる[8)]．

歩行の獲得を目標とする場合，運動学習において特に重要となるのは後述する3つの要素であると考える．

①運動課題の難易度調整：学習を進めるための運動課題の難易度は，毎回容易に成功する程度，まったく成功経験が得られない程度のいずれも不適切であり，適当な成功率になるよう調節が必要である．また，その難易度は運動課題における処理するパラメータの数によって規定される．このパラメータには，関節の自由度，課題の実行に動員する筋群の選択，筋出力およびそのタイミングなどが含まれる．課題の難易度は，学習の進行具合に応じて適宜設定すべきであり，前述のパラメータを始めはより少なくし，徐々に増やしていくよう段階付けができることが望ましい．

②運動課題の転移性：転移性とは，ある学習が他の学習に影響を及ぼす性質を表す．運動課題間の類似性が高いほど転移性は高い．つまり，達成目標である課題に対して取り入れた課題が似ていれば似ているほど，達成したい課題の学習が進む．究極的に似ている課題は同一の課題であるので，歩行という運動を学習するための課題としては歩行そのものを採用することが最も効率的である．

③量および頻度の確保：学習曲線で表されるように，原則的に練習量が多いほど学習は進むとされている．また，脳卒中者の場合，運動麻痺の存在などを端緒とした不活発状態が廃用の進行を招き，学習効果をマスクしてしまうリスクが高い．したがって，運動学習を進めるためには課題そのものやその遂行の質ばかりでなく，実施する量を確保することが不可欠である．

これらの要件に対して，下肢装具を使用することで①関節の自由度や活動する筋群などのパラメータ数の調節が可能となり，課題の難易度調整が図られる，②重度の運動麻痺や意識障害などにより介助困難な場合でも，下肢支持性が補われることで運動課題としての歩行が導入できる患者層が拡大する，③姿勢の安定性が向上し，課題遂行に伴う患者，療法士双方の心身の負担が軽減するため，時間当たりのトレーニング実施量を増加させ得る，などの効果が見込まれる．

歩行再建における下肢装具の有効性の根拠

1 解剖学的根拠

歩行には直立二足の維持が不可欠である．直立二足のためには股関節，すなわち寛骨と大腿骨が一直線上に位置するアライメントでの支持が必要である．寛骨とその中に納まる大腿骨頭との間には，関節軟骨が介在する．この関節軟骨は摩擦係数が非常に小さく，大腿骨頭が滑らかな球形であることと相まって，寛骨大腿関節には十分な可動性が保障されている．しかし，それは同関節の動的支持性がその構成体のみで確立されず，周囲の筋の活動を必要とするということでもある．寛骨大腿関節の前面には大腰筋腱が走行している．この大腰筋は第12胸椎椎体・第1～5腰椎椎体および横突起を起始，大腿骨小転子を停止とする．すなわち体幹と下肢とにまたがる筋であり，その収縮により足底荷重位では体幹が後方に倒れないように非荷重位では股関節屈曲を容易にしている〈**図3**〉.

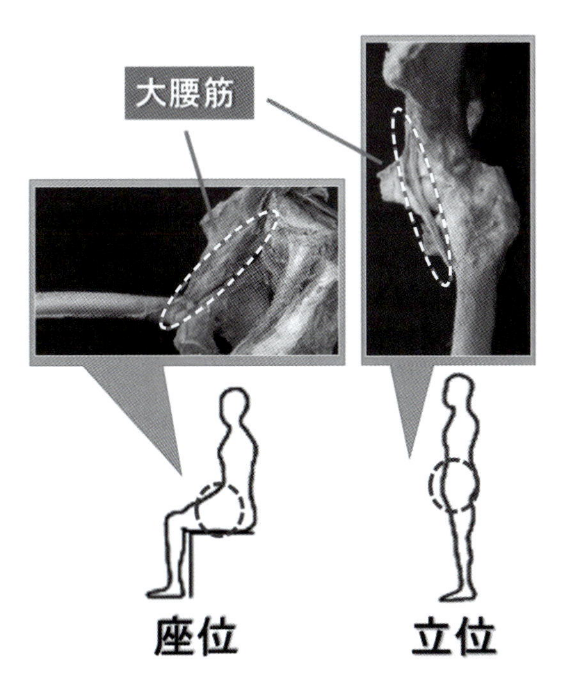

〈図3〉座位，立位における寛骨大腿関節に対する大腰筋の走行

寛骨大腿関節が屈曲位である場合，大腰筋を収縮させるためには随意的に筋活動を生じさせなければならない．しかし，下肢が直立した状態で足底に荷重すると，股関節の伸展に従って大腿骨頭は大腰筋腱を押し伸ばしながら臼蓋の前方へと突出していく〈**図4**〉.大腿骨頭の圧迫により大腰筋は張力を生じ，体幹がそのまま後方へ倒れてしまうことを防ぐ．つまり，運動麻痺が存在し随意的な筋活動が得られにくい場合でも，下肢が直立した状態で荷重すればその上にある体幹は，大腰筋の自然な張力発生により直立を保ちやすくなるのである．

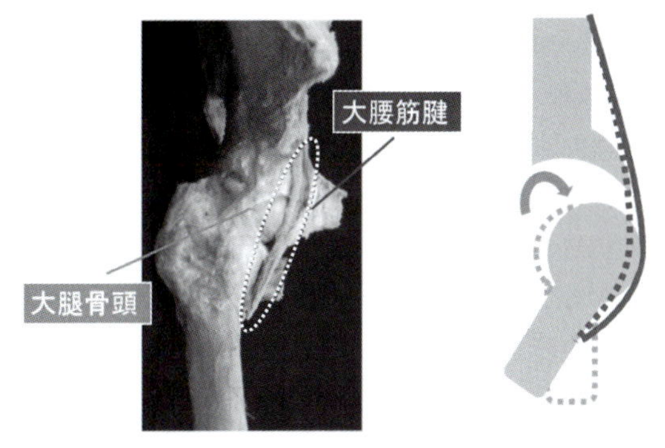

〈図4〉股関節伸展による大腰筋の張力発生のメカニズム

運動麻痺を有する脳卒中者にとって，随意的な筋活動を持続させて関節を固定させることは，非常に難しい課題である．より反射的，自動的に筋収縮が得られるシステムを利用し，まず実際にその姿勢や運動を経験することが運動学習の入口となる．長下肢装具により効率良く下肢を直立にして荷重することは，股関節周囲の動的支持に関する運動学習の機会を提供する契機となる．

2 運動力学的根拠

歩行についての力学的なパラダイムは「倒立振子モデル（inverted pendulum）」と呼ばれ，古くから知られている[9]．立脚期における身体重心の移動は，その加速や位置の上昇によって運動エネルギーと位置エネルギーとの変換を生じさせるが，結果として全体のエネルギー（運動エネルギーと位置エネルギーの和）は保存される〈**図5**〉．このような力学的特徴により歩行は効率的な移動を成立させている．歩行のバイオメカニクスについての詳細は次項で述べるが，このエネルギーを途中で消失することなく前進するには，初期接地時に倒立振子を振るために十分な初速を保って立脚期に移行することと，単脚支持期に身体重心を上昇させて位置エネルギーを増加させることが必要である．

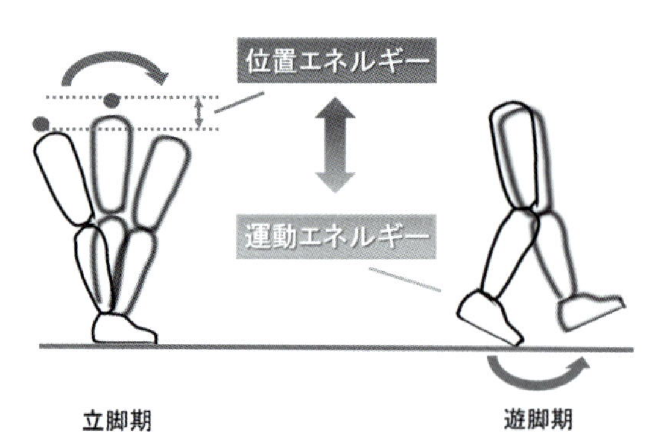

〈図5〉 立脚期の倒立振子と遊脚期の振子の間でのエネルギー変換

長下肢装具の膝継手をロックして用いることで，力を体節ごとに分散させずに伝達することが可能となる．踵接地後に生じる下腿の前傾に追随し，大腿や骨盤が前方へ推進し身体重心を上昇させやすくなることは，余分な筋活動を必要としないエネルギー効率の良い本来の歩行動作を経験し学習することにつながるものと推測される．

3 神経学的根拠

歩行という運動は随意性と自動性という2つの性質を併せ持つ．前者は歩行の開始，終了や障害物の回避など適応的，目的志向的な面を表し，大脳皮質の関与が必須である．対して，リズミカルで定常的な，パターン運動として捉えられるのが後者の面から捉えた歩行である．歩行運動は除皮質動物においても自発的に発現することが報告されており，歩行実行系の基盤となる神経機構は皮質下に存在するものと考えられる[11]．随意運動が障害された脳卒中者に対して，早い段階で随意的な歩行を課題として取り入れることは，適切と言い難い．より自動的，反射的な機構を利用することから歩行の再獲得に臨んでいくべきであると考える．

自動的な歩行においては，歩行リズムの生成と姿勢の維持が重要である．その基本的な神経機構は脳幹と脊髄に存在し，脳幹－脊髄投射系が歩行という運動を実行する本質的な機能を担う．また，小脳や大脳基底核が脳幹に作用して歩行を調節している．脊髄には，歩行のリズムやパターンを生成する神経機構である central pattern generator（CPG）が存在する．また，大脳皮質，辺縁系，基底核から中脳の歩行誘発野，脚橋被蓋核への信号が歩行におけるリズム生成系と筋緊張制御系を協調的に作用させている[10) 11)]〈図6〉．CPG は上位中枢と脊髄運動ニューロンの中間に位置し，歩行運動の基本となる屈筋－伸筋間の周期的な運動出力を脊髄運動ニューロンに与える．CPG のモデルとして half center 仮説が用いられる．EHC（extensor half center），FHC（flexor half center）はそれぞれ，伸筋，屈筋への指令を司る介在ニューロン群で，相互に抑制性結合を持つことで屈曲伸展の交互運動を生み出す．さらに FHC 同士も相互抑制性の結合を持っていることから，左右の体肢間の周期的な運動出力が実現されるものと考えられる〈図7〉[12]．

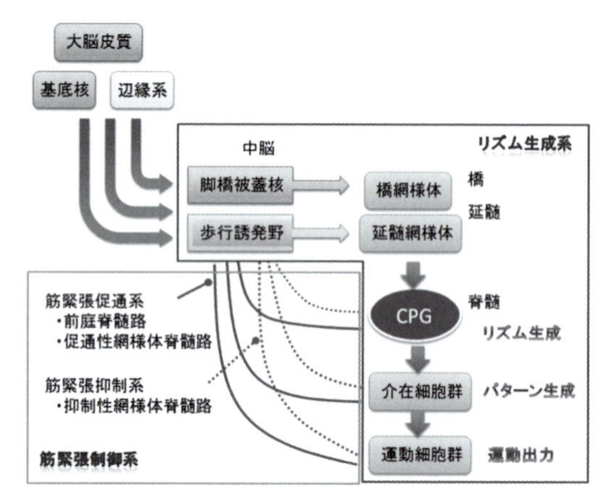

〈図6〉 自動的な歩行の神経機構[10]

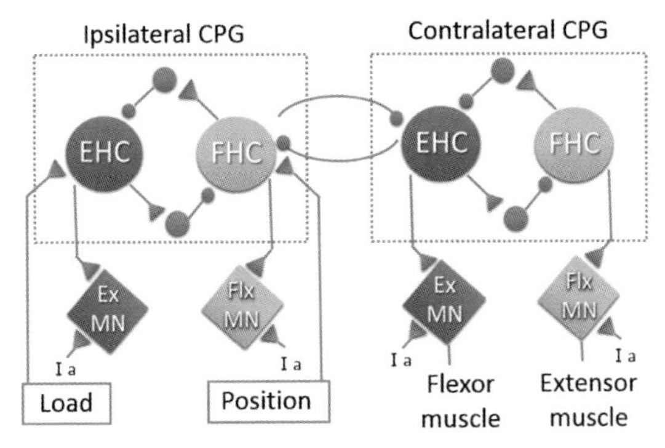

〈図 7〉Half center 仮説に基づく CPG モデル[11] より改変

CPG は感覚入力や上位中枢からの指令なしに運動パターンを生成することができるとされているが，実際には歩行の制御には感覚情報が重要な役割を果たしている[13]．歩行に参画する関節のうち，股関節の動作とそれに伴う感覚情報は CPG の活動に大きく影響する．関節運動に伴う筋紡錘からの入力は FHC，荷重の入力は EHC にそれぞれ選択的な神経連絡を持ち，合目的的な歩行運動の調節に貢献している[12]．

脳卒中者においては，脳の損傷によって種々の感覚の入力が障害される可能性があることに加えて，運動が障害されることにより，運動によって生成されるはずの感覚情報が得られ難くなる．積極的な感覚情報の変化の生成，特に股関節を中心とした関節運動と十分な荷重に由来するものが，CPG の活動を賦活しパターン化された歩行運動の実現に貢献することが期待される．

さらに，ある程度の速度を持った運動であることが望ましいとも言える．健常者では歩行を続けると一次感覚運動野の活動は低下する傾向があり，速度が速い場合に顕著である．歩行可能な脳卒中者のトレッドミル歩行においても，同様の速度依存性が認められている．このことは，歩行速度の向上に伴って歩行制御における CPG の役割が相対的に増加し，歩行がより下位の神経機構の制御へと推移することを示唆している[14) 15)]．

以上から，十分な荷重を保ちながら左右交互に股関節の屈曲－伸展運動を行い，一定以上の速度を保った歩行が，歩行運動を自動的に制御する神経機構を生かしやすい形態であると言える．速度を保ちながら麻痺側下肢への積極的な荷重や，複数の関節を同時に制御しながら股関節の屈曲－伸展を促すことは徒手的介助のみでは困難を極めるため，長下肢装具の活用が不可欠であると考える．

ただし，長下肢装具を使用する場合において，そのポテンシャルは適切な操作が加わって初めて発揮されるものであることを忘れてはならない．

【引用文献】

1）大畑光司：歩行支援機器の現状と未来．PT ジャーナル 49：883-888，2015
2）脳卒中合同ガイドライン委員会：脳卒中治療ガイドライン 2015．協和企画，2015
3）Orlando B.C.Swayne et al.：Stages of Motor Output Reorganization after Hemispheric Stroke Suggested by Longitudinal Studies of Cortical Physiology. Cerebral Cortex：18:1902-1922，2008
4）原寛美：脳卒中運動麻痺回復可塑性理論とステージ理論に依拠したリハビリテーション．脳神経外科ジャーナル 21：516-526，2012
5）Gracies JM: Pathophysiology of spastic paresis. Ⅰ：Paresis and soft tissue change. Muscle Nerve 31：535-551，2005
6）Gracies JM: Pathophysiology of spastic paresis. Ⅱ：Emergence of muscle overactivity. Muscle Nerve 31：552-571，2005
7）久米亮一，美崎定也：脳卒中片麻痺者に対する治療用装具から更生用装具への移行時に 装具構成要素の変更に影響を与える因子について．義装会誌 31：143，2015
8）樋口貴広，森岡周：身体運動学―知覚・認知からのメッセージ．三輪書店，2008
9）大畑光司：Gait Solution 付短下肢装具による脳卒中片麻痺の運動療法とその効果．PT ジャーナル 45：217-224，2011
10）増田知子：回復期脳卒中理学療法のクリニカルリーズニング―装具の活用と運動療法―．PT

ジャーナル 46：502-510，2012
11）土屋和雄・他編著：シリーズ移動知第2巻　身体適応―歩行運動の神経機構とシステムモデル．pp.44-51，オーム社，2010
12）河島則天：歩行運動における脊髄神経回路の役割．国リハ研紀 30：9-14，2009
13）Pearson,K.G.：Proprioceptive regulation of locomotion.Curr.Opinion Neurobiol 5：786-791，1995
14）三原雅史・他：歩行機能の回復と大脳皮質運動関連領野の役割．PT ジャーナル 39：215-222，2005
15）Suzuki M,Miyai I et al：Prefrontal and premotor cortices are involved in adapting walking and running speed on the treadmill: an optical imaging study. Neuroimage 23：1020-1026，2004

02 下肢装具のバイオメカニクス

医療法人社団和風会 千里リハビリテーション病院 理学療法士チーフ 理学療法士 増田 知子

床反力ベクトルと関節モーメントの関係性

歩行中，身体は常に重力や慣性力，加速度，反力などの外力を受けるため，それらに対抗する筋活動によって姿勢を保持しなければならない．身体重心の移動に伴い慣性力や加速度が生じるが，静止立位で受ける外力は主に，足底が重力を受けて地面を押すことの反力，すなわち床反力である．

立位における矢状面内の下肢各関節周囲では，物体を回転させるモーメントが作用している．静止した姿勢を保つためには，この関節モーメントがおおよそつりあっていなければならない．足関節の周りには底屈筋と背屈筋の筋張力，つまり足関節モーメントが作用している．通常，安楽に立位を保つと重心線は股関節の後方，膝関節の前方，足関節の前方を通る．そのため，床反力ベクトルの始点となる床反力作用点（Center of Pressure；COP）は足関節より前方に位置することになり，床反力により生じるモーメントは足関節を背屈させる方向に働く．つりあいを保つには底屈筋の筋張力が必要になる．床反力ベクトルが足関節の後方を通る場合は，床反力によるモーメントが足関節を底屈させるため，背屈筋の活動が必要になる．このように，床反力ベクトルが関節軸の前後どちらを通るかによって，姿勢を保持するために屈筋，伸筋いずれの筋活動が必要になるかが規定される〈図1〉．同様の関係性が膝関節と股関節についても成立する〈図2・3〉．また，床反力ベクトルと関節との距離が長いほど，より大きな関節モーメントが必要になる．

足関節

床反力ベクトルが関節軸の

前を通る　後ろを通る

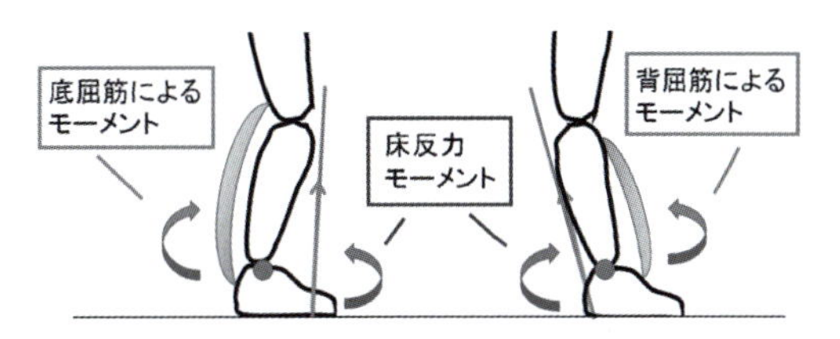

〈図1〉足関節周囲のモーメントのつりあい

膝関節

関節軸の　前を通る　後ろを通る

床反力
モーメント

膝伸筋による
モーメント

膝屈筋による
モーメント

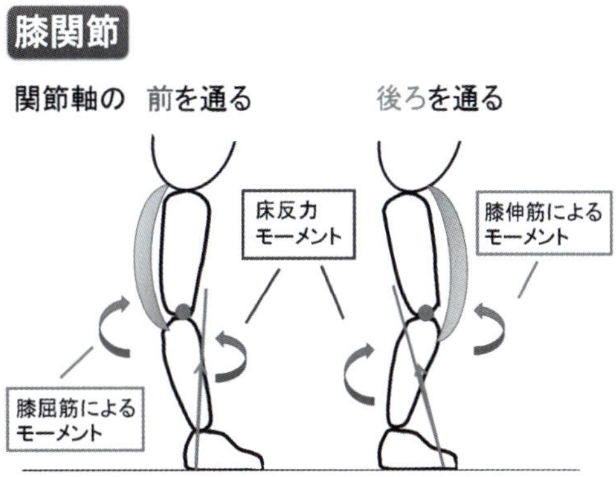

〈図2〉膝関節周囲のモーメントのつりあい

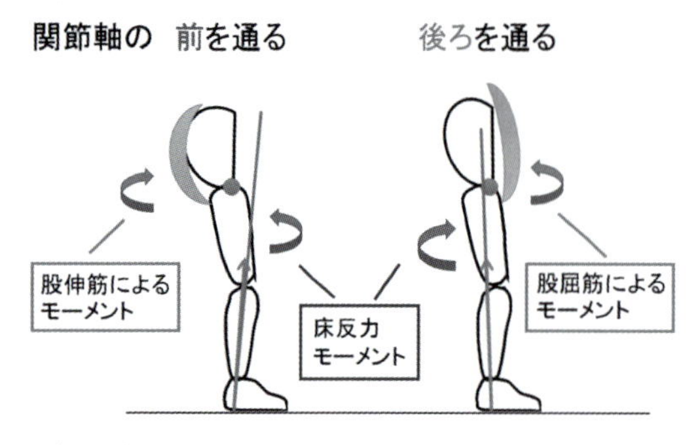

〈図3〉股関節周囲のモーメントのつりあい

〈図4〉は三次元動作解析システムで記録した健常者の歩行である[1]．膝関節は立脚初期にわずかに屈曲し，床反力ベクトルが膝関節の後方を通過するが，それ以外は常に膝関節のごく近くを通る[2]．つまり，立脚初期以降は制御のために大きな筋張力を必要としない．臨床上，歩行中に生じる膝折れや膝ロッキングなど，膝関節に観察される現象は優先的に修正の対象とされやすく，健常歩行に近い膝関節の角度を保ちながら体重を支持するということが目標となる．そのため，装具の足継手により底背屈を制限することでそれらの現象を抑制したり，あるいは立脚期に随意的に膝軽度屈曲位で支持ながら歩行することを求めたりという対処がなされる場合がある．しかし本来，歩行中の膝関節の役割は，足関節と股関節の間での衝撃吸収や加速に対するブレーキであり，積極的に体重の支持に関与するものではない．矢状面上での膝関節の運動は足関節と股関節との位置関係を反映しているのに過ぎず，膝関節のみに着目しても本質的な解決には至らない．まして随意的な筋活動で制御されるべきものではなく，歩行の各相において各関節があるべき位置関係を保っているか，つまりその相における適切なアライメントであるかを評価し，介入の対象とすべきであると筆者は考える．したがって，必要なタイミングで骨盤帯を十分に前方推進できない段階において膝継手を固定して歩行トレーニングを行うことが，膝周囲の筋活動や運動学習の阻害因子となることは考えにくい．この段階で膝継手を遊動にしたり，短下肢装具を用いたりして膝関節の随意的なコントロールを求めることは，本来的でない体重支持の役割を積極的に担わせることになり，歩行の効率が著しく低下する危険性を有する．また特定の筋の張力に依存した画一的な姿勢保持の方略が定着し，後に歩行能力が伸び悩む原因ともなり得る．

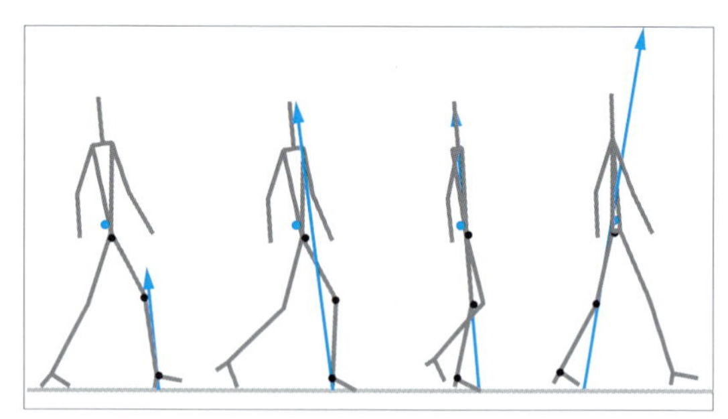

〈図4〉健常者の歩行[3] より改変
床面から伸びる矢印が床反力ベクトルを表す

歩行におけるエネルギー変換

立脚期が倒立振子モデルで表される効率的な歩行のアライメントを実現するためには，COPの前進に応じて骨盤帯，その上に乗る体幹を十分に推進させることが必要である．初期接地の時期に，身体重心の進行方向への移動速度は最大になる．つまり運動エネルギーが増加するが，足部が接地した後の減速により，この運動エネルギーは立脚期の前半で徐々に失われる．しかし，ここで運動エネルギーは単に失われるわけではなく，身体重心が上昇することにより位置エネルギーに変換される．立脚期の中間地点で位置エネルギーは頂点に達し，後半に入ると身体重心の低下に伴って，位置エネルギーが徐々に失われる．ここでの位置エネルギーも単に失われているのではなく，重力により加速され，運動エネルギーに変換される[4]．

倒立振子を「振る」，すなわちCOPを滑らかに前方へ移動させ，身体重心を上昇させるためには，この振子に十分な初速を与えなければならない．Perryによる歩行のrocker function[5)]のうち，踵を支点とした前方への転がり運動が生じるHeel rocker functionにおいては，接地による衝撃が吸収されるとともに，背屈筋である前脛骨筋の遠心性収縮によってつま先の急激な落下を防ぎながら下腿が前方へ引き出されている〈図5〉．この下腿の前傾が大腿，骨盤へと伝達することにより，身体重心は前方へと移動することになる．つまりHeel rocker functionによる前方への推進力こそが，倒立振子の初速となる．長下肢装具の装着により，この前方への推進力を分散させずに身体の中枢部へと伝達することが可能となり，倒立振子の形成に有利となる．前脛骨筋の収縮が不十分で下腿の前傾が得られにくい場合，結果的に大腿や骨盤がより後方に残ることになるため，歩行トレーニングにおいては徒手的介助や底屈制動機能を有する足継手の採用により，体節ひいては身体重心の前進を補助することが望ましい．また，これらの前進を妨げないよう，足継手には十分な底背屈可動域を持たせることが必要となる．

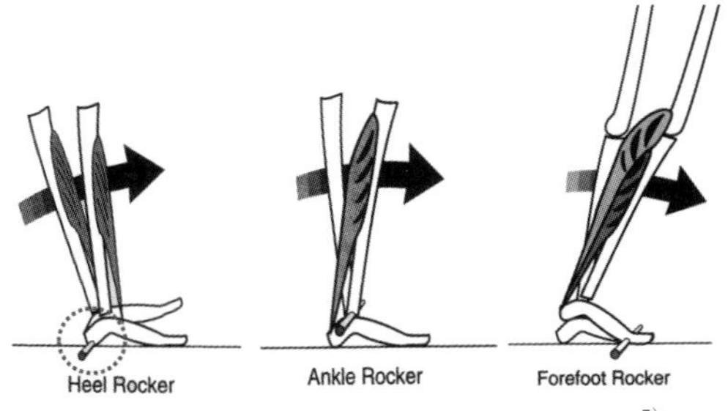

〈図5〉歩行における rocker function[5)]

長下肢装具の力学的意義

筆者らは，仕様の異なる装具が持つそれぞれの力学的特徴を明らかにするため，後述する数種の歩行計測を行った．

回復期リハビリテーション病棟入院中の片麻痺者10名｛男性7名・女性3名，平均年齢59.8（37～78）歳｝を対象とした．全例が油圧による底屈制動機能を有するGait Solution（川村義肢株式会社製）付きの長下肢装具を作製しており，長下肢装具，短下肢装具装着時いずれの歩行にも介助を要した．対象者はそれぞれ所有する長下肢装具，またその下腿カフより近位を取り外した短下肢装具を装着し，10mの平坦路を同一の理学療法士の介助下で直進歩行した．歩行中はGait Judge System（パシフィックサプライ株式会社製）を用いて装具に生じる底屈制動モーメント，股関節角度，足関節角度の計測を行った．また，計測と同期して矢状面よりデジタルビデオ撮影を行った．各計測記録の2歩目以降連続10歩について，ビデオ映像と照合して，初期接地後に底屈トルクが0になる点を立脚中期（MSt），立脚後期で足継手油圧ユニットの加速度が負のピーク値をとる点を立脚後期踵離地直前（TSt）と規定した．長下肢装具，短下肢装具装着時のMSt，TStでの股・足関節角度について10歩の平均値を算出し，t検定（p<0.05）を用いてそれぞれの角度を比較検討した．

その結果，股関節はMSt，TStともに長下肢装具装着時が短下肢装具装着時より有意に伸展角度が大きかった〈表1〉．

MSt	長下肢装具	短下肢装具
股関節	伸展3.0±8.7 *	屈曲4.2±8.9
足関節	背屈0.5±3.1	背屈3.1±8.6

TSt	長下肢装具	短下肢装具
股関節	伸展12.7±7.8 *	伸展5.3±8.6
足関節	背屈7.5±3.9	背屈6.7±7.3

単位：度(°)　＊：p<0.05

〈表1〉長下肢装具・短下肢装具装着時の関節角度の比較

MSt，すなわち全足底接地以降の単脚支持期に，長下肢装具装着時はより股伸展位で，短下肢装具装着時は股屈曲位で支持する傾向があることがわかった．これは，長下肢装具装着時は，①長いレバーアームが骨盤帯の前方推進に寄与すること，②膝関節の影響を受けないため，介助者の股関節周囲への操作が効果的に作用したことが要因になったと推測できる．MStにおいて股関節をより伸展位で支持するということは身体重心が上昇し，位置エネルギーが増加することを意味する．また，TStにおける股関節の伸展は股屈筋である大腰筋を伸張してその張力を得やすくし，努力性の随意運動に依らない振り出しを可能にすることが期待される．よって，長下肢装具の使用は，随意性の不十分な片麻痺者の歩行のエネルギー効率を改善させる可能性を有していると考えることができる．また，短下肢装具を使用する場合，下肢の支持自体が可能であってもMStやTStでのアライメントが長下肢装具使用時より股関節を屈曲する傾向にあれば，歩行を非効率的にする危険性を含んでいることを認識しなければならない．

初期接地時のアライメントの重要性

歩行介助中に，療法士が直接的に足関節をコントロールすることは困難である．装具の使用により，矢状面における足関節運動のコントロールは十分可能となるが，片麻痺者においては股関節周囲筋の低緊張により股関節外旋位を呈することが多く，それは前額面上の足関節の運動にも大きく影響を及ぼす．特に，麻痺側下肢が空間で保持される遊脚期から，再び地面と接し荷重が開始される立脚期への転換のポイントである初期接地の際に股関節が外旋すると，COPは滑らかに前方へ移動せずに足底外側へ逸れていき，ロッカー機能の連鎖は破綻してしまう．

〈図6〉はそのような初期接地における股関節外旋を抑えるため，療法士が操作するループを取り付けた長下肢装具である．オーダーメイド長下肢装具を装着した左片麻痺者（30代女性，右被殻出血）に関して，このループを使用した場合，使用しない場合それぞれの介助歩行をGait Judge system（パシフィックサプライ株式会社製）を用いて分析した．その結果，両者ともほぼ一定のリズム，パターンが保たれていた．しかし，ループを使用した場合は，使用しない場合と比較して明らかに初期接地および立脚後期における底屈制動モーメントの立ち上がりが明瞭であり，数値も毎回大きく上回っていた**〈図7〉**．したがって，初期接地での下肢アライメントを適切に整えることが，下腿の前傾，ひいては円滑な身体の前方推進に有利に働く可能性が示された．

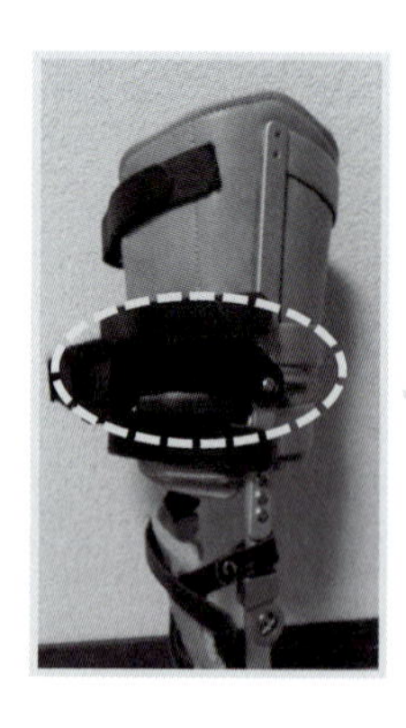

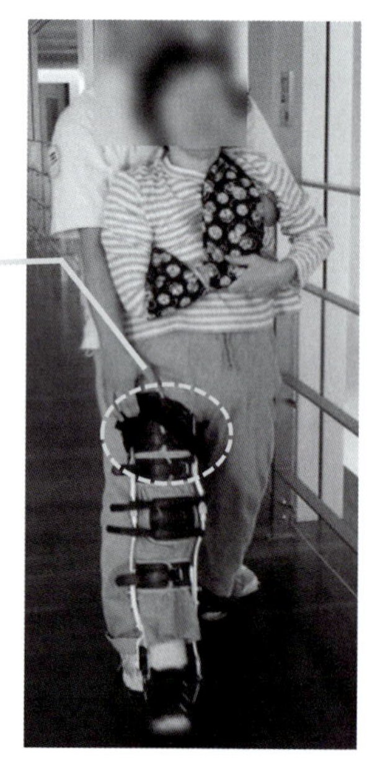

〈図6〉長下肢装具に取り付けた介助ループ

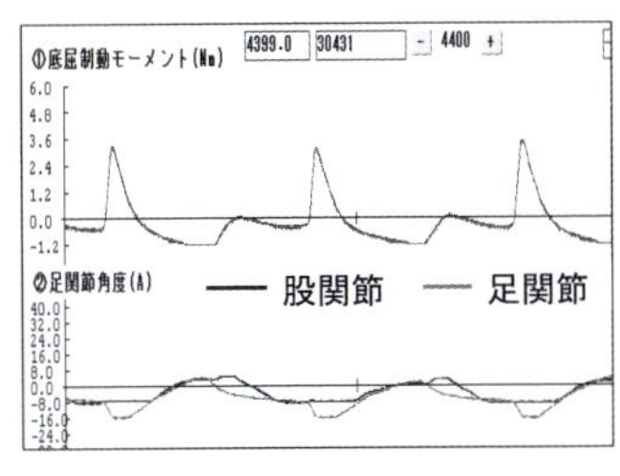

介助ループ使用

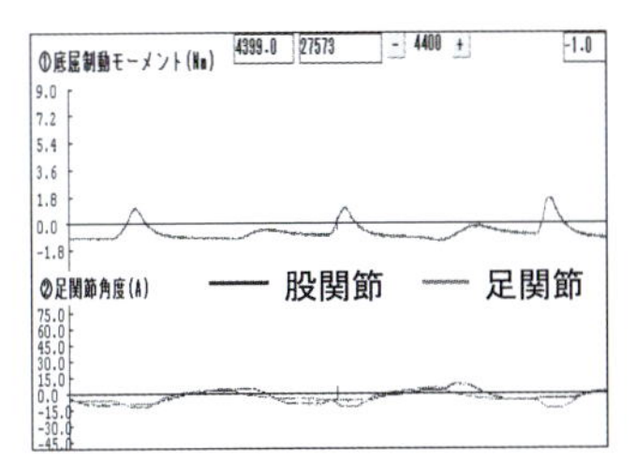

介助ループ使用なし

〈図7〉介助ループの使用有無による底屈制動モーメントおよび関節角度の違い
※下段　濃色：股関節角度　薄色：足関節角度

足継手機能を含めた長下肢装具の特性の検証

ほぼすべてが介助下で行われる脳卒中者の長下肢装具装着下の歩行トレーニングにおいては，装具が有する特性に対応した適切な介助を加えることが重要である．我々は臨床上，Gait Solution 付長下肢装具を使用した歩行介助の際に，骨盤帯が前方へ推進しやすくなる現象を経験してきたが，長下肢装具において Gait Solution の機能がどのように発揮されるのかは明確でない．そこで Gait Solution 付長下肢装具に関して，その機械特性および歩行に及ぼす影響の調査を実施した．

1 装具への荷重試験

下肢に見立てた支柱を中心とした試験機に装具を固定し，その踵部に油圧ユニットが底屈する方向に1歩行周期を想定した 0.8Hz で 10 周期繰り返し荷重を加えた．その際の大腿カフによる進行方向への荷重値（カフ後面が支柱を前方へ押し出す値）をロードセルで測定した．油圧ユニットの抵抗値は 1，2.5，4 の3条件とした〈図8〉．5周期分を平均化し最大荷重値を算出した．その結果，油圧による抵抗値が高くなるに従い，大腿カフにも高い荷重が加わっていた〈表2・図9〉．

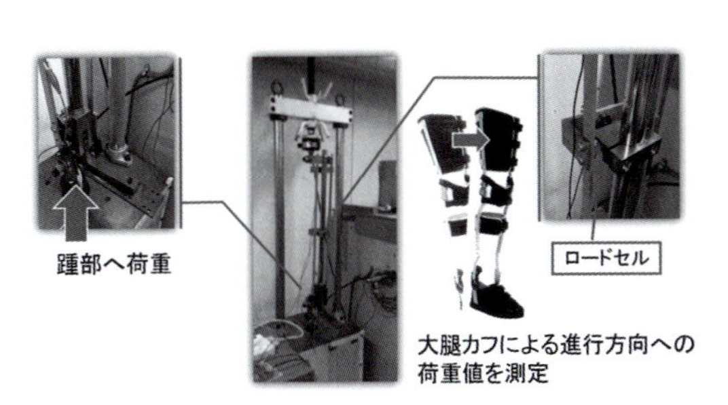

〈図8〉Gait Solution 付長下肢装具への荷重試験の概要

油圧抵抗値	荷重最大値（N）
1	5.0
2.5	9.7
4	14.6

〈表2〉Gait Solution 付長下肢装具への荷重試験による大腿カフへの荷重値

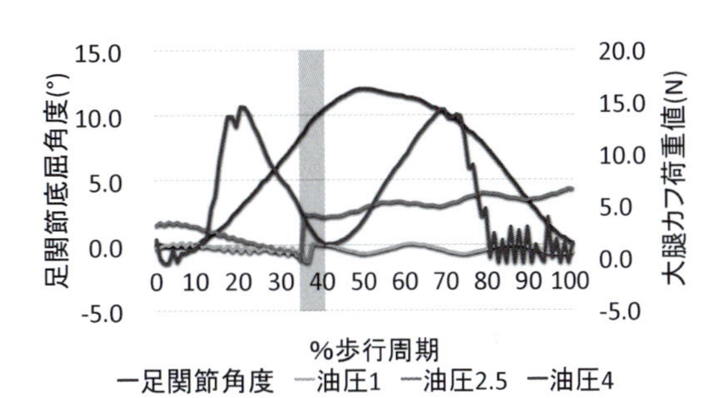

〈図9〉Gait Solution 付長下肢装具への荷重試験における，足関節底屈角度と油圧抵抗値設定別の大腿カフ荷重値
※油圧4設定におけるグラフ中央の荷重値低下は試験機部品への衝突による

2 装着下での介助歩行の計測

健常成人 13 名｛男性8名・女性5名，平均年齢 35.3（25 ～ 60）歳，身長 163.2 ± 3.3cm，体重 51.9 ± 4.5kg｝を対象とし，Gait Solution 付長下肢装具を装着して 10m の平坦路を理

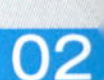

学療法士の介助下で歩行した．油圧ユニットの抵抗値を1，2.5，4の3条件でランダムに変更し，各条件で2試行実施した．対象者には，装具装着肢を積極的に前進させず，介助に委ねるよう指示した．全試行とも同一の理学療法士が，骨盤帯が後退しないよう後方より介助した．歩行中はGait Judge Systemを用いて足関節角度，装具に生じる底屈トルクを計測した．また，装具装着側殿部にフォースゲージを取り付け，介助による殿部への荷重値を測定した〈図10〉．歩行開始時と終了時を除いた5歩行周期ずつを抽出し，2試行分の合計10歩行周期について，1歩行周期中の殿部への荷重最大値，底屈トルクの平均値を算出した．各対象者について，殿部荷重値と油圧抵抗値との関連を一元配置分散分析（$p < 0.05$）および多重比較により分析した．また，その分析結果を基に対象者を後述する2群に分け，底屈トルク平均値をt検定（$p < 0.05$）を用いて比較した．

介助による殿部への平均荷重値は，〈表3〉に示す通りであった．13名中10名において油圧抵抗値の高さに応じて有意に減少した．その10名と残り3名とで底屈トルクの平均値を比較すると，油圧1および4の場合は10名の平均値が有意に大きかった．油圧2.5では差を認めなかった．

油圧抵抗値	殿部荷重平均値（N）
1	3.9 ± 1.1
2.5	3.6 ± 1.0
4	3.3 ± 0.9

〈表3〉Gait Solution付長下肢装具を装着した介助歩行における殿部への荷重平均値

Gait Solutionの機構により，大腿カフが下肢を前方へ押し出す力が生じ，その力は油圧抵抗値に応じて大きくなることがわかった．そのため，介助歩行において骨盤帯を前方へ推進させるには，油圧抵抗が小さいほどより大きな力の介助が必要であり，油圧抵抗が大きいほど軽微な力で充足すると考えられた．ただし，姿勢制御能力の不十分な片麻痺者においては，大腿部が強く押し出されることが歩行の困難さにつながる危険性もある．よって油圧抵抗値の適応は，歩容の観察等も含め総合的に判断する必要がある．継手の設定により，必要な徒手的介助の量が変わり得ることを認識した上で，装具が発揮する機能を生かし，それをさらに強調したり不十分な部分を補ったりする介助を加えることが重要である．装具の特性と徒手的介助を融合させることが，より効果的な運動療法の展開につながる可能性を有している．

【引用文献】
1）山本澄子・他：ボディダイナミクス入門　片麻痺者の歩行と短下肢装具．pp.64-79，医歯薬出版株式会社，2005
2）脳卒中合同ガイドライン委員会：脳卒中治療ガイドライン2015．協和企画，2015
3）Suzuki M,Miyai I et al：Prefrontal and premotor cortices are involved in adapting walking and running speed on the treadmill: an optical imaging study．Neuroimage 23：1020-1026，2004
4）大畑光司：Gait Solution付短下肢装具による脳卒中片麻痺の運動療法とその効果．PTジャーナル45：217-224，2011
5）Perry.J：Gait Analysis：Normal and Pathological Function，Thorofare，Slack，1992

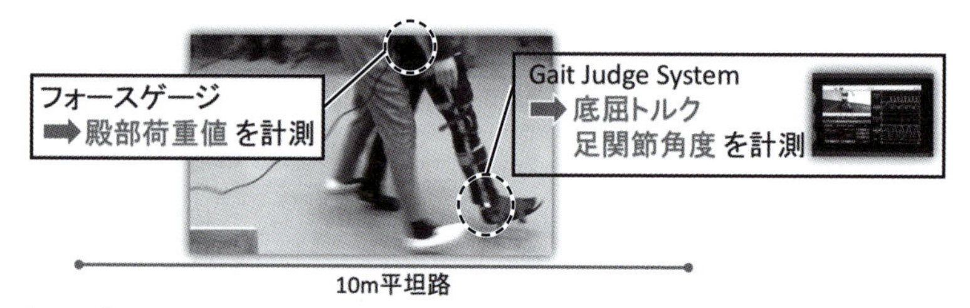

〈図10〉Gait Solution付長下肢装具を装着した介助歩行の計測

03 脳卒中者に対する下肢装具の適応

医療法人社団和風会 千里リハビリテーション病院 理学療法士チーフ 理学療法士 増田 知子

脳卒中によって引き起こされる障害は，運動麻痺ばかりではない．その他多くの障害に対する治療的介入においても，下肢装具が有用である可能性が考えられる．

意識障害

意識には，志向的意識や自己認識なども含まれるが，その根幹となるのは生物的意識，つまり覚醒である．覚醒は脳幹網様体により制御されている．網様体は，有髄神経線維の網目に包まれて神経細胞が散在する構造を示す．大脳皮質から両側性に皮質網様体路の線維を受け，脊髄からは上行性線維を受ける．中心被蓋路を通り，視床髄板内核に終わるこの上行路は上行性網様体賦活系と呼ばれ，髄板内核は大脳皮質へ広く投射して，意識の水準を上げて覚醒を促す[1]．したがって，この上行路へ感覚刺激の入力が覚醒につながることが期待される．

足底への荷重は，入力する感覚としても，末梢の廃用進行を予防する上でも有効な刺激となり得る．しかし，意識障害を有する患者が立位をとるには転倒のリスクが高く，多大な介助を要する．そこで，運動麻痺の有無に関わらず長下肢装具を両側に装着することを検討する．装具によって下肢の支持性を保障することでより安全かつ安楽に立位を保持することが可能となり，積極的に足底に荷重する機会を提供することができる．

空間認知・姿勢定位の障害

姿勢定位とは，刺激に対して体の位置または姿勢を能動的に定めることであり，視覚系，前庭迷路系，体性感覚系などの入力が関与している．定位は体節どうし，あるいは身体と環境との間で適正な関係性が維持された状態を表す．姿勢定位や空間認知の障害を有する場合，contraversive pushing を呈することも多く，積極的な運動療法の展開における大きな阻害因子となる．ただし，このようなケースにおいても自覚的視覚的垂直判断（Subject Visual Verticality；SVV）は比較的保たれており，姿勢鏡や垂直構造物など視覚を利用して自身の身体軸との乖離を認識させることで即時的に姿勢の改善を認める場合がある[2]．この場合，運動麻痺による下肢の支持性低下などが存在すると，実際の直立状態を経験できず，その乖離が理解しにくい．したがって，長下肢装具を活用して実際に直立の状態を保ちながら運動学習を促していくべきであると考える．

〈**図 1**〉は重度の姿勢定位障害を呈した片麻痺者である．contraversive pushing のために，車椅子座位でも非麻痺側上肢で押す行為が強く，麻痺側へ転落する危険性が高いためにアームレストを下げておく必要があった．一見して立位をとることは不可能と判断してしまいそうであるが，長下肢装具を装着し，壁面の角を利用して物理的に直立の状態へ誘導すると静的な保持が可能となった.

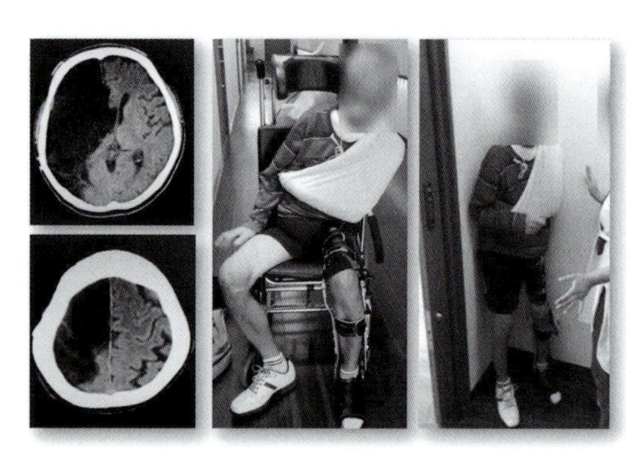

〈図 1〉 60 代・男性　右脳梗塞による左片麻痺
左：内減圧術施行後の CT 画像　中央：当院入院時の車椅子座位姿勢　右：長下肢装具と壁面を利用した立位練習

押す行為を抑制しながら徐々に動的な要素を加えていき，歩行トレーニングの導入に至った〈図２〉．歩行トレーニング開始から約４ヶ月で非麻痺側方向への移乗が見守り下で可能なまでに改善を認めた〈図３〉.

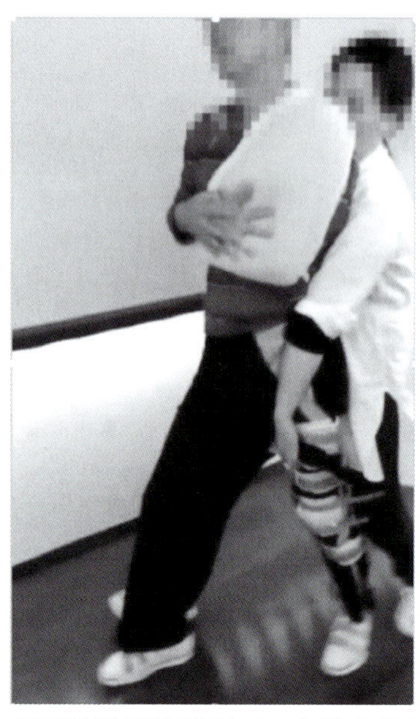

〈図２〉 長下肢装具装着下での介助歩行トレーニング

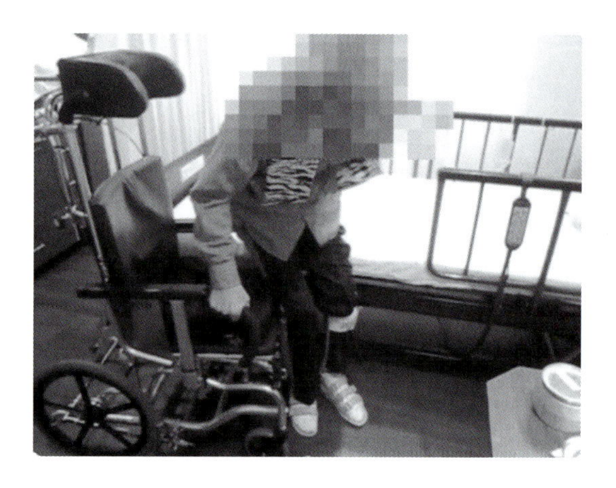

〈図３〉 入院後約４ヶ月での移乗場面。非麻痺側方向へ円滑に身体を移動できている

下肢の関節拘縮

下肢に拘縮が生じている場合，徒手的介入のみでは効果が得られにくいことも多い．装具への工夫によって矯正を図り，荷重を促していくことは短縮傾向にある軟部組織の伸張に有効であり，また脳機能の賦活にもつながることが期待されるため，前向きに検討すべきである．

〈図４〉は発症後 46 日で高度の内反尖足を呈していた右片麻痺者である．

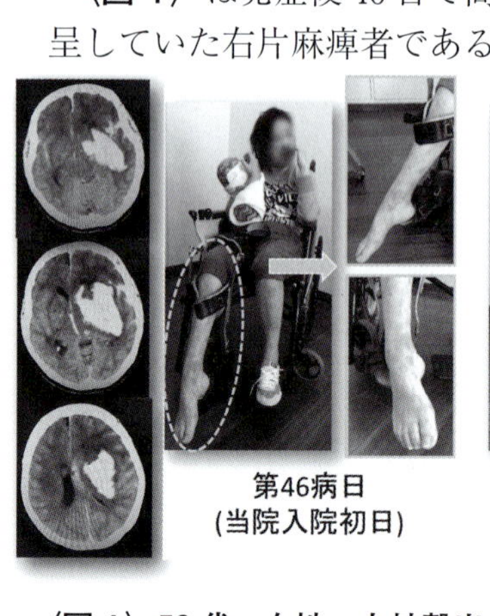

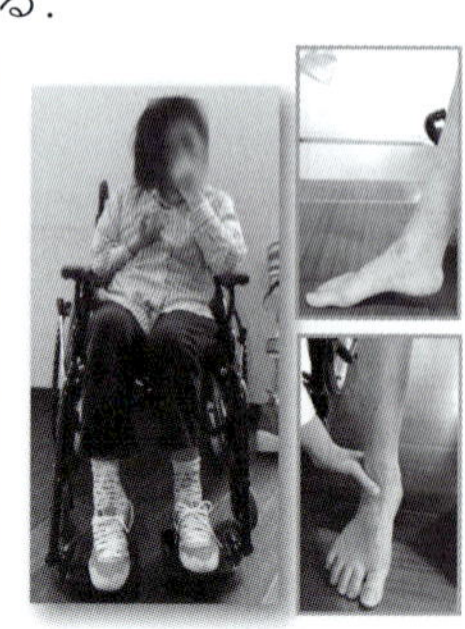

〈図４〉 50 代・女性　左被殻出血による右片麻痺
左：CT 画像
中央：当院入院日の姿勢と足関節の状態
右：荷重開始後　当院入院 14 日目

徒手的介入ではほとんど可動性の改善を認めず，また評価用装具を装着することも困難であった．加えて重度の失語症と注意障害，失行の影響も大きく，物品を正しい用途で使用することや，指示に従い安全に配慮して行動することができなかった．特に移乗の際に転倒・転落の危険性が高いため，離床を促進しにくい状況にあった．

そこでまず，麻痺側の足底に十分な荷重を行うため，ターンバックルと複数の内反抑制ストラップ，段階的な高さ調節が可能なウェッジソールを採用した長下肢装具を作製した．これにより，装具装着下で麻痺側下肢への荷重が可能となり，短期間で足関節可動域の改善を認めた．比較的集中して立位，歩行のトレーニングに取り組むことが可能となり，適宜ウェッジの枚数を調節しながら継続した．病棟生活においても，麻痺側足部への荷重が容易になったことに加え，適切な状況判断や物品の円滑な使用が可能な場面が増えたことで移乗が容易になり，活動範囲は拡大した．尖足は約20度まで改善したものの，関節内の癒着の存在も推測され，完全な解消には至らなかった．しかし大腿近位カフを除去した長下肢装具で，自身で杖を操作しながら軽介助での歩行が可能なまでに回復を果たすことができた〈図5〉.

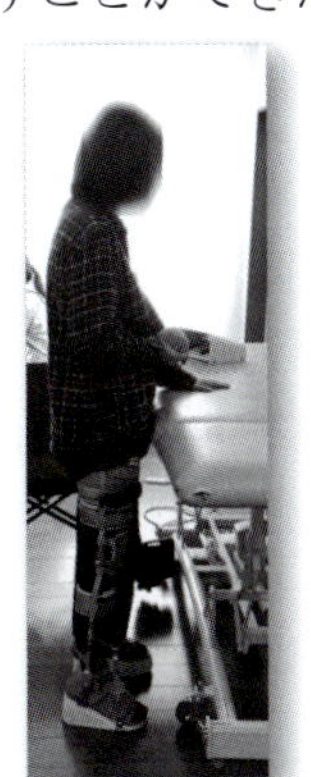
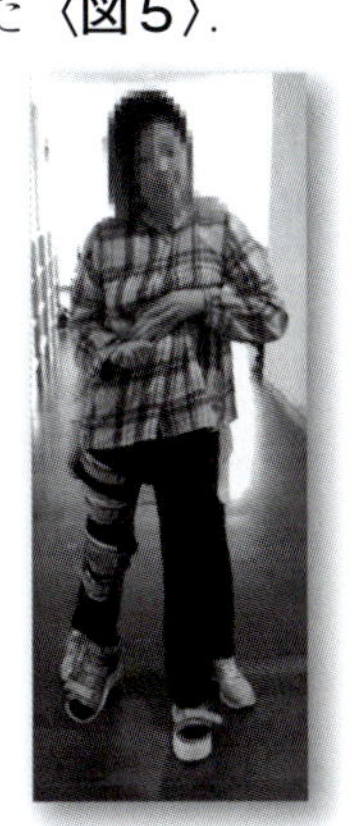
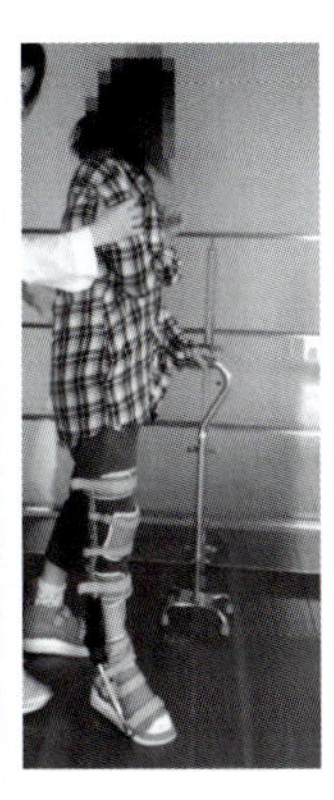

〈図5〉左：静的立位保持　中央：長下肢装具装着下での介助歩行トレーニング　右：大腿近位カフを除去した長下肢装具と四脚杖を使用した歩行

非麻痺側の予測的姿勢制御の障害

脳卒中の発症により生じる障害としては運動麻痺に注目が集まりやすく，麻痺側の運動機能を中心に考えた治療的介入がなされる傾向にある．しかし，同側性支配であり身体中枢部の姿勢制御に関わる皮質網様体路は，随意運動に関わる皮質脊髄路の近傍を走行しており，同時に障害されている可能性が高い．つまり，運動麻痺を有する脳卒中者は，非麻痺側の姿勢制御の問題をも抱えている可能性があることをふまえた評価・介入が必要である．

脳卒中者の下肢装具の多くは運動麻痺が存在する下肢をターゲットとして用いられるが，この非麻痺側の姿勢制御に着目して装具を活用した例を提示する．

【症例紹介】60代女性．左脳出血による右片麻痺．急性期，回復期病院を経て6ヶ月後に療養型病院へ入院し加療したが歩行獲得には至らず，1ヶ月半後に自宅へ退院した．近隣に住む長女の援助や介護保険サービスを受けながら車椅子で独居生活を送っていたが，5ヶ月経過後に歩行再獲得の強い希望から集中的歩行トレーニングを行うため短期入院の運びとなった．入院後は，1日80分以上の運動療法を毎日実施した．

【入院時評価】端座位保持自立．立位では両下肢屈曲位での支持に伴い体幹は高度に前傾していた．裸足歩行では麻痺側振り出しが困難で代償動作やその際の非麻痺側支持の不安定性，下垂足による foot clearance 低下が著明で介助を要した．Brunnstrom recovery stage（以下，BS）上肢 - 手指 - 下肢：Ⅰ - Ⅰ - Ⅱ，深部感覚重度鈍麻，運動性失語症のため言語的表出は乏しかったが，理解は良好であった．非麻痺側握力は12kg，FIM（Functional Independence Measure）は81点で，浴槽移乗，歩行，階段昇降，表出の減点が大きかった．

CT 画像により視床外側から被殻に及ぶ広範な病変が確認され，基底核系の筋骨格運動ループおよび皮質網様体路の障害が推察された〈**図6**〉．重度運動麻痺に加えて，非麻痺側の予測的姿勢制御にも問題が生じていると考え，歩行再建に先立ち同側性支配である同経路を賦活し，麻痺側運動時に拠り所となり得る非麻痺側の姿勢保持能力獲得を目標とした．

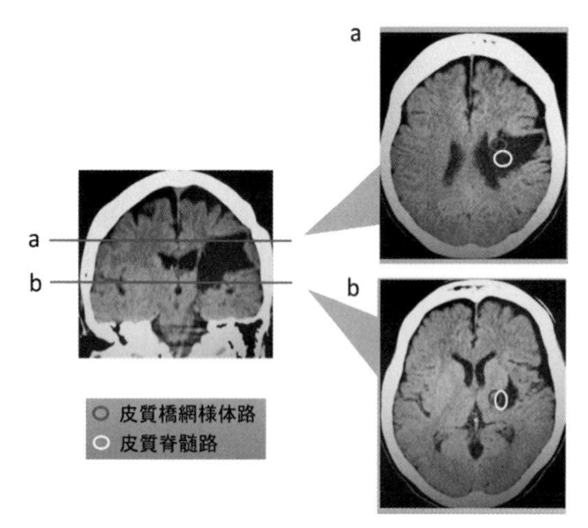

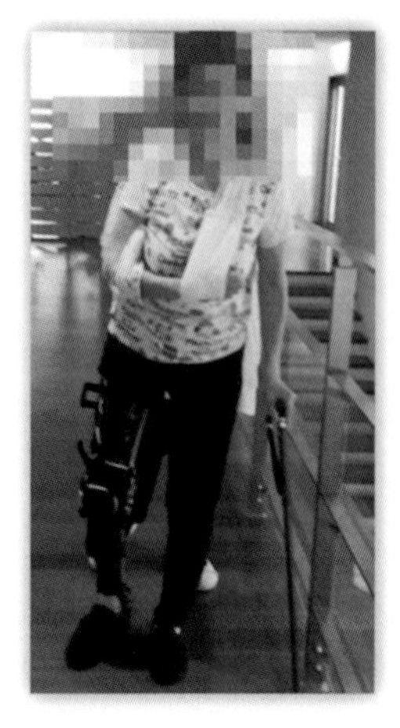

〈図6〉症例の当院入院時（発症より 13 ヶ月経過）の CT 画像と長下肢装具装着下での歩行

【理学療法介入】臨床症状と画像所見を関連付け，1）麻痺側に加え，非麻痺側下肢や体幹も含めた直立姿勢を確実にする，2）その上で麻痺側下肢に十分な荷重刺激を入力する，3）歩行運動に関与する関節，特に股関節の運動による筋紡錘からの入力を促す，4）廃用性の筋力低下を回復させる，という4つの要素を主軸に運動療法を構成し，実行した．1）～3）に対しては，長下肢装具装着下での立位･歩行トレーニングを積極的に行った．装具により麻痺側下肢の支持性を補った上で徒手的介助，壁面などの物理的支持，視覚情報を利用して直立姿勢を保持し，その後は動作中の姿勢定位を促す課題を提供した．歩行は長下肢装具装着下で，理学療法士の介助により股関節の屈曲 - 伸展を強調した2動作前型歩行を誘導する形態で練習を開始した．4）に対しては起立 - 着座の反復運動などを行った．

【中間評価（入院後1ヶ月）】BS はⅡ - Ⅰ - Ⅱとなったが，感覚障害などには明らかな変化を認めなかった．FIM は浴槽移乗，階段昇降の改善が大きく，92 点となった．静止立位では両側股関節ほぼ中間位での支持が可能となった．歩行は，2週後より麻痺側の振り出しが十分に可能となっており，股関節周囲の固定性を評価しながら段階的に装具のカットダウンを進めた．

【最終評価（入院後2ヶ月半）】BS，感覚，非麻痺側握力は不変であったが，座位での麻痺側股関節屈曲がわずかに可能となった．屋内は短下肢装具と T 字杖での歩行が可能となり〈**図7**〉，FIM は 98 点へ改善した．歩行周期中，麻痺側膝関節は軽度屈曲位を維持し，随意的な膝伸展も不可能であったが，歩行中の表面筋電図では立脚期にほぼ定型的な大腿直筋の筋活動が観察されるようになった〈**図8**〉．より実践的な歩行トレーニングを積み，入院から3ヶ月半で屋外も見守り下で歩行可能となり退院した．

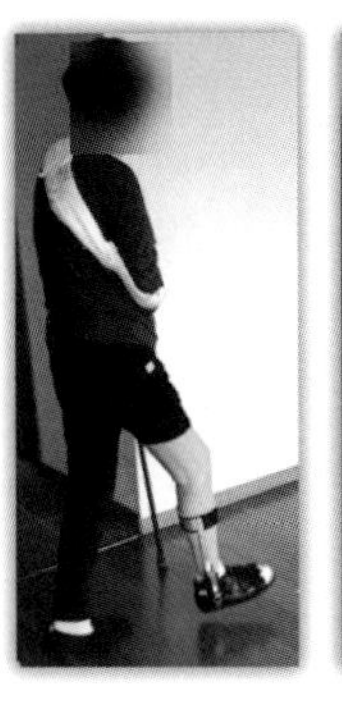
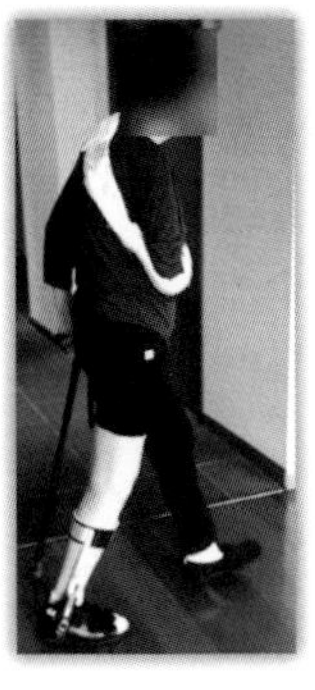

〈図7〉当院入院後2ヶ月半での歩行

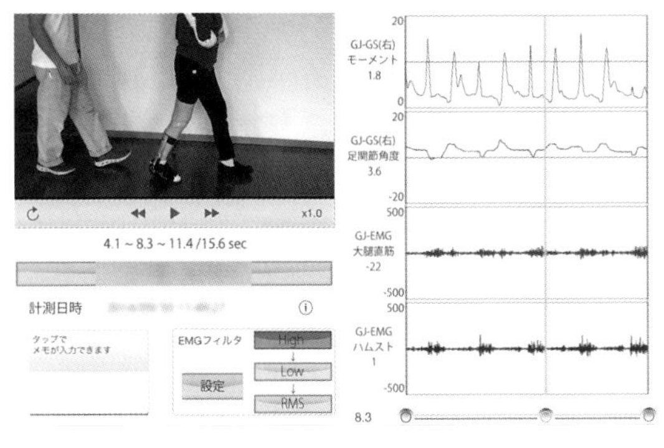

〈図8〉当院入院後2ヶ月半での歩行（Gait Judge System による記録）

【考察】本症例の歩行再建においては，非麻痺側の予測的姿勢制御の改善，歩行中の麻痺側下肢筋活動出現の影響が大きい．しかし期間を考慮すると，筋骨格系の廃用症候の回復がその主因となったとは考えにくい．長下肢装具を活用し，麻痺側下肢からの荷重と，関節とりわけ股関節の運動に伴う筋紡錘からの感覚情報を積極的に入力したことが，同側性支配である橋網様体脊髄路を介して非麻痺側の股関節を中心とした運動準備としての姿勢調節能を改善し，歩行の安定性向上に寄与したと考える．またこれらの入力は同時に脊髄 CPG の活動を賦活し下肢のパターン運動が惹起され，随意運動が不可能であるにも関わらず，歩行中に周期的な筋活動が出現したと推測される．従来，長下肢装具は麻痺側下肢の支持性を補う目的での使用が主体であったが，神経機能を賦活するための運動を実現するツールとしての使用の有効性が示唆された．

【引用文献】

1）渡辺雅彦：脳幹の構造と機能．脳卒中理学療法の理論と技術．pp.25-46，メジカルビュー社，2013
2）阿部浩明：姿勢定位と空間認知の障害と理学療法．脳卒中理学療法の理論と技術．pp.457-478，メジカルビュー社，2013

04 下肢装具を用いた歩行トレーニングにおける要点

医療法人社団和風会 千里リハビリテーション病院 理学療法士チーフ 理学療法士 増田 知子

下肢装具を用いた歩行トレーニングの実施

脳卒中者に対して，下肢装具を用いた歩行トレーニングを実施する場合の要素を〈図1〉に示す．01・02項で述べた股関節の構造や歩行の力学的特性，歩行を制御する神経機構を活用することを考慮すると，これら3要素をふまえたトレーニング方法が望ましい．

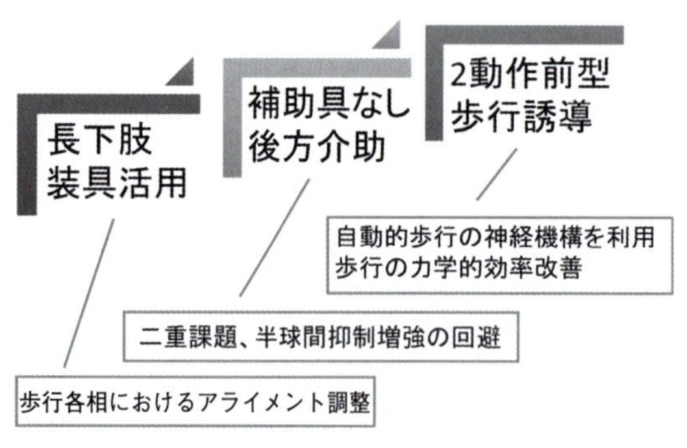

〈図1〉下肢装具を用いた歩行トレーニングを実施する場合の要素

1 長下肢装具の活用

歩行の各相においては，その相で実行される運動または次の相への移行を円滑にするために適切なアライメントがある．発揮筋力の低下や高次脳機能障害により，そのアライメントを歩行中に再現することが困難であれば，積極的に長下肢装具の活用を検討すべきである．以下に，歩行相別に注意点を述べる．

1．初期接地

Heel rocker function により立脚期の倒立振子の初速を得る時期であり，踵からの接地が必須となる．下垂足や遊脚後期における膝伸展の不足，過度な内転位の振り出しなど，踵からの接地を阻害する問題がある場合，それら局所の制御は長下肢装具を用いることで解消し，まずパターン運動としての歩行を成立させるためにその起点となる踵からの接地を確実なものにする．踵から接地できていても，股関節が外旋位であるとやはり円滑な前方推進へはつながりにくいため，介助ループなどを用いて中間位へと修正を図る．

2．荷重応答期

身体重心を上昇させていくため，骨盤帯が積極的に前方へ推進しなければならない．足部が踵から接地し，その後に生じる底屈によって足底前面が地面と接するまでに，股関節軸が足関節軸の直上に位置するまで前進させることが1つの目安となる．長下肢装具を装着している場合，初期接地後に下腿の前傾が生じれば，支柱で連結された大腿部までは追従して前進することになる．しかし，大腿部より近位の骨盤帯は後方に残りやすく，徒手的介助を加える必要がある．この時期に股関節外旋を許すと，立脚中期の足関節背屈が制限されて対側肢の歩幅が減少するため，内外旋中間位を保つよう努めなければならない．

3．立脚中期

身体重心の高さが頂点に達し，位置エネルギーが最大となる．すなわち，支持脚とその上の骨盤が直立していなければならない．ここまでで前方への推進力が不十分であると，骨盤を後退させた股関節屈曲位の支持に陥りやすい．さらに，装具によって固定されていない股関節外側へ骨盤が動揺することも多い〈図２〉．したがって，この前進には特に手厚い介助を必要とするケースが非常に多い．また歩行運動全体のエネルギー効率を決定付けるポイントであり，介助への注力が求められる．

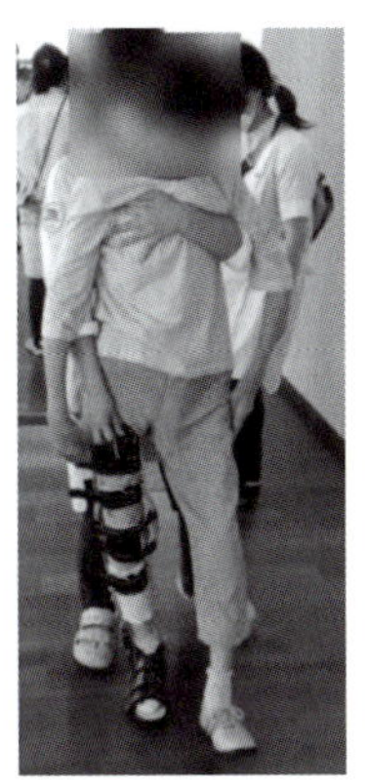

〈図２〉麻痺側立脚期に骨盤が外側に動揺する例

4．立脚後期

十分な足関節背屈，股関節伸展を誘導する．円滑な前方推進のために足関節背屈は不可欠である．またこのときの股関節伸展は，荷重が抜けた際の大腰筋の収縮による股関節屈曲を引き起こし，遊脚期の振子運動を容易にする．

5．前遊脚期

長下肢装具の膝継手を固定して装着している場合，膝関節は伸展位を保ち対側肢と見かけ上の脚長差を生じる．そのため foot clearance が低下しやすく，介助によって装具装着肢を外転させ，分回し歩行を誘導しやすい．振り出しを介助する方向に十分な注意を払うことに加え，装具自体も踏み返しがしやすいように製作することがこの問題の解消には有効である〈図３〉．

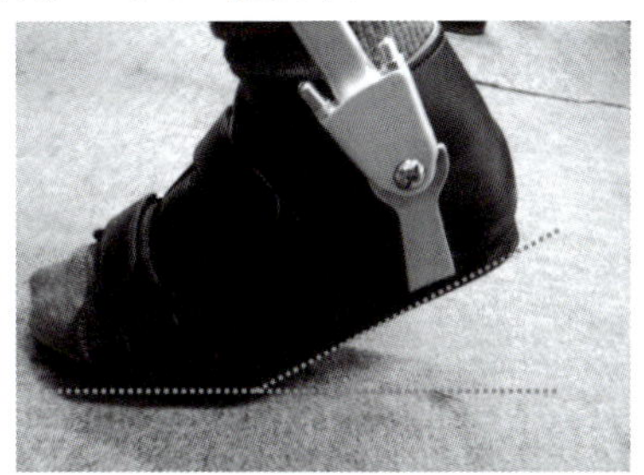

〈図３〉装具装着時の踏み返し[1)]

❷補助具なし後方介助

運動麻痺の生じている骨盤帯を速度を保って前進させる介助には，相当のパワーを要する．この介助を効率的に行うには，患者の後方から密着して，介助者の上肢のみではなく体幹も固定に用いると良い．後方からの介助は，介助者自身の歩行中の前方推進力をそのまま伝達して活用することができ，目的に適した方法である．

歩行補助具を使用しない理由は大きく２つある．まず１つは，歩行運動そのものと歩行補助具の操作という二重課題の処理は，この段階での運動課題の難易度としては高過ぎることが推測されるためである．もう１つの理由としては，脳の半球間抑制の増強を回避することが挙げられる．半球間抑制モデル仮説[2)]では，皮質下損傷をきたした脳卒中では，非損傷側半球から損傷側半球へ異常な抑制がはたらくとされている．歩行補助具を操作することは非麻痺側上肢を積極的に使用することを意味する．それにより，非損傷側半球が活性化され，損傷側半球への抑制がさらに強まる危険性がある．装具を活用した麻痺側下肢への荷重や歩行は，運動機能の回復ばかりでなく，積極的な感覚入力による損傷された脳機能の賦活をも意図するものである．その賦活を阻害することのないよう，できる限り歩行補助具の使用を控える．

ただし，補助具を使用しないと歩行トレーニングの安全性が著しく損なわれる場合は，積極的な操作を必要としないよう工夫した上で，取り入れることも検討すべきであろう．また，歩行を生活の中の移動手段としていく段階においては，麻痺側下肢の支持性やバランス能力を補償するために何らかの補助具を必要とすることが多い．この際に，運動機能ばかりでなく，脳の処理機能も前述の２つの問題による影響を大きく受けないまでに回復していれば，当然歩行補助具を使用したトレーニングへと転換していくべきである．

3 2動作前型歩行の誘導

CPG の活性化を図り，自動的な歩行の神経機構を利用するという意向の下に歩行トレーニングを実施する場合，荷重と股関節の運動による感覚情報の入力が重要である．そのためには，下肢に十分な荷重がなされ，股関節が大きくリズミカルに屈曲－伸展の交互運動を繰り返す２動作前型歩行の様式が適当であると考える．

これら３つの要点を踏まえて介助を行うと，〈図４〉のような健常歩行に近似した歩行が実現される．

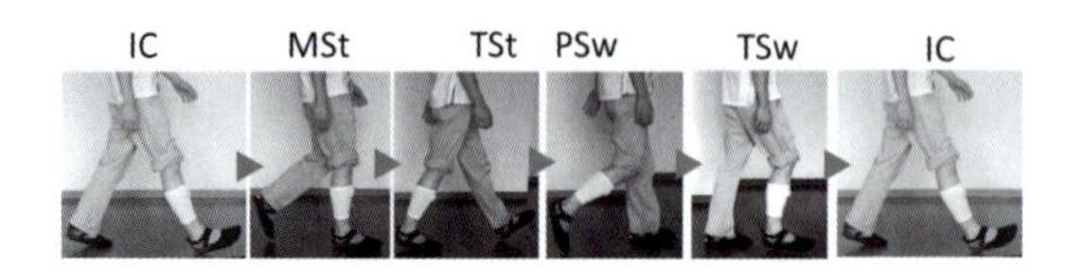

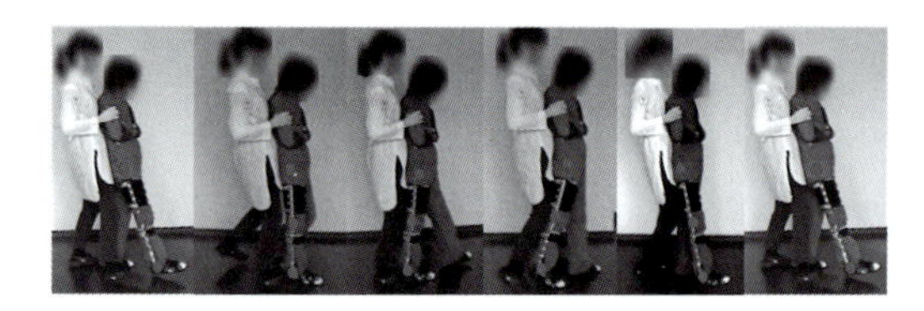

〈図４〉健常歩行（上段）と脳卒中者の長下肢装具装着下の介助歩行（下段）における歩行各相のアライメント

歩行の可視化

近年は種々の歩行計測機器が普及し始めている．筆者らの病院においても，Gait Judge System を用いて装具装着歩行時の関節角度や表面筋電図の計測，記録を試みている．歩行を可視化することにより様々なメリットが得られる．

まず，原因分析をより客観的に行えるということである．歩行というパフォーマンスに変化が生じた場合，その変化が何に起因するものかという分析を，どの関節の運動由来か，どの相におけるものであるのか詳細に行うことができる．データの蓄積により傾向と対策を把握し，臨床所見とデータを結び付けて推論を導き出すことができるようになれば，より的確な治療的介入が可能となることも期待できる．また，その介入により意図した効果が得られているか，効果判定を行うことも可能である．対象者や介助者となる療法士へ明確なフィードバックが行われる点にも価値がある．介助歩行の段階では，介助のスキルが歩行の質を大きく左右する可能性を含んでいるため，適切なアライメント，運動方向およびタイミングの理解や動機付けに有効である．〈図５〉はある片麻痺者を異なる２名の療法士が介助して歩行した際の Gait Judge System のデータを比較したものである．画面左（a）では足関節角度の波形が明確な峰型であり，十分な振幅を保って，すなわち底背屈双方向に大きく運動している．一方，画面右（b）では足関節角度の波形が背屈域で平坦になっており，ある角度から背屈方向への運動が生じていないことがうかがわれる．底屈制動モーメントの波形も振幅や間隔が一定しない．デジタル映像と照合すると，立脚中～後期に（a）は股関節内外旋中間位を保持したまま前進を誘導しており，十分な股関節伸展と足関節背屈により対側下肢が大きな歩幅で振り出されている．それに対して（b）

では同時期に股関節が外旋しているために，ある角度以上の背屈が困難となり，結果として対側下肢の歩幅が減少している．また，この外旋の抑制が一定して行われていないために，接地の間隔が不定型になったことが推測される．このように，歩行を可視化することは療法士のスキルの問題点や対処方法を検討する，教育のためのツールにもなり得る．

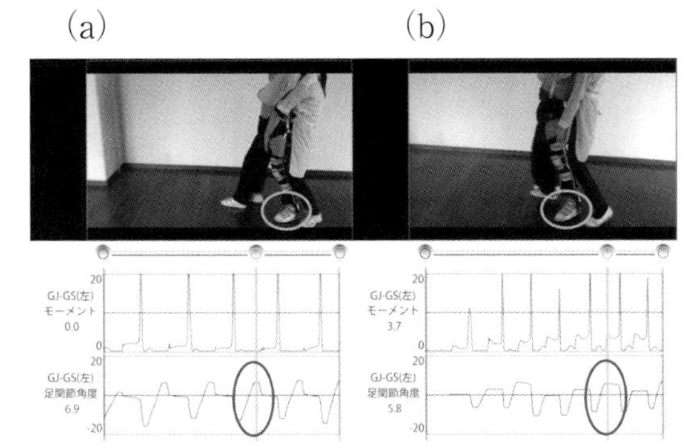

〈図５〉同一患者を２名の異なる療法士が介助して歩行した際の Gait Judge System による計測結果の比較

装具の適合

良好なアライメントの確立が大きな目的である長下肢装具において，適合の影響は非常に大きい．「長下肢装具」という点では同じものであっても，様々な体格の人間が干渉する部分なく装着できるように設計された評価用装具と，採寸し適合させたオーダーメイドの装具とでは，装着時のアライメントが明らかに異なる〈図６〉．特に，発症後に筋緊張の低下や筋委縮を生じている脳卒中者に対して，ゆとりを持たせた設計の装具はアライメントの崩れを招きやすい．このアライメントの差が歩行にどのように影響するか，介助者のスキルと併せて検証したため紹介する．

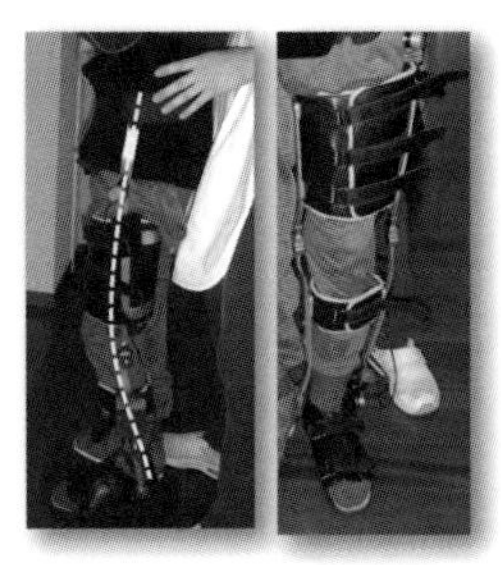
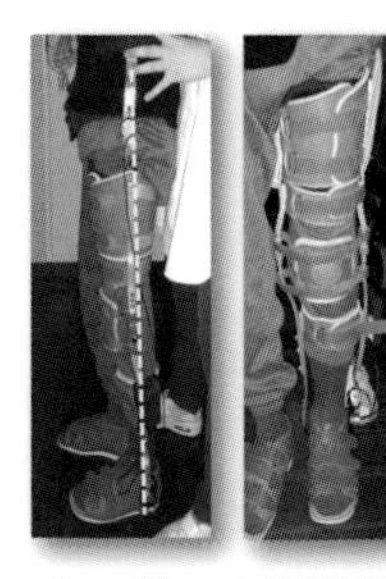

〈図６〉評価用装具とオーダーメイド装具の適合の差

回復期リハビリテーション病棟入院中の脳卒中者３名（男性２名・女性１名）を対象とした．全員が長下肢装具を作製し，日常的に歩行トレーニングを行っていた．歩行に際し４種類の条件｛A：オーダーメイド長下肢装具で経験豊富な理学療法士（臨床経験 10 年目）が介助，B：オーダーメイド長下肢装具で経験が少ない理学療法士（臨床経験１年目）が介助，C：評価用長下肢装具で経験豊富な理学療法士が介助，D：評価用長下肢装具で経験が少ない理学療法士が介助｝を設定し，それぞれの条件で 10 m の平坦な歩行路を直進した．その間 Gait Judge System にて装具装着肢の底屈制動モーメント（Nm），股関節および足関節角度，加速度を持続的に計測した．また，計測中は同期してデジタルビデオ撮影を行った．それぞれの記録から装具装着肢２歩目以降での 10 歩を抜き出して分析した．加速度グラフとデジタルビデオ映像を照合しながら初期接地（IC），立脚中期の踵離地直前（MSt）を判断し，その時点での関節角度を採用した．各条件下での① IC，MSt における股・足関節角度，②１歩行周期中の股・足関節運動範囲，③装具に生じる底屈制動モーメントの再現性および周期性について，グラフと統計学的処理を用いて比較した．なお，使用したオーダーメイドと評価用の長下肢装具は同種の継手を採用しており，同一の設定にて使用した．得られたグラフを〈図7～9〉に示す.

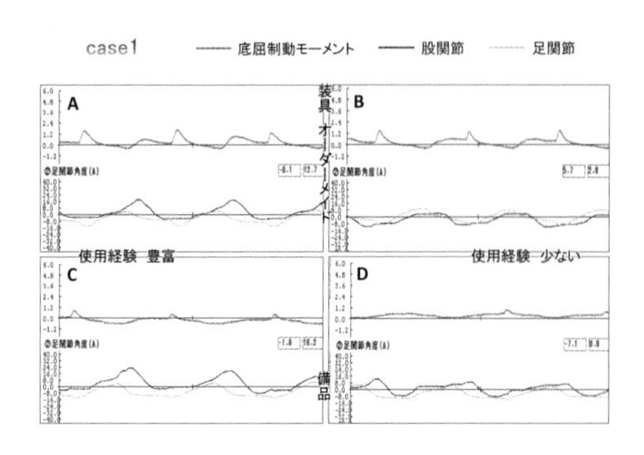

〈図7〉case1
左上A：オーダーメイド装具で10年目の理学療法士が介助
右上B：オーダーメイド装具で1年目の理学療法士が介助
左下C：評価用装具で10年目の理学療法士が介助
右下D：評価用装具で1年目の理学療法士が介助

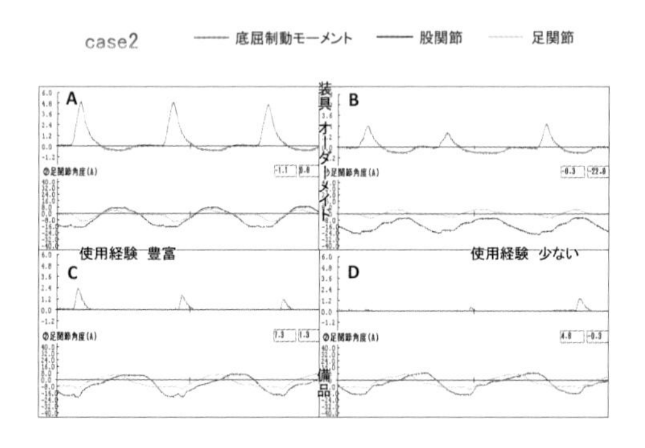

〈図8〉case2
グラフの配列は図7と同様

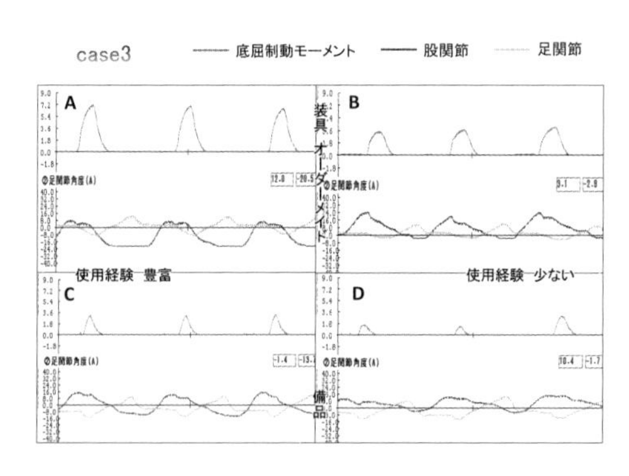

〈図9〉case3
グラフの配列は図7と同様

①グラフから，IC，MStにおける股・足関節角度の再現性は，いずれの対象者においても高いほうからA→B→C→Dの順になるものと判断された．②1歩行周期中の関節運動範囲に関しては，いずれの対象者においてもAがBより有意に大きかった．また，AとCを比較すると，1名は股・足関節ともに，残り2名は股関節，足関節でそれぞれ有意差がなかったが，全例が股・足関節ともにBがDより有意に大きかった．③股・足関節の運動範囲は，A，Cにおいて足関節では高い再現性を認めたが，股関節では不十分であった．B，Dでは股関節でも対象者2名については再現性があると判断できた．

装具に生じる底屈制動モーメント，これは初期接地のインパクトと密接に関係するが，この再現性，周期性は使用する装具の適合や介助者により差を生じ，装具の適合性が高く，介助者が習熟しているほど高くなることが推測された．特に，股関節の運動範囲は同じ装具を使用しても，介助者により平均で10°以上の差をも生じる場合があることがわかった．股関節は自由度が高く，また長下肢装具によって直接は制御されない．よって介助による差が表れやすいと考える．長下肢装具を使用した歩行トレーニングにおいては，より広い運動範囲と高い再現性を両立させるため，どのように股関節の運動をコントロールするかが療法士の介助技術上の大きな課題となると言える．また，同じ機能を有する装具でも，適合の良好なオーダーメイドではより大きい関節運動を誘導しやすく，特に介助者の技術が未熟である場合にその傾向が顕著であることがうかがわれた．治療用の長下肢装具は各種健康保険の適応となり，代金は支払い後に医療費の負担割合に応じて還付される．しかしこの立替が高額になる場合が多く，一定の費用対効果が保障できないと療法士が作製に消極的な立場をとることもある．しかし，この結果からは単に長下肢装具を装着するということだけでは歩行の質は担保されず，装具はトレーニングのツールとしてその適合性を追求すべきであると考える．作製が困難なケースに備えて，モジュール式長下肢装具を備品として導入することも一方法である．

短下肢装具装着時の歩行で見られる問題点の分析

長下肢装具の使用が必要な段階を脱し，短下肢装具での歩行が可能となった際に，歩容の異常として認められるのは膝関節の運動に関与するものが多い．De Quervain ら[3)]は，片麻痺者の異常歩行を３つのパターンに分類している．各パターンの主徴である膝伸展スラスト（Extension thrust pattern），歩行周期全体に渡る膝屈曲の維持（Stiff knee pattern），立脚期の過剰な膝屈曲（Buckling knee pattern）は臨床上よく遭遇する問題である．これらの歩容を呈する片麻痺者の歩行に対して治療的介入の視点を得るため，健常者と片麻痺者の歩行中の表面筋電図計測を行った．

健常成人 22 名｛男性 11 名・女性 11 名，平均年齢 33.3（21 ～ 61）歳；以下健常群｝，脳卒中者６名｛男性２名・女性４名，平均年齢 57.3（47 ～ 73）歳；以下片麻痺群｝を対象とした．片麻痺群は全例，短下肢装具装着下で歩行可能だが前述のパターンを呈していた**〈図 10〉**．内訳は Extension thrust pattern ３名，Stiff knee pattern １名，Buckling knee pattern ２名であった．10m の歩行路を健常群は同種の靴，片麻痺群は短下肢装具装着下で快適な速度で歩行し，その間に表面筋電図の測定を行った．測定筋は大腿直筋，半腱様筋とし，健常群は右側，片麻痺群は麻痺側に電極を貼付した．歩行が定常化した後の連続５歩行周期の筋電図波形をサンプリング周波数 1000Hz で採取し，1000msec 区間で二乗平均平方根により平滑化した．これに筋電図と同期して撮影したデジタル映像を照合し，筋活動のタイミングを判断した．また，健常歩行で歩行周期の 50％にあたるプレスイング（以下 PSw）開始を基準とし，歩行周期の０～ 50％｛イニシャルコンタクト（以下 IC）～ターミナルスタンス（以下 TSt）｝と 50 ～ 100％｛PSw ～ターミナルスイング（以下 TSw）｝での各測定筋の筋電図積分値を算出した．

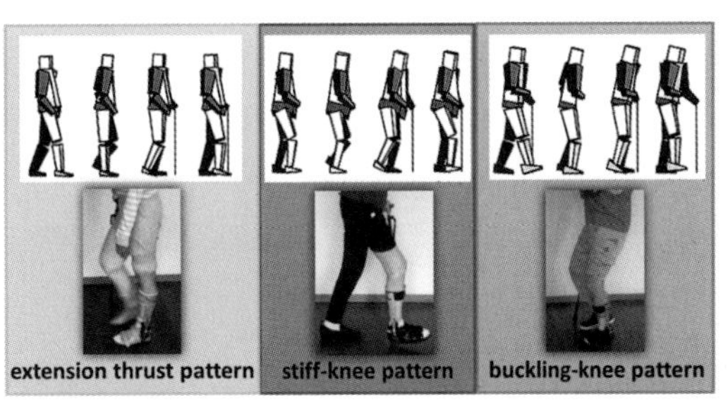

〈図 10〉 De Quervain らによる歩行パターンの分類と各パターンに該当する対象者の例

得られた筋電図波形の１例を**〈図 11〉**に示す．健常群の筋電図波形はすべて規則的な相を有した．ピークを認めるタイミングは大腿直筋で PSw18 名，TSw21 名，半腱様筋でミッドスイング 17 名，TSw19 名であり，有意に多かった．片麻痺群は相の境界が不明瞭で，２名はピークの判別が困難，他４名はピークが出現するものの不規則であった．パターンによる傾向は認めなかった．筋電図積分値は，健常群の半腱様筋のみ IC ～ TSt より PSw ～ TSw が有意に大きかった．積分値を 50％歩行周期で除した平均値は，大腿直筋 IC ～ TSt（健常群：片麻痺群）＝（8.1 ± 4.6：8.2 ± 4.5） μ V，PSw ～ TSw（7.7 ± 2.2：7.1 ± 3.7） μ V，半腱様筋 IC ～ TSt（11.7 ± 8.7：11.4 ± 5.5） μ V，PSw ～ TSw（18.5 ± 13.4：10.2 ± 7.3） μ V であった．

健常歩行では大腿直筋がPSw，TSwで活動していた．それぞれにおいて，股伸展位から屈曲させてスイング動作の誘因となる，立脚へ移行する準備として膝伸展し踵からの接地を保障するよう作用していると推測した．一方でIC～TStとPSw～TSwの筋電図積分値には差を認めず，2つのピークにおける筋活動量の変位は大きくない．大腿直筋の作用を生かすには，筋活動の量よりタイミングが要因となることが示唆された．半腱様筋は，ピーク出現のタイミング，筋電図積分値双方から主に遊脚中～後期でトゥクリアランスの確保に関与すると考える．片麻痺群の歩行パターンと大腿直筋，半腱様筋の活動との関連性は見出されなかった．しかし，片麻痺者の歩行は筋電図波形が不定形であること自体が特徴と捉えることもできる．短下肢装具で歩行可能な運動機能が比較的高い片麻痺者は，筋活動量には健常者と大きな差異がなく，筋電図波形が相を形成する，すなわち適切なタイミングで筋が収縮または弛緩することが歩容改善につながる可能性も大いに考えられる．筋活動のタイミングに着目した介入は徒手的に介助が困難であることも多く，各種歩行支援機器の活用も試みる価値がある．

【引用文献】
1）山本康一郎：脳卒中片麻痺に用いる装具の特徴と運動療法実施上の注意点―義肢装具士から見たポイント．PTジャーナル 45：193-199，2011
2）Hummel FC，Cohen LG：Non-invasive brain stimulation:a new strategy to improve neurorehabilitation after stroke?．Lancet Neurol 5：708-712，2006
3）De Quervain，R Simon et al：Gait Pattern in the Early Recovery Period after Stroke．J Bone Joint Surg Am 78：1506 -1514，1996

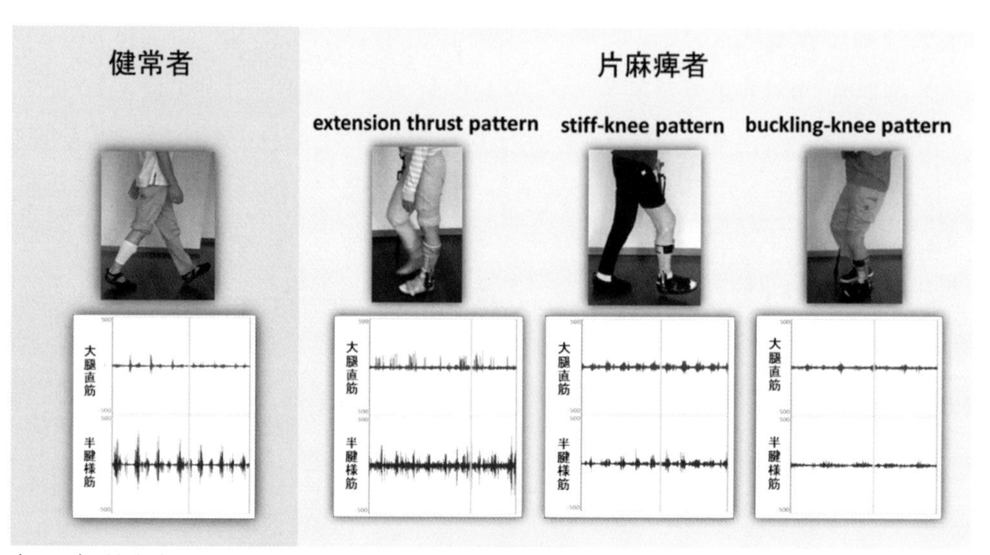

〈図11〉健常者と片麻痺者の歩行中の表面筋電図例

05 運動療法の進め方

医療法人社団和風会 千里リハビリテーション病院 理学療法士チーフ 理学療法士 増田 知子

適切な装具の選定

下肢装具を使用して運動療法を展開するには，その使用者，使用時期，使用場面，装具によって達成したい目的を明確にし，それに相応しい装具を選定しなければならない．一般的に，装着型の機器は使用者＝装着者であるが，脳卒中者が使用する下肢装具に関してはそればかりではない．01 項で述べた通り，発症後比較的早期に用いる長下肢装具の場合は，歩行支援機器としての意味合いが強く，使用場面に必ずと言って良いほど介助を行う療法士の存在を伴う．したがって，ここでのメインユーザーは療法士であると考えて良い．運動機能の回復に従って装具をより軽装化し，生活の中で短下肢装具を活用する段階に至れば，装着者が単独で装具を使用することになり，使用者＝装着者となる．

使用者の違いによって装具に求められる条件も異なる．介助者である療法士が使用者であれば，装具には望ましい運動を誘導する，あるいは固定性を補うという機能が主に求められる．しかし，装着者が日常的に使用するのであれば，長時間の装着に耐え得る装用感や着脱のしやすさなども条件に含めて選定することが必要となる〈図１〉．

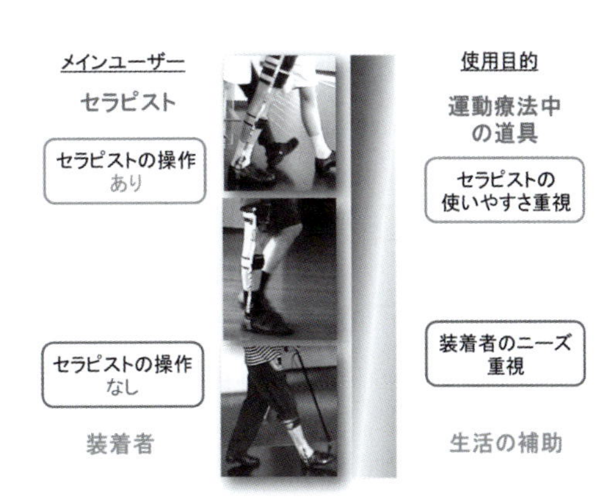

〈図１〉使用時期および装具形状による使用者と使用目的の変化

長下肢装具と短下肢装具，およびその中間にあたる大腿近位カフを除去した長下肢装具のいずれを選択するかは，〈図２〉に示すそれぞれの利点・欠点を参考にすると良い．ただし，運動中に股関節のコントロールが十分に行えていないケースに関しては，大腿以遠を保障できる長下肢装具の選択を第一義としたい．

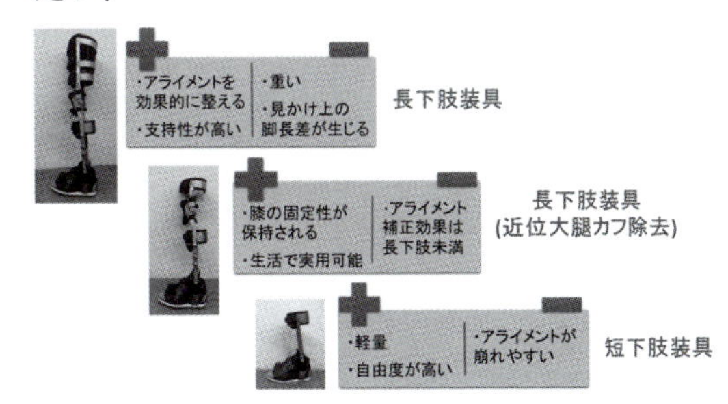

〈図２〉装具の形状による利点・欠点

トレーニング実施の順序

原則的に，起立による血圧変動など循環器系のリスクが低減できている状態であれば，歩行運動を利用したトレーニングはできる限り早期から開始すべきであると考える．運動療法は臥位から開始して，次に座位，座位保持が可能となれば立位，立位保持ができれば歩行という順序に従う必要はない．根拠なくこの順序を踏襲すれば，座位保持が困難な脳卒中者は，中枢神経系と末梢の筋骨格系の回復が起こる重要な時期に，足底に荷重して立位をとったり，残存機能を生かして歩行運動を行ったりする機会を失うことになる．また，生体の構造からすると，座位が立位と比較して必ずしも容易なわけではない．

〈図３〉は端座位保持が不可能な時期に，両側に長下肢装具を装着した立位保持の練習を開始した脳卒中による三肢麻痺の患者である．下肢を直立させ，昇降式ベッドにわずかにもたれることで骨盤を中間位に保ち，大腰筋に発生する張力を利用して立位を保持できる．その後，この張力を得にくい状態，すなわち股関節の屈曲角度を増すように姿勢を変換しながら練習を進め，端座位保持も自立に至った．立位や歩行のトレーニングが実施できない場合，その多くの理由は下肢の支持性が不足していることにある．装具によってその支持性を保障することで実施が可能となれば積極的に試みる価値はある．

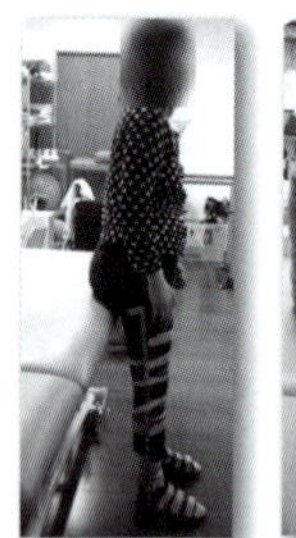
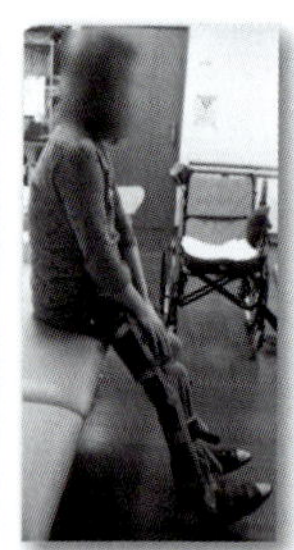
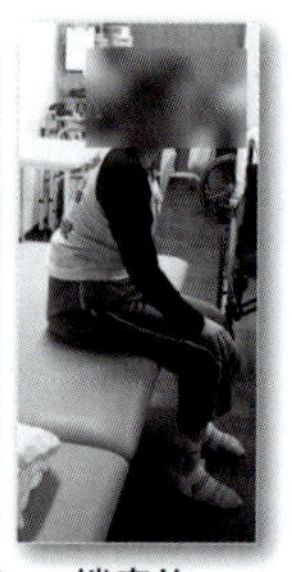

もたれ立位 ➡ 高座位 ➡ 端座位

〈図３〉座位保持練習に先行して立位練習を開始した脳卒中による三肢麻痺患者

歩行に関しても同様で，静的立位保持能力の獲得が優先されるわけではない．ただし，03 項で述べたような姿勢定位の障害が重度である脳卒中者は，自分の認識と合致しない方向へ運動を誘導されることでさらに混乱を生じる可能性が高く，性急に歩行トレーニングを取り入れるべきではない．

評価指標の設定・効果判定

運動機能の変化に応じて効果的な運動療法を展開していくためには，適切な評価指標と適時効果判定を行うことが不可欠である．定性的，定量的両面の評価が行われることが望ましい**〈表１〉**．歩行獲得に向けた運動療法を実施していく中では，歩行速度，ケイデンス，下肢関節角度，発揮筋力などが指標となり得る．近年はスマートフォンやタブレット端末の普及により簡便にデジタル映像の撮影が可能となっている．画像解析ソフトを用いれば運動中のおおよその関節角度などを判断することもでき，評価指標として有効に活用できる．発揮筋力は最も得たい情報の１つであるものの，臨床現場においては，日常的に表面筋電図の波形処理を行い発揮筋力の定量的評価を行うことは困難である．波形の処理方法によって得られる情報が異なることを認識した上で，生波形から読み取れる筋活動の有無や活動タイミングなどは評価指標として積極的に活用すべきであると考える．

定性的評価	定量的評価
歩容 筋活動（有無･タイミング）	○最大歩行速度 ○３分間歩行試験 ○ Timed “up and go” test ケイデンス 関節角度

〈表１〉歩行に関わる定性的評価と定量的評価の例

※○は千里リハビリテーション病院で定期的に実施されているものを指す

〈図4〜6〉はある脳卒中者の歩行トレーニング場面をGait Judge Systemで経時的に記録したものである．Brunnstrom stage 下肢Ⅱ，長下肢装具装着下で上肢の支持があれば静的立位保持が可能である．〈図4〉は発症後1ヶ月の時点である．介助ループを用いて療法士が装具装着肢の接地位置をコントロールしながら歩行している．最上段の底屈制動モーメント，2段目の足関節角度とも十分な振幅を保った周期的な波形となっており，確実な踵接地と一定の歩幅，リズムの維持，足関節の底背屈運動がなされていることがうかがわれる．画像で見るアライメントも良好である．しかし，表面筋電図によれば，測定筋（大腿直筋・半腱様筋・前脛骨筋・腓腹筋）いずれも活動は微弱である．活動のタイミングが完全に一致しているものはノイズである可能性も疑われるため，実際の筋活動はごくわずかであることが推測される．

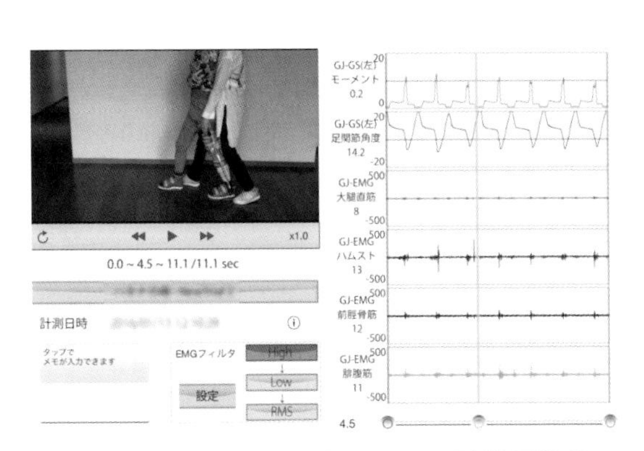

〈図4〉発症後1ヶ月時点での長下肢装具装着下の介助歩行計測結果
(50代・女性　右被殻出血による左片麻痺)

1週間後に同様の歩行形態で計測を行ったものが〈図5〉〈図6〉である．矢状面・前額面ともにアライメントは良好である．筋電図波形では若干振幅が増大している（前脛骨筋と腓腹筋同時の大きな振幅の波形は一部ノイズ混入の可能性も考えられる）．

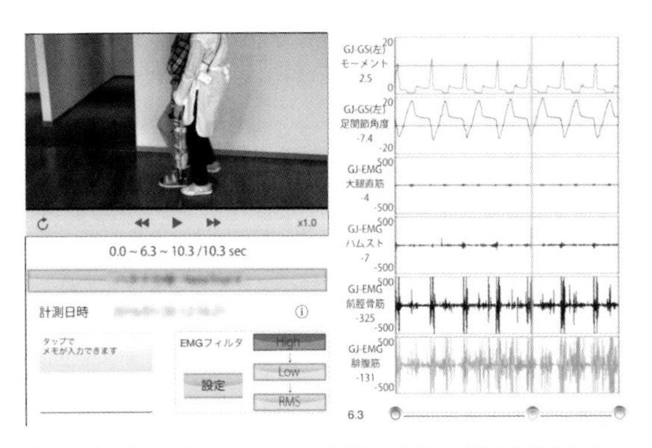

〈図5〉〈図4〉より1週間経過後の計測結果（矢状面より撮影）

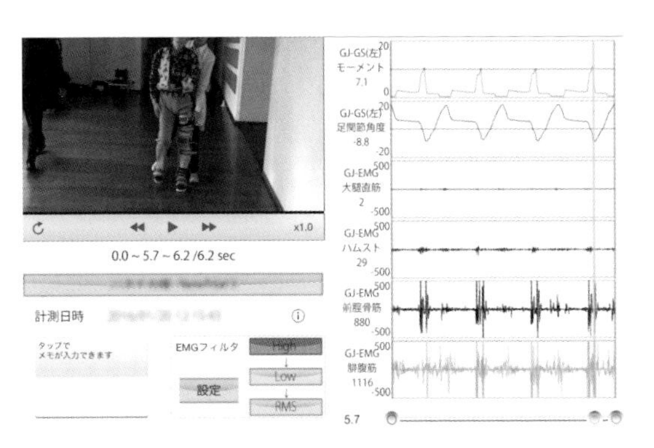

〈図6〉〈図5〉と同日の計測結果（前額面より撮影）

さらに3週間後〈図7〉では，平常のトレーニングにおいて歩行の介助量が軽減してきていたため，四脚杖を使用して療法士による直接的な下肢の誘導を行わずに歩行した．

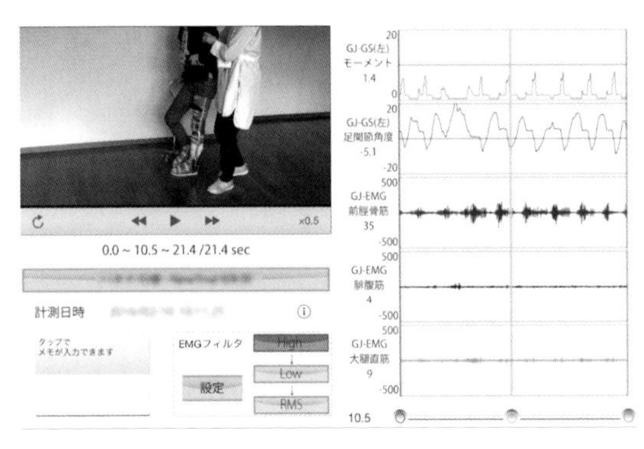

〈図7〉〈図5・6〉の計測より3週間経過後の計測結果

しかし，積極的な介助がないと麻痺側立脚期には著しく骨盤帯が後退して足関節の可動範囲も狭小化し，歩行全体の周期性が損なわれていた．患者自身にできる限り姿勢，運動の制御を求めたが，そのことが発揮筋力を増大させている兆候も認められなかった．よって，この時点では適切なアライメントを保つことを優先させるため，介助下でのトレーニングを継続することとした．

その結果，1週間後には見守り下でも良好なアライメントを保った歩行が可能となった．後述するセパレートカフ式長下肢装具の近位大腿カフの着脱を繰り返して2週間で完全に除去し，同様の評価を基に短下肢装具へのカットダウンを進めた．さらに3週間後，発症より約3ヶ月で短下肢装具とT字杖での歩行を獲得した〈図8〉.

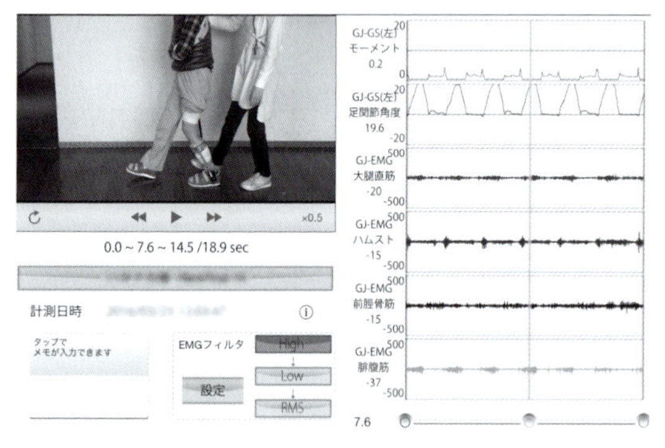

〈図８〉発症後３ヶ月時点での短下肢装具装着下の歩行計測結果

カットダウンの検討

長下肢装具を使用しての歩行トレーニングが進み，股関節周囲のタイミングの良い支持，固定が得られるようになってくると，実用歩行に向けて短下肢装具へのカットダウンを検討する．このカットダウンにより，患者は自力での制御が必要な関節が1つ増えることになり，その変化は大きい．また，膝継手による制御がなくなれば，下腿と大腿の運動方向が必ずしも一致しなくなる．下腿を十分に前傾していけたとしてもその上の大腿部，ひいては骨盤帯の前進に直結するものではない．また，遊脚期から膝が屈曲位を維持し，踵接地が困難となる例も多い．このように，変化が大きく問題が生じやすいカットダウンを円滑に進めるためには，より細かくステップを刻んだプロセスが必要となる．

現状では，カットダウンに関して明確な基準は存在しない．そもそもカットダウンの可否自体が質的なものであり，量のみで判断基準を定めることは妥当と言い難い．歩行能力は若干の変動を繰り返しながら段階的に向上するものであり，ある時期には短下肢装具で良好なアライメントを保てる場合と長下肢装具が必要な場合とが混在する．ゆえに試行錯誤を繰り返す，すなわち長下肢装具と短下肢装具を併用しながら徐々に短下肢装具使用の割合を増やしていくような移行期間を設けることが最も確実な方法であると考える[1].

セパレートカフ式長下肢装具の目的と構造

①長下肢装具と短下肢装具の中間の支持性，固定性を有する仕様にできること，②カットダウンする，元に戻すという双方向への変更が可能であること，③臨床の場で長下肢装具と短下肢装具の間の一連の着脱が可能であること，という3条件を満たす装具の作製に至った．それが〈図９〉に示す，セパレートカフ式長下肢装具である．これは大腿カフが近位部と遠位部の2枚に分かれた構造になっており，支柱でネジ止めされている．ドライバーのみで簡便に着脱が可能であり，作業のために装具が使用できなくなる期間が生じることもない．カットダウンの過程では，長下肢装具の後に大腿遠位カフのみを残した状態で使用する段階を挟むことができる．これにより，カットダウン時に見られる問題に，より段階的に取り組み解消していくことが可能

となる.

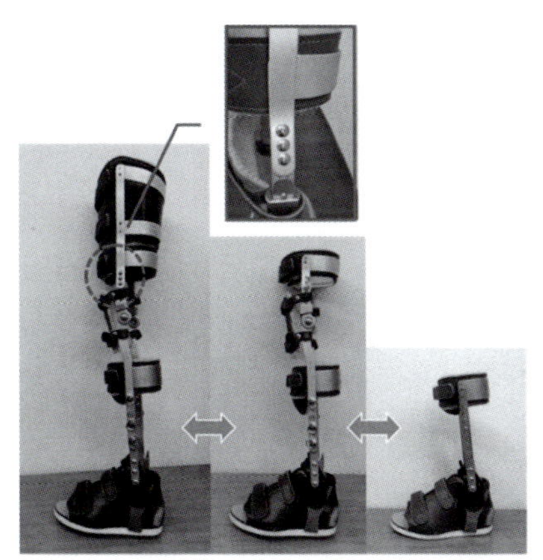

〈図９〉 セパレートカフ式長下肢装具の概要

実際にセパレートカフ式長下肢装具を作製した患者の使用経過を〈図 10〉に示す. 発症 41 日後に回復期病院である当院へ入院し, 以降長下肢装具を使用した歩行トレーニングを積極的に実施していた. 初回の大腿近位カフ除去の試行から, 完全に除去した形態で使用するまでに 11 日間着脱を繰り返した. 大腿遠位カフのみでの使用 20 日後には, 移行期間を設けることなく短下肢装具へのカットダウンに至り, 歩行における股関節制御の重要性がうかがわれた.

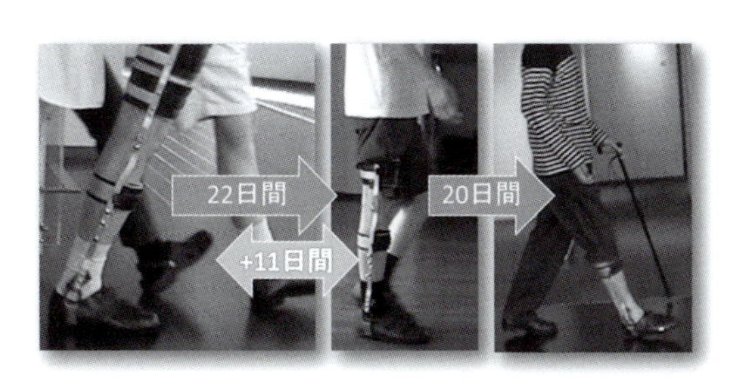

〈図 10〉 セパレートカフ式長下肢装具を作製した患者の使用経過
（40 代・男性　左被殻出血による右片麻痺）

セパレートカフ式長下肢装具のもう１つの大きな利用目的は, 最終的に大腿遠位カフのみの状態として日常的に装着できることである. 麻痺側に重度の変形性膝関節症を有する場合などは, 筋緊張の低下により筋による関節の固定が得られ難く荷重時痛が生じやすい. 運動麻痺に加えて靭帯の弛みなど関節自体の固定性の乏しさが存在すると, 麻痺側下肢による支持獲得の大きな阻害因子となる. また, 非麻痺側に関節症がある場合も, 麻痺側での支持が不十分で非麻痺側に荷重が集中することで痛みが増強し, 全体としての支持性が大きく損なわれる危険性がある. このような場合, 継手や支柱による膝関節の制御および保護と ADL, 特に排泄動作に影響しない形状とを両立させられるセパレートカフ式長下肢装具の活用が望ましい.

歩行の質向上

長下肢装具を使用する歩行トレーニングの後にカットダウンに成功し, 短下肢装具装着下での歩行が可能となった場合も, さらに積極的に歩行の質向上に取り組むべきである.〈図 11 左〉は左脳出血による右片麻痺を呈した 30 代男性の歩行の記録である. 継手付短下肢装具を装着して屋外歩行も自立していたが, 退院後の社会参加にできる限り制約が生じないよう, さらに歩行の速度や耐久性を向上させることを目標としていた. Gait Judge System による歩行評価の結果, １歩行周期中に２度生じる底屈制動モーメントのピークのうち, 前遊脚期に生じるセカンドピークと呼ばれる波形がほぼ消失している様子が観察された. これは, 立脚後期に股関節が外旋し, 十分な背屈角度に達して下腿三頭筋の腱が伸張される以前に足底全体が床面から離れるため Push-off が生じていない状況であると推測された[2].

その後, 立脚後期すなわち股関節伸展位で内外旋中間位を保持し, 十分な背屈角度に到達するよう誘導したステップ練習と，段差で前足部のみ接地荷重して足関節を背屈位とし，そこから底屈運動を行う練習とを集中的に実施した．２週間後の記録**〈図 11 右〉**においては，前遊脚期により明瞭なセカンドピークの出現と歩行速度の向上が確認された．

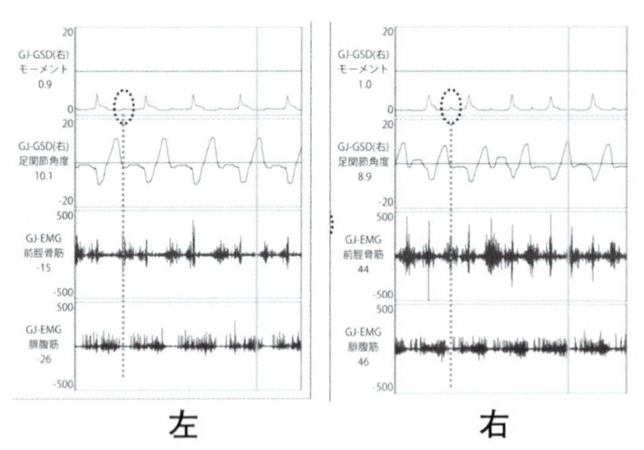

〈図 11〉左脳出血による右片麻痺を呈した患者の歩行の記録

歩行環境変化への対応

これまでに述べてきた運動療法のあり方，装具の使い方については，歩行という運動の獲得を達成目標としたものである．歩行に必要な運動機能の向上のために，療法士は当然トレーニングを行いやすい環境を選択する．しかし，実際に移動手段として歩行が実行される場はそれとはまったく異なる環境である**〈図 12〉**．数十ｍの直進で実現する２動作前型歩行が，生活環境で再現される可能性は皆無に等しい．実際の生活の場での歩行はその開始と停止，方向転換，障害物回避の連続である．漫然と長下肢装具を使用した介助歩行のトレーニングを継続したり，入院中の生活様式，歩行の状態が維持されることを前提として装具を選定したりすることは，後に歩行そのものを困難にする危険性につながる．今後の生活環境・生活様式を十分に把握した上で，それに対して歩行を適応させていくことを計画的に行っていかなければならない．自分が関わる限られた期間に歩行という運動を再建することではなく，患者が長きにわたって自分の足で移動できるよう支援することこそがゴールであるという認識が必要である．

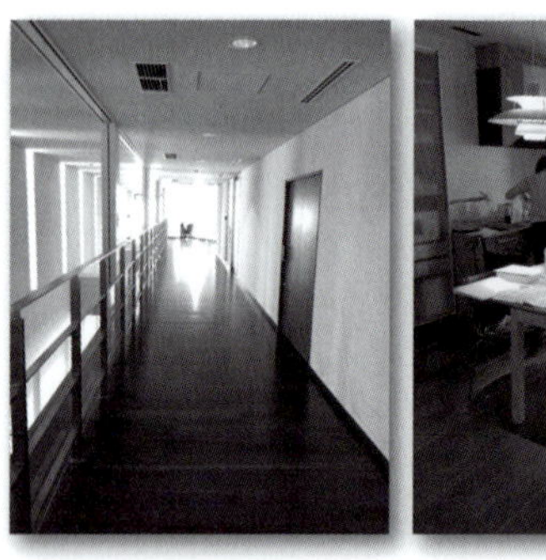
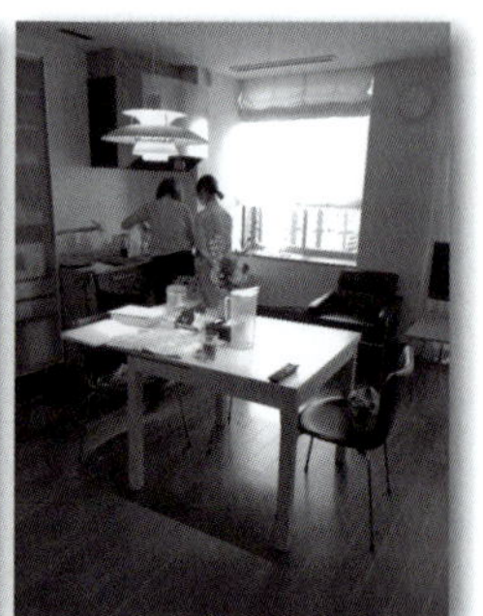

〈図 12〉左：歩行トレーニングを行う廊下
右：生活場面

歩行は当然移動のための手段である．そして，現代には自分の足を使わずとも移動できる手段が数多く存在する．しかし，歩行は直立二足動物である人間の，象徴的な，尊厳にも関わる営みである．

下肢装具のようなツールを有効に活用し，また発展させながら歩行の再建に臨むことが，歩行に関わる療法士の責務である．

【引用文献】

1）増田知子：脳卒中片麻痺患者における装具療法の進め方―セパレートカフ式長下肢装具の活用―．義装会誌 29：22-27，2013
2）Fukunaga T，Kubo K et al：In vivo behavior of human muscle tendon during walking．Proc Biol Sci 268：229-233，2001

第3章

画像の活用とリハビリテーションへの結び方

01 脳画像を把握する意義

一般財団法人広南会 広南病院 リハビリテーション科 総括主任　医学博士 理学療法士 阿部 浩明

療法士が画像を把握する意義

療法士が脳画像をみる目的は，医学的な診断をすることではない．リハビリテーションの評価および治療プログラムの立案に活用することに他ならない．

リハビリテーションの処方がなされる時，脳画像はすでに医師によって読影され，多くの場合，診断が確定している．病巣はカルテ上に記載されていることが多い．すなわち，病変がどこに存在するかを把握することは難しくない．療法士が画像をみる際に肝心なのは，病変がどの領域に及んでいるのか，逆にどこまで損傷を免れているのかという点である．そして，病変が及んでいる領域が，どのような脳機能と関連する領域であるのか，また，病変が生じた場合にどのような障害が生じるか，それらが想定できるようになってこそ脳画像を活用できるようになるであろう．したがって，解剖学的知識，症候学的知識は脳画像をみる上で必要不可欠な知識である．それに加え，画像をみながら，みている画像がどのような種類の画像で，病変がどのような変化として捉えられているのかを理解できれば，画像を活用する上で有利となるだろう．

〈図 1〉〈図 2〉に模擬的に正常脳に病巣を描いた．この2つの画像をみて異なる障害を推定できる力が必要である．運動機能障害は？，感覚障害は？，高次脳機能障害は？等，様々な要因について出現する可能性の高い障害を予測する。逆に保たれる，あるいは回復が良好であることが推定できる機能は何かを把握する力を身につけねばならない．

ところで，〈図 1〉は運動機能障害（片麻痺）を主症状とし，感覚障害を伴わず，高次脳機能障害もない．一方，〈図 2〉に示した症例は運動麻痺がなく，高次脳機能障害もないが，対側の温痛覚障害を呈する．このような障害の差異は，解剖学的知識，症候学的知識があればすぐに理解可能である．本書でも一部の解剖学的知識や症候学的知識を紹介するものの，その量は極めて不足している．そのため，解剖学および症候学の専門書と合わせて学んでいただくことを切に願う．

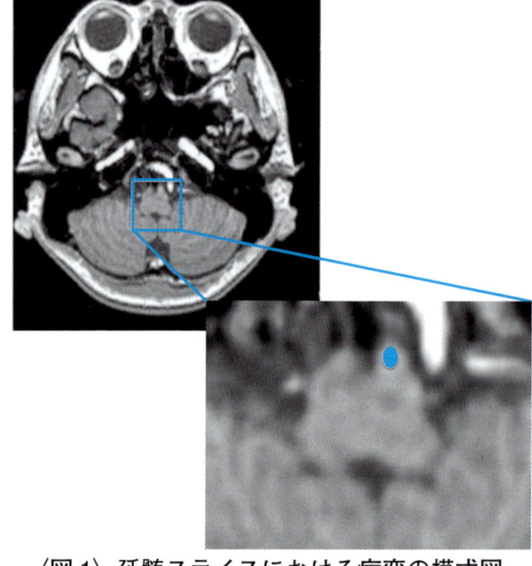

〈図 1〉延髄スライスにおける病変の模式図（運動麻痺を主症状とする病巣）

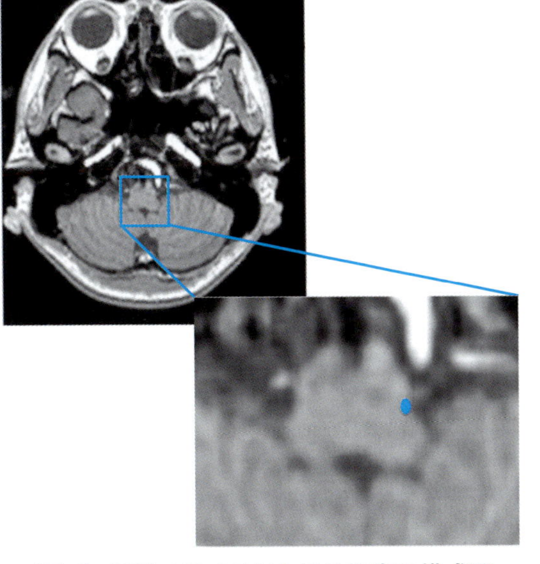

〈図 2〉 延髄スライスにおける病変の模式図
(温痛覚障害を主症状とする病巣)

脳画像を活用する方法は大きく分けて2つあると思われる．その方法について **〈表 1〉** に要点をまとめた．

リハビリテーションにおける脳画像の活用の仕方

損傷領域から出現する可能性のある障害を把握する
出現する可能性のある障害（症状）を，患者に会い評価する以前に予測し，評価をもれなく効率的に進めることを可能にする．
観察された事象の出現メカニズムを理解する
評価所見から病巣を予測し，観察された事象の出現メカニズムを考察する．事象に関与している症候を把握して適切な治療プログラムを立案するための情報源とする．

〈表 1〉 脳画像を活用する方法

一つは，患者に会う前に画像情報をみて，どのような障害の出現が予想されるかを考えることである．どのような評価が必要不可欠か，あるいはどのような機能は保たれているかを予測し，リハビリテーションの評価にあたることである．もう一つは患者に会い評価を終えた後，評価結果が妥当であるかどうかを脳画像所見から検証することである。この過程は非常に重要である．評価結果から想定された損傷領域が確かに画像所見と一致していれば，評価結果に基づいたプログラムを立案すれば良い．もし，画像所見との乖離が生じているならば，観察された事象がどのような障害によって引き起こされたのかを追求していく必要がある．そのような過程を経て，リハビリテーション評価の精度を上げ，より適切なプログラムを提供することに脳画像を把握する意義がある．

【参考文献】

1）三村將・他：高次脳機能障害マエストロシリーズ ②画像の見かた・使いかた．医歯薬出版，2006

2）阿部浩明・他：セラピストによる神経画像を用いた臨床研究の重要性．脳科学とリハビリテーション 9：11-22，2009

3）阿部浩明・他：理学療法領域における神経画像情報の活用．理学療法ジャーナル 42：1042-1021，2008

02 脳画像の種類と特徴

一般財団法人広南会 広南病院 リハビリテーション科 総括主任　医学博士 理学療法士 阿部 浩明

脳画像には複数の種類がある．ここでは画像診断に用いられる頻度が高い画像について，その特徴を解説し，各種病変がどのような所見としてみられ，どのような継時的変化を遂げるのか，そして画像の基礎知識について概説する．

脳画像の種類

脳画像にはCT（computed tomography）やMRI（magnetic resonance imaging）などの形態画像検査，SPECT（single photon emission computed tomography）やPET（positron emission tomography）などの核医学検査，そしてMRA（MR angiography）や血管造影検査，エコー検査などの脳血管画像検査がある．ここでは，CT，MRI，SPECT，MRAについて紹介する．

1 CT

〈表1〉にCTの特徴をまとめ，〈図1〉にCT像を示した．CTは放射線（X線）を用いて撮像される．CTの明暗はX線の吸収係数（CT値，単位はHounsfield）を反映して構成されている．吸収係数が高いものを高吸収域と呼び，それらは白っぽく映る．吸収係数が低いものを低吸収域と呼び，それらは黒っぽく映る．CTで高吸収域となるのは骨，石灰化，血腫，金属などで，低吸収域となるのは脳脊髄液，梗塞，脂肪などである．〈図2〉に各構造物のCT値について図示した[1]．

- 検査時間が短く処理が早い．
- 超急性期の脳出血やくも膜下出血，硬膜外血腫など出血性病変の検出に優れている．
- 超急性期の虚血性病変（脳梗塞）は捉えるのが難しい．
- X線を使い画像撮影しているため放射線被曝がある．
- 脳出血・脳梗塞ともに慢性期は，壊死した組織が貪食された空洞部分に脳脊髄液がたまる．どちらの病変であっても低吸収域となるため，判別が難しい．
- 脳底部にある小脳や脳幹部は，骨に囲まれノイズが出現し不明瞭となる．

〈表1〉CTの特徴（利点と欠点）

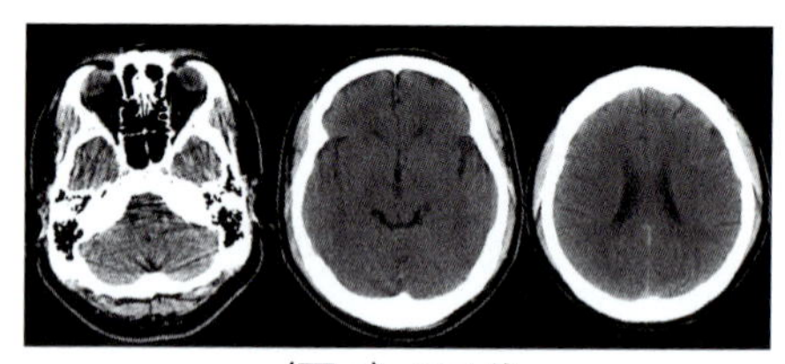

〈図1〉CT像

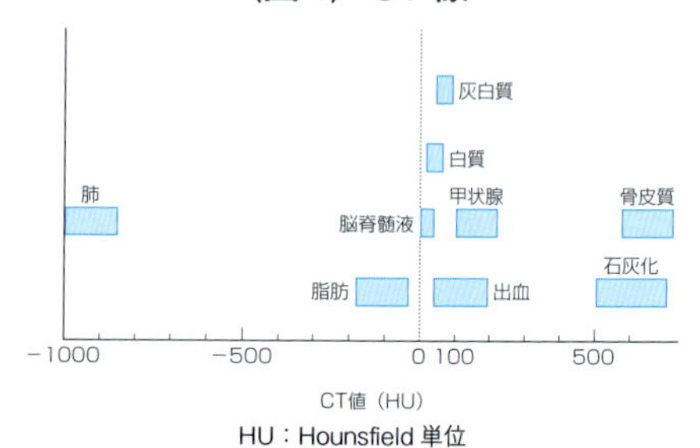

〈図2〉各構造物のCT値

2 CTで捉えられる病変

CTは出血性病変の検出に非常に優れてい

る．CT は撮像時間が MRI より短く，通常，CT 撮像後に MRI 撮像されている．よって，脳卒中が疑われた場合，まずは CT 撮像がなされ，出血性病変の検出が行われる．そこで検出されれば診断は確定する．出血性病変が検出されなかった場合には虚血性疾患を疑い，MRI 撮像がなされる．出血所見が明らかであっても，出血源が通常の高血圧性脳出血ではない場合などにも MRI 撮像がなされることがある．出血性疾患である脳出血やくも膜下出血，急性硬膜外血腫などはいずれも明瞭な高吸収域（白色系）として描出される．

1．脳出血

〈図 3〉に急性期の脳出血例の CT 像を示した．脳出血は脳実質内を栄養する穿通動脈（穿通枝）からの出血である．よって，出血は脳実質内に高吸収域として描出される〈図 3a〉．脳室内へ穿破（室穿破）した場合には脳脊髄液（脳脊髄液は低信号で黒くみえる）が存在する脳室内にも血腫が及び高吸収域として描出される〈図 3b〉．

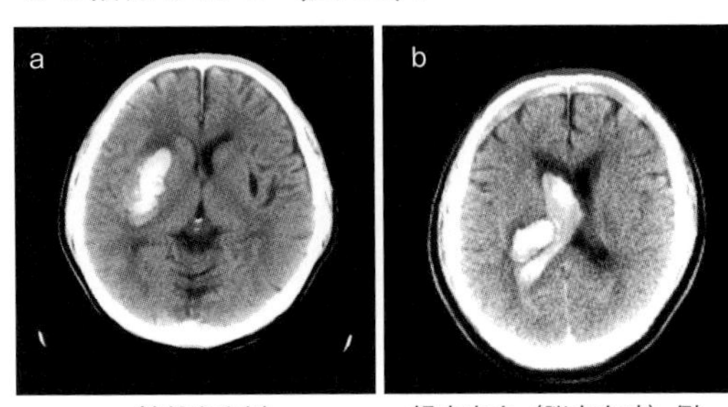

被殻出血例　　視床出血（脳室穿破）例

〈図 3〉脳出血例の CT 所見

2．くも膜下出血

〈図 4〉にくも膜下出血例の CT 像を示した．くも膜下出血例では動脈瘤などの破裂に伴い，脳実質外のくも膜下腔で出血が起こり，髄液中に血液が混ざり，出血部位周辺の脳表や脳溝，脳槽に浸潤して，それらが高吸収域として描出される．ただし，脳実質内出血を伴う症例もあり，その場合には脳実質内にも血腫が高吸収域として描出される〈図 4c〉．〈図 4a〉にはくも膜下出血発症時の例の CT 像を示し，〈図 4b〉には加療後に血腫が吸収された像を示した．〈図 4b〉にて脳脊髄液が確認され，低吸収域である領域が，〈図 4a〉では高吸収域となっている．

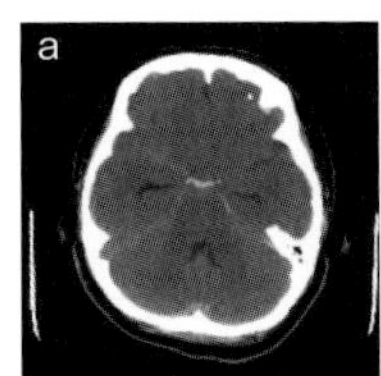

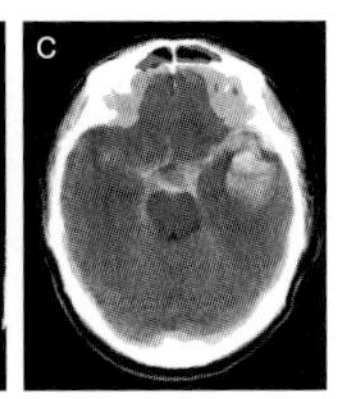

くも膜下出血発症時　　加療後　　脳実質内血腫を伴うくも膜下出血

〈図 4〉くも膜下出血例の CT 所見

3．急性硬膜外血腫

急性硬膜外血腫はその名の通り，脳を覆う軟膜，さらにその外側のくも膜，そしてその外側の硬膜の外側に出血が起こる．その外側の頭蓋骨により容積が規定されるため血腫という異物により脳は圧排を受けることになる〈図 5〉．

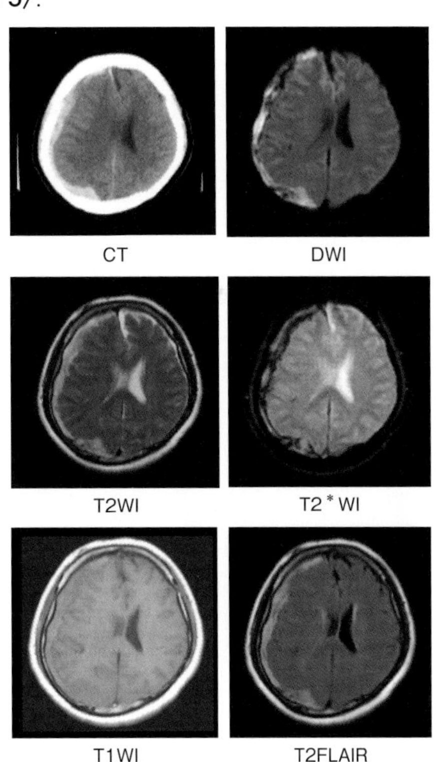

〈図 5〉急性硬膜外血腫例の発症当日の CT・MRI 所見

4. 脳梗塞

脳梗塞は急性期から低吸収域で確認される．ただし，発症早期の超急性期には病変は検出されにくい．塞栓性梗塞では発症早期から early CT sign と呼ばれる被殻・淡蒼球の不明瞭化，脳溝の消失，島の灰白質と皮質の境界の不明瞭化が観察されることがある．しかし，後述する MRI の拡散強調像のほうが早期からより明瞭に脳梗塞を捉えることができる．

〈図 6〉に脳梗塞例（発症日に浅側頭動脈 - 中大脳動脈バイパス術がなされた）の CT 所見を示した．本症例は発症 25 日目に出血性梗塞となった．25 日後の CT では梗塞巣である低吸収域の内部に高吸収域となって描出された出血が確認できる．

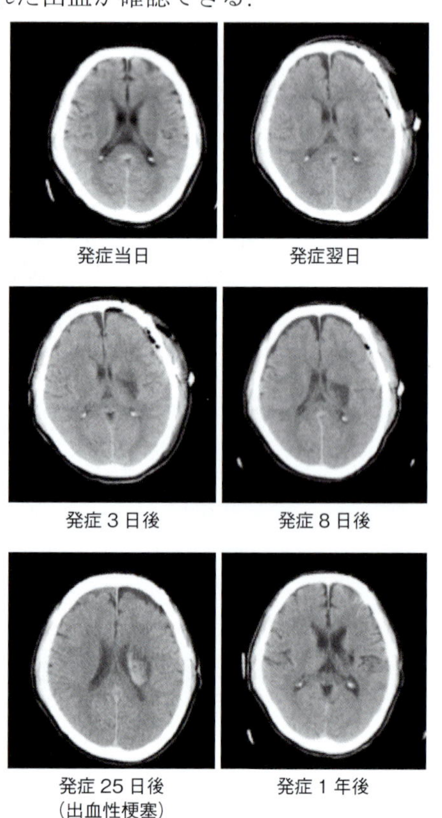

〈図 6〉脳梗塞例の CT 所見

3 病変の継時的変化

1. 出血性病変（脳出血）の変化

出血性病変では発症後直ちに明瞭な高吸収域となる．その血腫はしだいに縮小し始め，吸収された血腫は高吸収域から等吸収域へと変化する．発症翌日には血腫の周辺に浮腫（血腫周辺浮腫）が低吸収域として観察される．2 週間弱で浮腫はピークに至る．数週で浮腫は消失し，慢性期には，壊死した組織が貪食され，空洞となった部分に脳脊髄液が満たされて低吸収域となり徐々に縮小化する〈図 7〉〈図 8a〉．慢性期になると出血性疾患か虚血性疾患かが区別しづらい〈図 8〉．

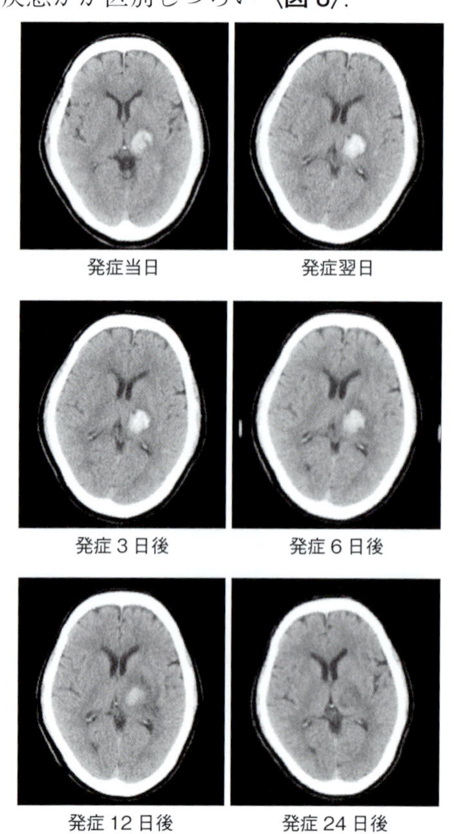

〈図 7〉脳出血例における CT 所見の継時的変化

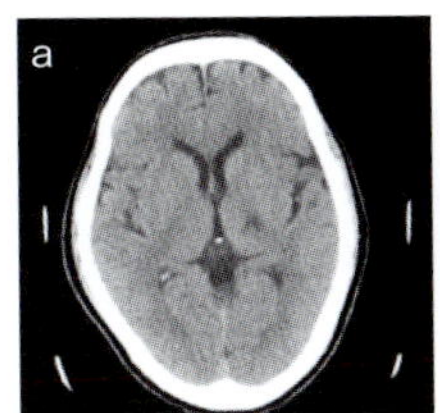

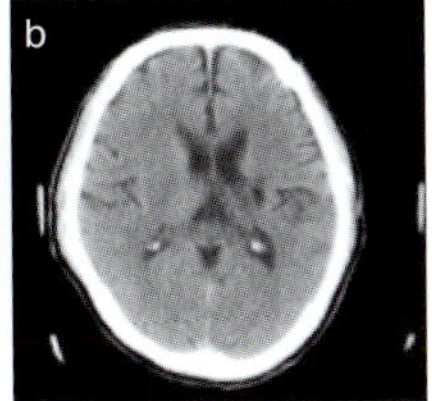

〈図 8〉慢性期の脳出血と脳梗塞所見

2．虚血性病変（脳梗塞）の変化

発症直後の梗塞巣ははっきりと検出できない（early CT sign はみられることがある）が，6 時間ほど経過したのちには低吸収域として検出される．発症 3 日前後の急性期には最もよく梗塞巣が描出される．2 週間前後には fogging effect と呼ばれる現象が生じて，梗塞巣が一時的に不明瞭となってあたかも病変が消えたかのようにみえることがある．梗塞巣に二次的な出血を来す出血性梗塞が生じた場合，梗塞巣である低吸収域の内部に血腫が高吸収域として描出される．慢性期には再び梗塞巣は明瞭な低吸収域として確認される〈図 6〉〈図 8〉．

4 MRI

MRI は，CT よりも精細かつ多方向から頭蓋内病変の検出が可能な検査方法である．磁気を使い生体の水素原子の動きを画像化しており，放射線被曝がない．ただし，人工内耳，ペースメーカー，MRI 普及前の動脈瘤クリップなどがある場合には撮像禁忌となる．他にも外科手術や入れ歯などの体内金属によって検査ができないことがある．後述する血管撮影（MRA）が造影剤を使用せずに可能である．CT では義歯などによるアーチファクトが生じ詳細な描出が難しい後頭蓋窩や脳幹等の微細構造内の病変でも，MRI では検出可能である．CT では基本的に水平断の一方向のみで撮像されることが多いが，MRI では水平断の画像に加えて矢状断や前額面の断面である冠状断の描出も可能である〈図 9〉．MRI の濃淡は，組織から出る電磁波の強度，すなわち信号強度を表している．信号強度が大きいほど白っぽく，逆に信号強度が弱ければ黒っぽく表示される．病変を表現する際には CT と同様に注目する領域の信号強度と対側などの周囲の正常組織の信号強度を比較して，正常組織より白ければ高信号，逆により黒ければ低信号，同程度なら等信号と表現する．MRI は様々な撮像条件が設定可能で，それぞれ特徴が異なる．後述するが CT では捉えがたい超急性期の梗塞巣の検出が拡散強調像では可能となり脳卒中の臨床では瞬く間に普及した．近年では神経線維に沿って拡散する水分子の動きを捉え神経線維の走行を想定して描出される tractography などの画像解析も可能となっている（05 項参照）．

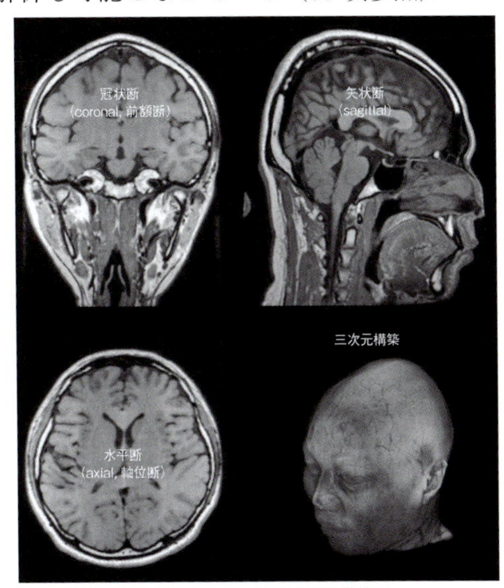

〈図 9〉MRI の各種断面

1．T1 強調像（T1 weighted image：T1WI）

脳脊髄液が低信号（黒色）で脳実質が等信号（灰色系）となる〈図 10〉．脳実質の中でも白質はやや高信号，灰白質はやや低信号となる．解剖学的構造の同定がしやすく脳表の変化を捉えやすい．そのため萎縮などの形態的変化に鋭敏である．

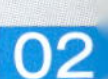

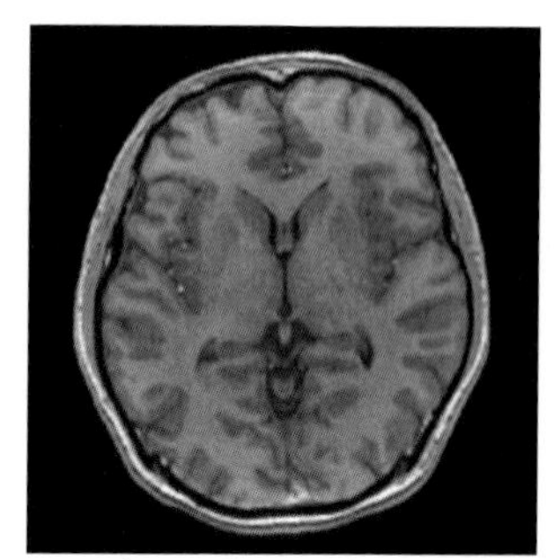
〈図 10〉T1 強調像

急性期の脳梗塞や炎症性・脱髄性病変は，判別しにくく病変の描出には向かない．脳梗塞は亜急性期からやや低信号～等信号となり慢性期に低信号（黒色系）を呈する．

脳出血では亜急性期の血腫のメトヘモグロビンを反映し高信号（白色系）で描出される．

2. T2 強調像（T2 weighted image：T2WI）

T1WI とは逆に脳実質を低信号～等信号（黒色ないし灰色系）で，脳脊髄液を高信号（白色）で示す〈図 11〉．脳実質の中でも白質はやや低信号，灰白質はやや高信号となる．

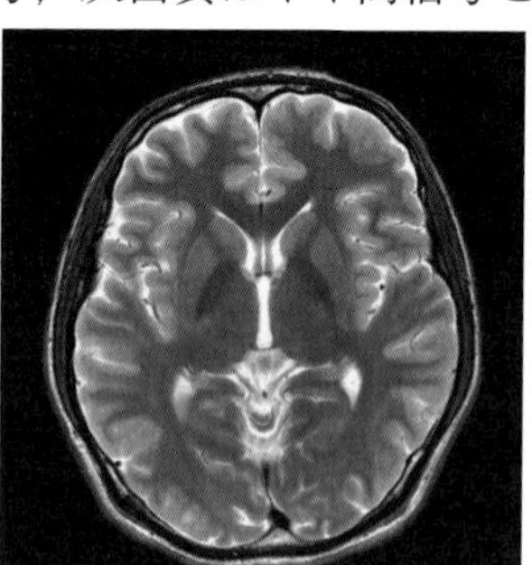
〈図 11〉T2 強調像

脳実質内の病変の検出に適し，脳梗塞は急性期から高信号として明瞭に描出される．ただし超急性期の脳梗塞は描出できない．慢性期でも（程度の差はあるが）基本的には高信号のまま観察される．脳梗塞のほか，炎症性病変や脱髄性病変，腫瘍性の病変も明瞭に描出される．

脳出血では，超急性期の血腫のオキシヘモグロビンが等信号～やや高信号に，急性期のデオキシヘモグロビンが低信号に，亜急性期早期のメトヘモグロビンが低信号～等信号に，亜急性期後期のメトヘモグロビンは高信号に，そして，慢性期のヘモジデリンは低信号として描出される〈表 2〉．

急性期から血腫の周囲には浮腫がみられ，それらは高信号（白色系）として描出される．慢性期には，壊死した組織が吸収され空洞化した部分に脳脊髄液が溜まればその部分は高信号（白色系）となる．

病変の描出には優れる T2WI だが，脳脊髄液が病変と同じ高信号となるために脳表面上の病巣や脳表に接するように存在する病巣についてはその境界がわかりづらくなり，同定が難しい．FLAIR 像ではこの点が改良されている．

3. FLAIR 像（fluid attenuated inversion recovery）

水の信号を無信号とするため，FLAIR では脳脊髄液が低信号（黒色）となる〈図 12〉．それ以外は基本的に T2WI と同じで脳

出血時期	発症からの経過時間	ヘモグロビン分解産物の生化学的状態	T1 強調像の信号	T2 強調像の信号	T2* 強調像の信号	拡散強調像の信号
超急性期	数時間以内	赤血球中のオキシヘモグロビン	等信号	等信号～やや高信号	等信号	高信号
急性期	数時間～数日	赤血球中のデオキシヘモグロビン	やや低信号／等信号	低信号	低信号	低信号
亜急性期早期	数日	赤血球中のメトヘモグロビン	高信号	低信号～等信号	低信号	低信号
亜急性期後期	数日～数週間	細胞外のメトヘモグロビン	高信号	高信号	低信号～等信号	高信号
慢性期	2か月以降	フェリチンとヘモジデリン	やや低信号／等信号	低信号	低信号	低信号／高信号

〈表 2〉出血性病変（脳出血）の継時的変化

実質を低信号～等信号（黒色ないし灰色系）で示し，脳実質の中でも白質はやや低信号，灰白質はやや高信号となる．

FLAIR（T2 FLAIR）像は解剖学的な構造を T1WI と同程度の精度で示し，かつ病変を T2WI と同程度の明瞭度で示せる．その上，T2WI では困難であった脳表面における病変の検出に非常に優れている．

脳梗塞では，発症後 3 ～ 4 時間より慢性期にかけて明瞭な高信号（白色系）として描出される．慢性期には壊死した組織が吸収され，空洞化した部分に脳脊髄液がたまり，脳脊髄液が低信号（黒色系）となることから，その領域も低信号となる．

白質の虚血性変化に鋭敏で高信号（白色系）となるため，その領域に新規の虚血性病変が生じた際には同じ高信号（白色系）となり，判別が難しい場合もある．

4．拡散強調像（diffusion weighted image : DWI）

DWI は細胞内における水素分子のブラウン運動を三次元的に捉え，これが減衰している部位を高信号（白色系）として描出する．骨や硬膜はほとんど写らず，脳の実質だけを捉え，T1WI などと比べた場合，鮮明とは言い難い **〈図 13〉**．

脳虚血の初期には，細胞性浮腫を生じるが DWI ではこれを捉えることができ，T2WI や FLAIR では捉えられない発症 3 時間以内の超急性期の脳梗塞を検出できる **〈図 14〉**．このことが DWI の特徴であり，脳卒中医療への貢献度は計り知れない．そのため急速に臨床に普及した．多発性の脳梗塞の場合，従来の T2WI では新たに出現した梗塞病変を正確に同定することは難しかったが，DWI では急性期病変が高信号となり陳旧性病変は低信号となるために容易に鑑別することが可能となった．

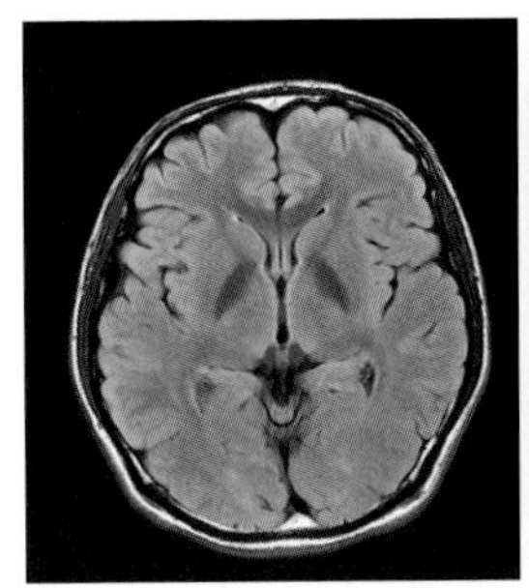

〈図 12〉 FLAIR 像（T2FLAIR）

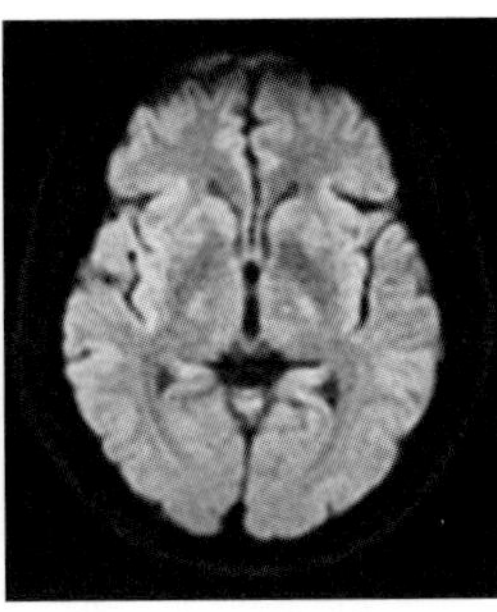

〈図 13〉 拡散強調像（DWI）

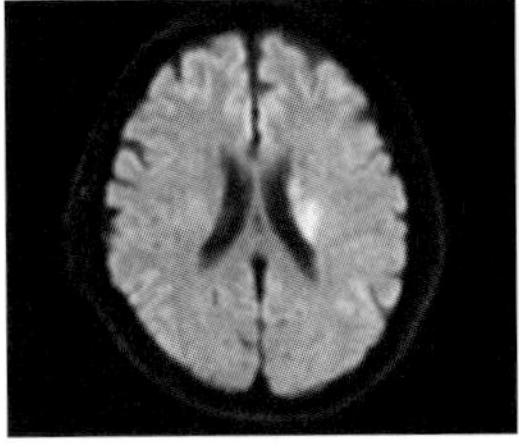

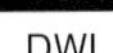

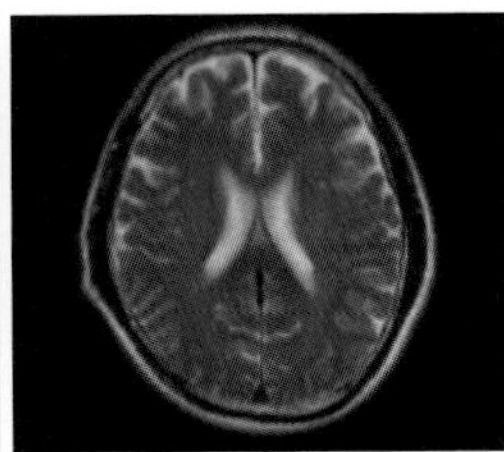

T2WI

〈図14〉超急性期脳梗塞例のDWIとT2WIの所見

脳出血では，急性期，血腫は等信号（灰色系）となる．その辺縁には圧排を受けた正常組織が虚血に至り周辺には浮腫が生じる．その浮腫が高信号（白色系）となるため，高信号と等信号が混在する．

5．T2* 強調像（T2 star weighted image : T2*WI）

DWI と同様，他の画像よりもやや不鮮明であるが，他の画像で捉えられない陳旧性の微小出血を低信号として捉えることができる **〈図 15〉**．

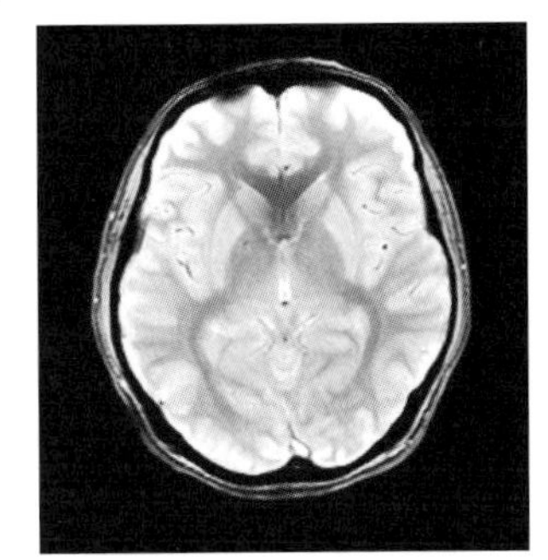

〈図 15〉 T2* 強調像

出血性病変は経時的にオキシヘモグロビン→デオキシヘモグロビン→メトヘモグロビン→ヘモジデリンへと変化するが，T2＊WIは微量のヘモジデリン沈着の検出に優れ，T2WIでは確認されない無症候性の陳旧性の微小出血病変が低信号として確認される〈図16〉.

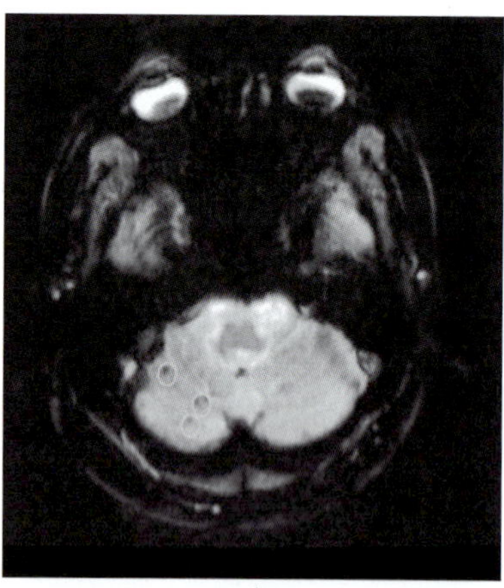

T2＊WI

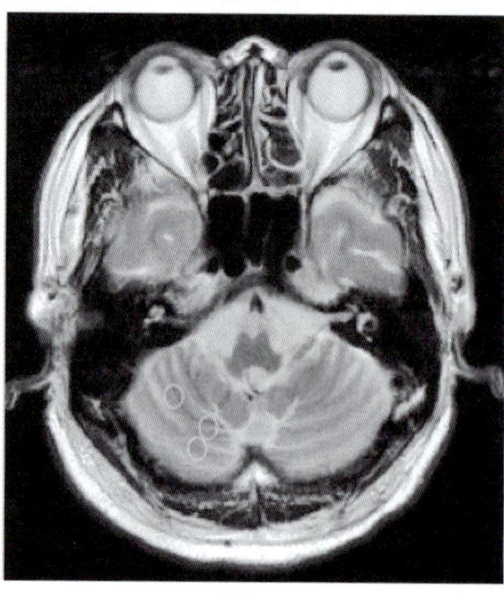

T2WI

〈図16〉小脳に散在する陳旧性微小出血のT2＊WI所見とT2WIの所見

5 MRIで捉えられる病変と継時的変化

1. 出血性病変

〈表2〉に脳出血病変の継時的変化をまとめた．また，〈図17〉[2)] に病期と各種MRI所見を示した．〈図5〉には発症当日の急性硬膜外血腫の各種MRI所見を示した．

A 単純CT

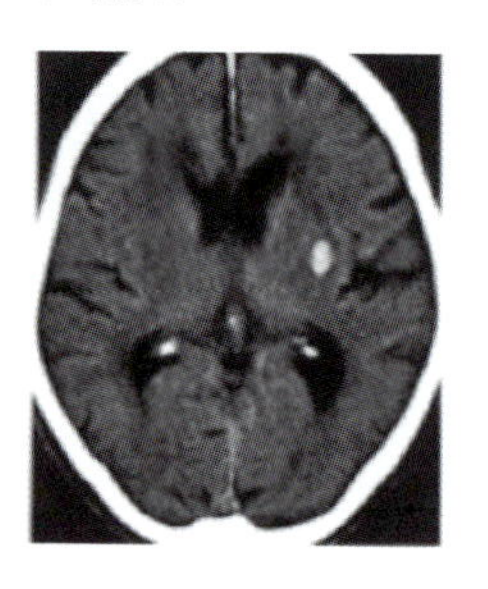

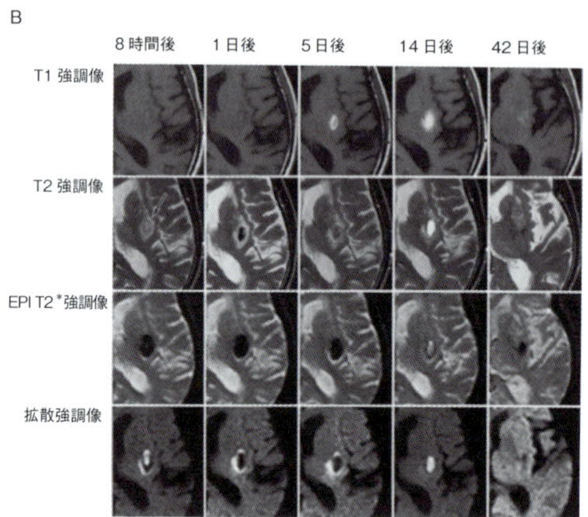

〈図17〉出血性病変（脳出血）の継時的変化

2. 虚血性病変

〈図18〉に超急性期の脳梗塞と亜急性期（発症から6日後）の各種画像所見を示した．超急性期の脳梗塞を鋭敏に検出できるのはDWIである．発症翌日以降からは他の画像でも病変が捉えられる．DWI, T2WI, T2＊WI, FLAIRともに高信号で描出される．

慢性期になるとDWIは低信号となる．T2WIは高信号のまま経過するが，FLAIRでは脳脊髄液が入り込み低信号となる．

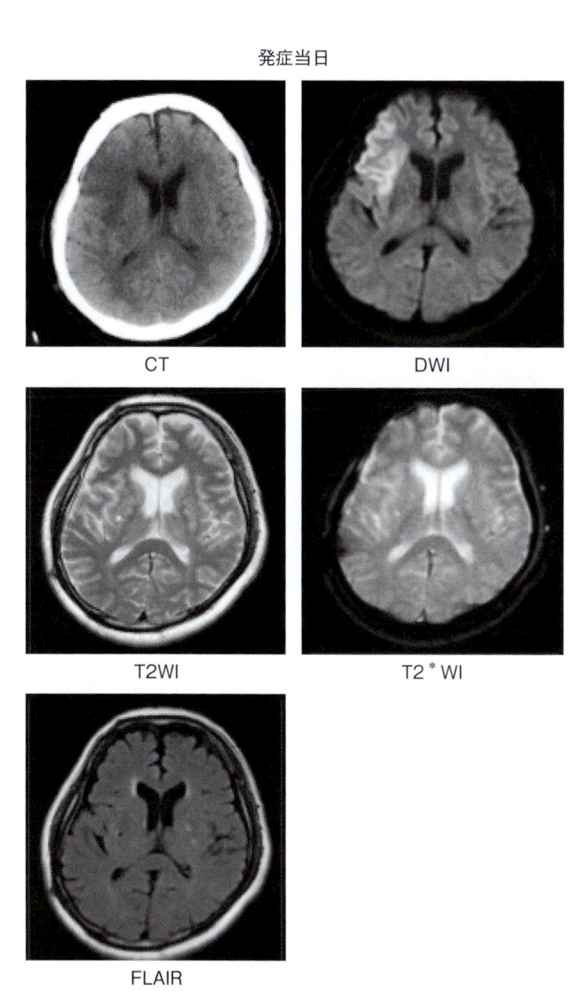

発症6日後

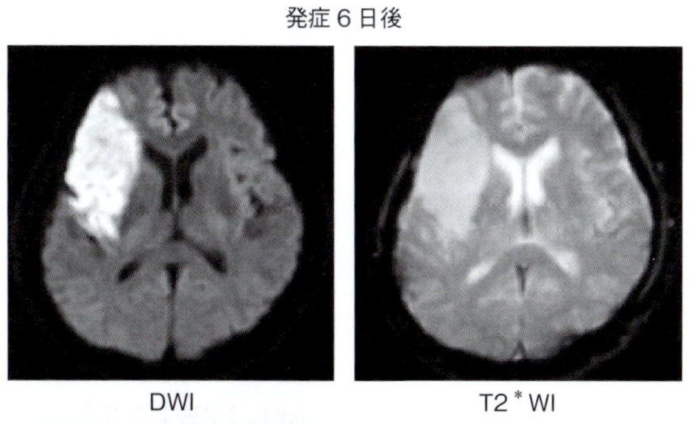

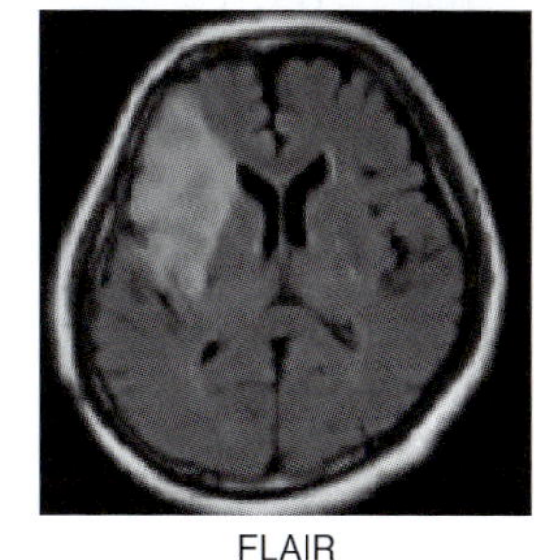

〈図 18〉 虚血性病変（脳梗塞）の継時的変化

6 SPECT

SPECTは放射性同位元素を体内に投与し，その微量な放射線をシンチカメラで撮像して，脳血流の状態を評価するもので，バイパス術の適応や経皮的内頸動脈内膜剥離術の適応などを判断する．〈図 19〉にバイパス術直後と術後17日目のSPECT画像を示した．術後17日目には脳血流の左右の極端な差異が減少しているのがわかる．

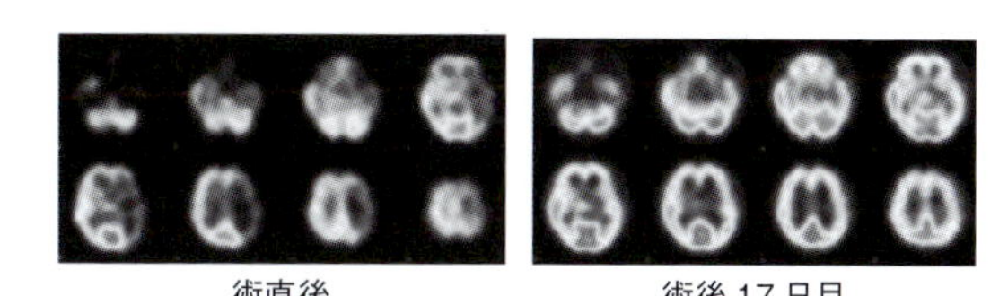

〈図 19〉 浅側頭動脈－中大脳動脈バイパス術例のSPECT所見

7 MRA

血管の状態を観察する目的で実施される〈図 20〉．造影剤を用いないためリスクの少ない撮像法である．

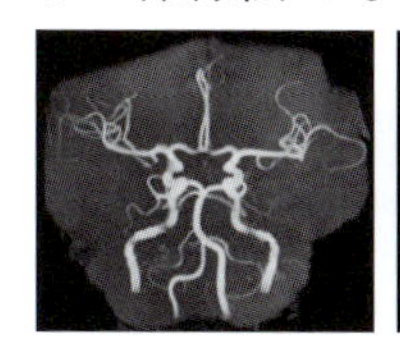
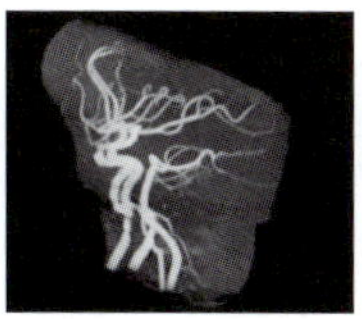
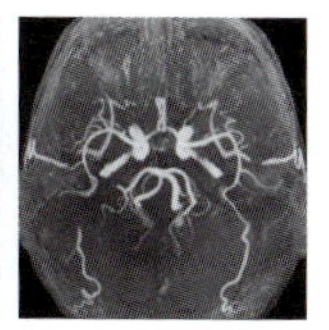

〈図 20〉 MRA

水平断の断面

CTやMRI，SPECTはその水平断面像を目にすることが多いが，この断面は眼窩外側縁と外耳孔を結ぶ線（OMline：orbitomeatal line）に平行な断層撮影がなされている．〈図 21〉にその様子を示した．〈図 21〉の断面と対応する水平断面像を〈図 22〉に示した．なお，画像の右側・左側は〈図 23〉に示すように，臨床では共通して，足の底から覗くようにみるため，向かって右側が左，向かって左側が右の脳を撮影していることになる．スライスは低いほうから高いほうへと並ぶため，一般的に，その配列は左上が下端部で，右下が上端部になる．すなわち，延髄などの下部のスライスが左上から並び始め，頭頂部が右下に配列される〈図 24〉．

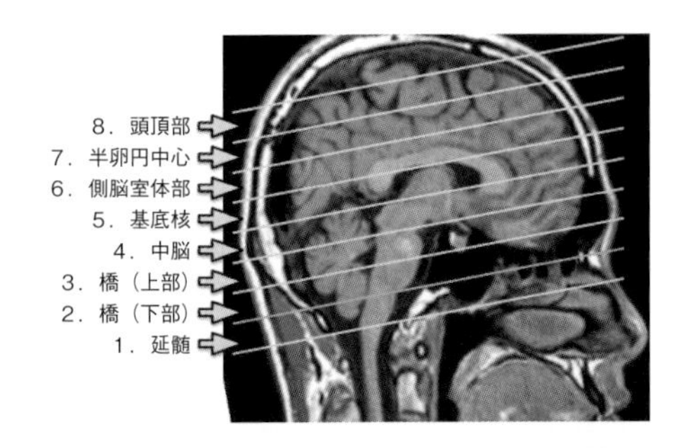

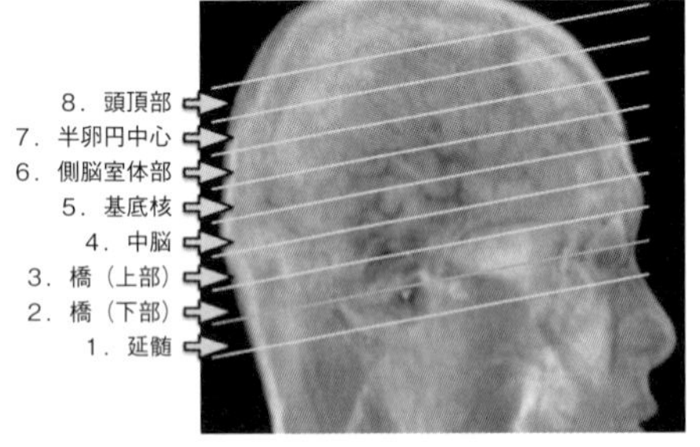

〈図 21〉臨床での一般的な撮像条件（OM line）

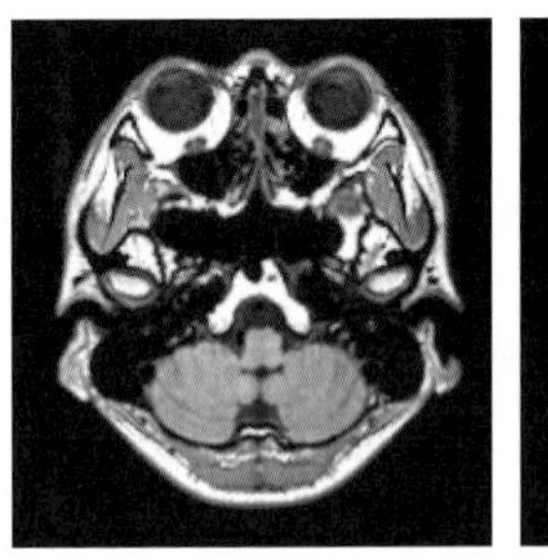

1. 延髄

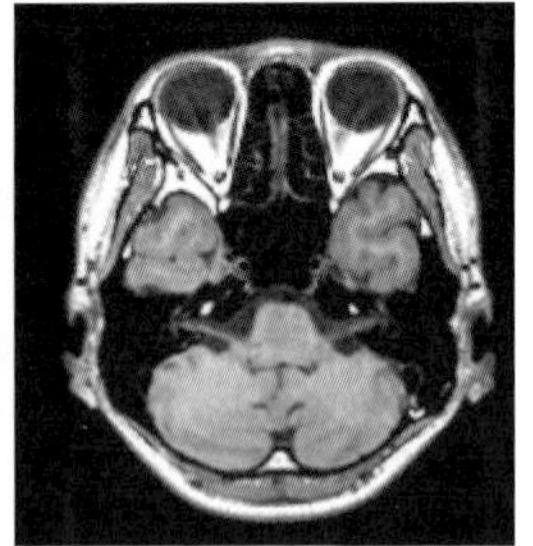

2. 橋（下部）

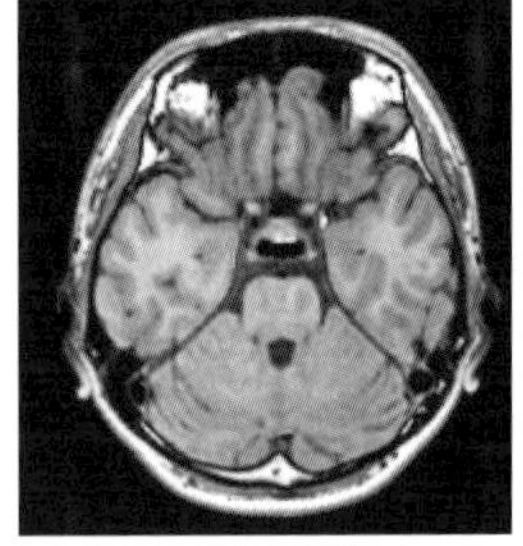

3. 橋（上部）

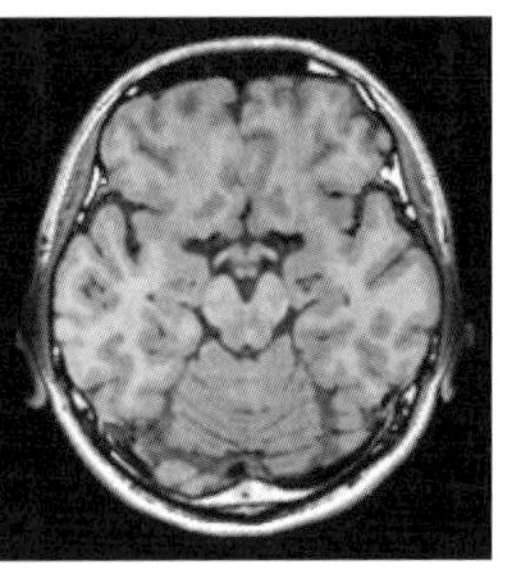

4. 中脳

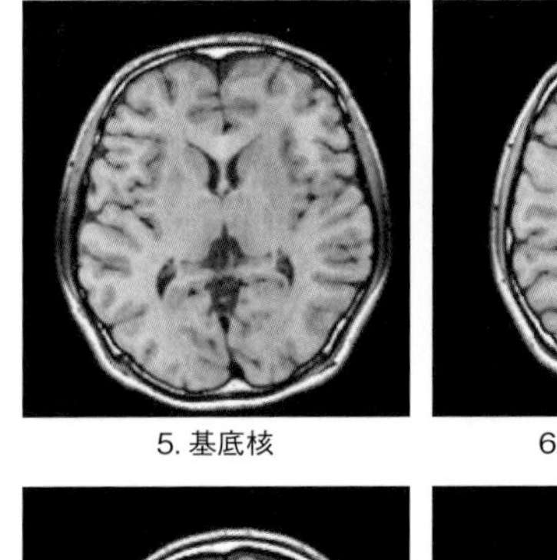

5. 基底核

6. 側脳室体部

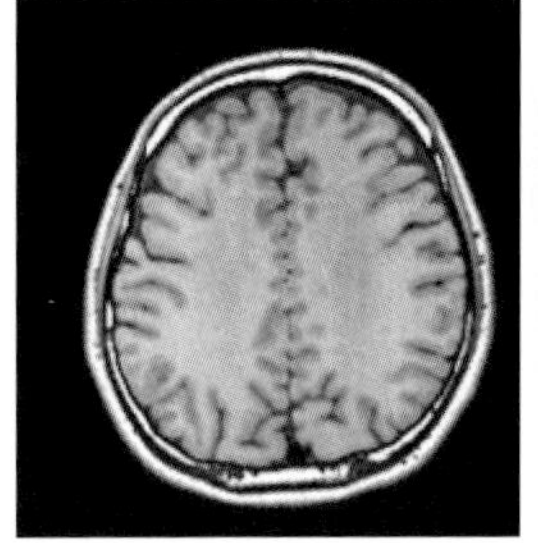

7. 半卵円中心

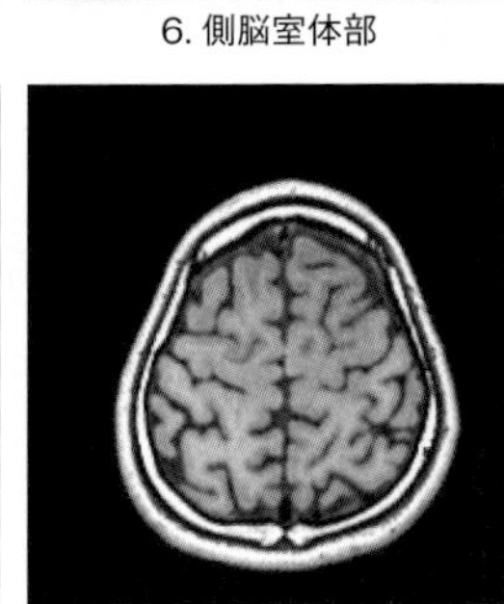

8. 頭頂部

〈図 22〉OMline に沿って撮像された水平断面像（MRI T1 強調像）

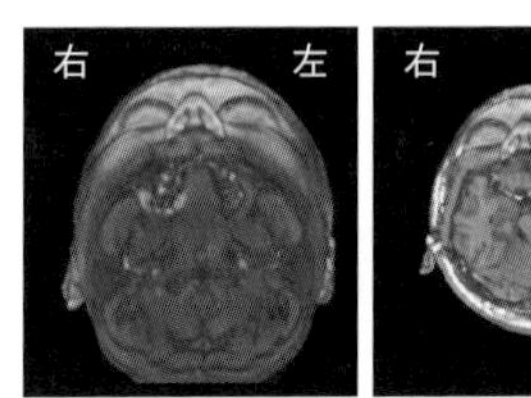

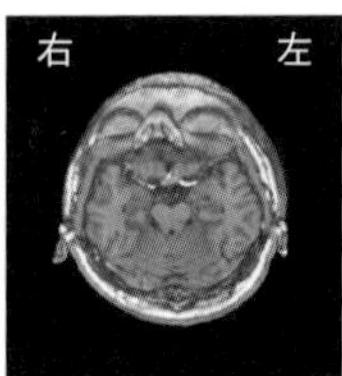

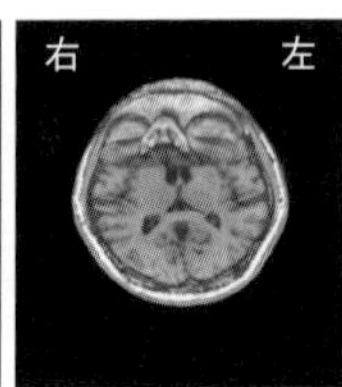

〈図 23〉脳画像の左右の別

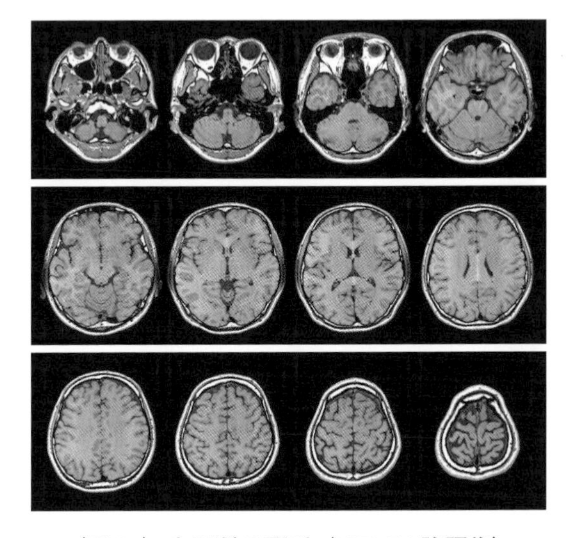

〈図 24〉水平断の配列（MRI T1 強調像）

画像の構成単位

1 Voxel

CT や MRI は断面像で表示されるが，無論，実際に切断しているわけではない．CT や MRI では細かい断片（voxel）として捉え，その voxel に含まれる組織の CT 値や信号値を元に画像を構成し，一枚の断面（スライス）を構成している．つまり，剖検とは異なり、病変そのものを完全に映しているわけではない．〈**図 25**〉[3] に脳画像を構成するイメージを示した．

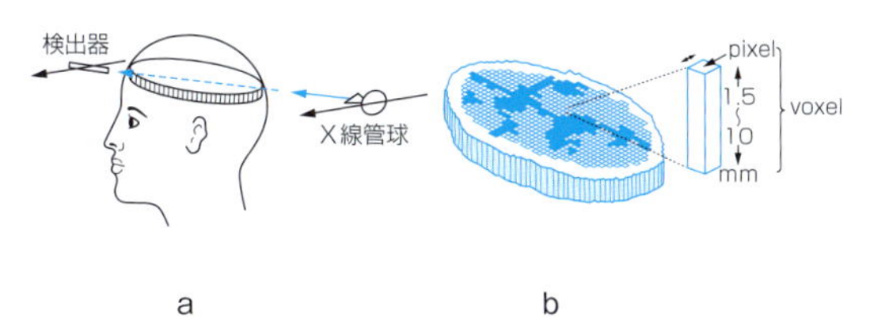

〈**図 25**〉**CT や MRI を構成する voxel**

〈**図 25**〉のように脳は voxel と呼ばれる立方体状の画像を構成する小単位に分けられ，その大量の voxel が集まり，一枚のスライスが構成されている．ある程度の厚みを持たせ，立方体に含まれる構造物の CT 値や信号値の平均値を画像化して白，黒，グレーの各段階でその構造物を表現していることになる．一般的に臨床で撮像される画像は水平断面が多く，水平断面の画像解像度はピクセルが非常に細かく，精度の高い情報が得られるように構成される．精度の高い画像は望ましいが，解像度をあげれば撮像時間が長くなってしまう．臨床では診断を早期に確定させ，治療方針を決める必要がある．そのために縦長な voxel を設定する．あるいは施設によっては slice gap と呼ばれる撮像しない空間を設定することもある．つまり，水平断面の解像度は保ちつつそれ以外の矢状断，冠状断の解像度を犠牲にする〈**図 26**〉.

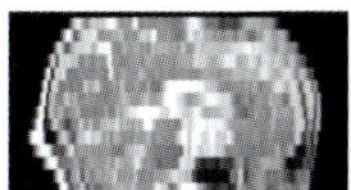
矢状断（sagittal）

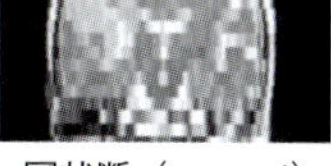
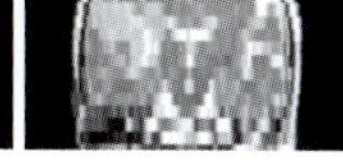
冠状断（coronal）

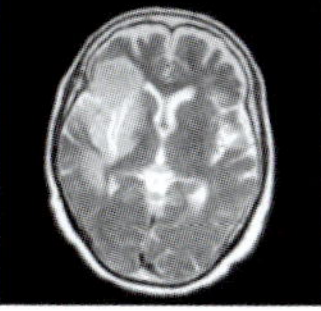
水平断（axial）

〈**図 26**〉**臨床での撮像条件の一例**

2 部分容積効果

画像を構成する voxel が大きい場合には複数の構造物が 1 つの voxel に含まれることになるが，その場合には CT 値や信号値の異なる複数の組織の平均値が当該 voxel の CT 値・信号値となる．そのため，標的とした組織において，実際の CT 値・MRI 値と異なる数値となる場合があり，このことを部分容積効果（partial volume effect）という．〈**図 27**〉[3] に示したように，CT をモデルとして，A と B の撮像領域を比べた場合，A では 2 つ，B では 5 つの voxel に骨が含まれ，骨の CT 値を反映することになる．各 voxel はそこに含まれる組織の CT 値の平均値を反映する．骨の CT 値は非常に高いので，B の部分では A の部分より骨が厚いようにみえてしまう．また，C の場合には側脳室の辺縁を含む voxel の CT 値が脳と側脳室の平均となるため，画像上は側脳室が実際より小さく，かつ辺縁も鮮明度に欠ける．臨床では，画像上，完全に損傷したと思われた領域でもその領域の損傷によって出現するであろう症候が出現しないこともある．すなわち，剖検とは異なり病巣そのものを完全に移しているわけではない．脳画像情報は，それを得ただけですべてを語れるものではない．言うまでもなく，臨床症候の確認は画像を活用する上で絶対に怠ってはならない．

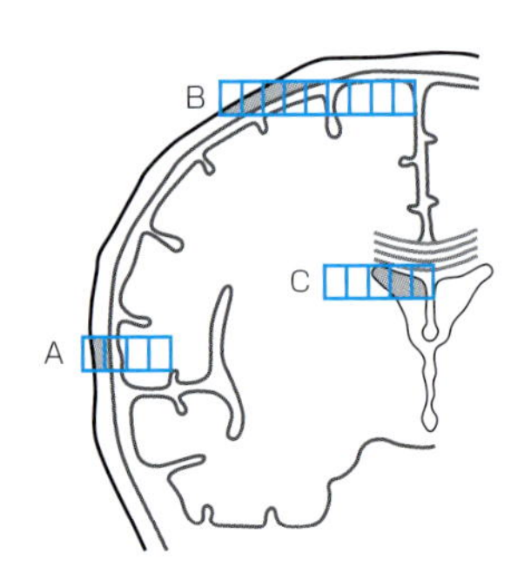

〈図 27〉 partial volume effect

【引用文献】

1）百島祐貴：ゼッタイわかる頭部写真の読み方 第3版．Ⅰ 読影の基本と画像解剖，2 CT & MRI，pp.8-10，医学教育出版，2003
2）高橋昭喜：脳 MRI 3. 血管障害・腫瘍・感染症・他．2 出血および他の血管障害 2－1脳出血 1－1高血圧性脳出血，pp.98-103，学研メディカル秀潤社，2010
3）山浦晶・他：標準脳神経外科 第9版．補助診断法 30コンピュータ断層撮影（CT），pp.121-129，医学書院，2002

【参考文献】

1）市川博雄：症状・経過観察に役立つ脳卒中の画像のみかた．医学書院，2014
2）青木茂樹・他：新版よくわかる脳 MRI．学研メディカル秀潤社，2004
3）石蔵礼一：一目でわかる脳の MRI 正常解剖と機能．学研メディカル秀潤社，2015
4）三村将・他：高次脳機能障害マエストロシリーズ ②画像の見かた・使いかた．医歯薬出版，2006

03 脳画像を活用する上で必要な基礎的な脳の解剖

一般財団法人広南会 広南病院 リハビリテーション科 総括主任　医学博士 理学療法士 阿部 浩明

脳の構造と機能

1 脳の階層構造

脳を外側から概観した図を〈図 1〉に示した．大脳の表面は神経細胞が豊富な皮質で，その深部は白質となる〈図 2〉．白質のさらに深部には基底核である被殻，淡蒼球，尾状核，視床下核，黒質が存在する〈図 2〉．さらに深部には視床などの間脳が，それより下方には脳幹である中脳，橋，延髄と続き，脊髄へと至る〈図 3〉．

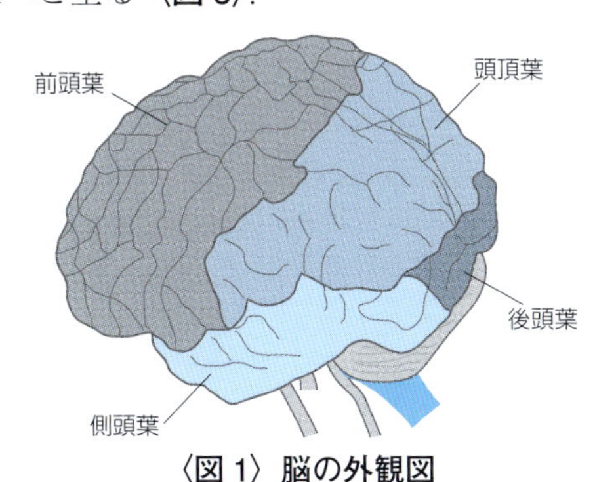

〈図 1〉 脳の外観図

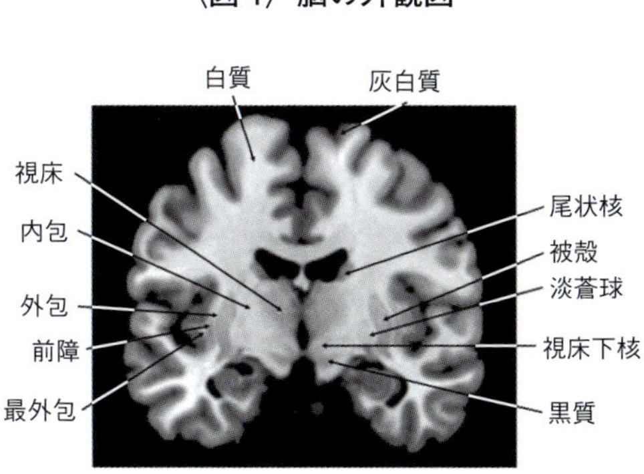

白質
灰白質
視床
内包
外包
前障
最外包
尾状核
被殻
淡蒼球
視床下核
黒質

〈図 2〉 脳の冠状断（前額断）

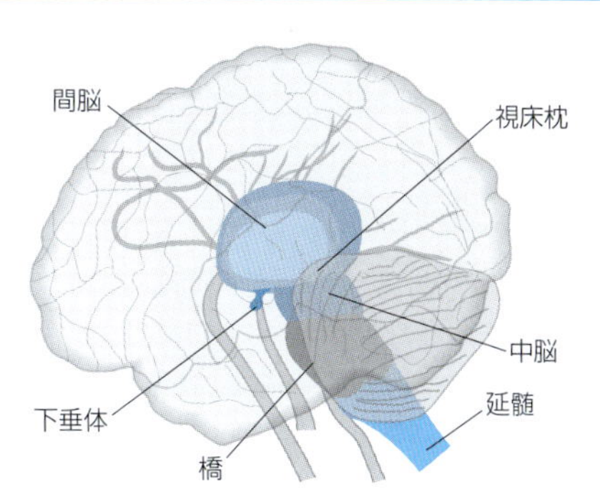

〈図 3〉 間脳と脳幹の構造

2 大脳の各葉と溝と回

大脳の各葉と溝と回は〈図 4〉〈図 5〉〈図 6〉に示す通りである．脳を外側からみた時，中央に縦長に走る明瞭な溝が中心溝であり，この中心溝によって前頭葉と頭頂葉は分けられる．中心溝の前方には中心前溝が，中心溝の後方には中心後溝が位置し，中心溝と中心前溝の間には中心前回が，同様に中心溝と中心後溝との間には中心後回が位置する．中心前回には一次運動野が，中心後回には一次体性感覚野が位置する〈図 5〉．

横に走行する明瞭な裂け目はシルビウス裂〈図 4a〉で，側頭葉と前頭葉，側頭葉と頭頂葉の一部がこれによって分けられる．このシルビウス裂をめくると島葉という大脳皮質が存在する〈図 4b〉．シルビウス裂を構成する部分を弁蓋部といい，前頭葉に区分される中心溝より前方の弁蓋部を前頭弁蓋部と呼ぶ．頭頂葉に区分される領域の中心溝より後方は頭頂弁蓋部，下方は側頭弁蓋部に該当する〈図 7〉．

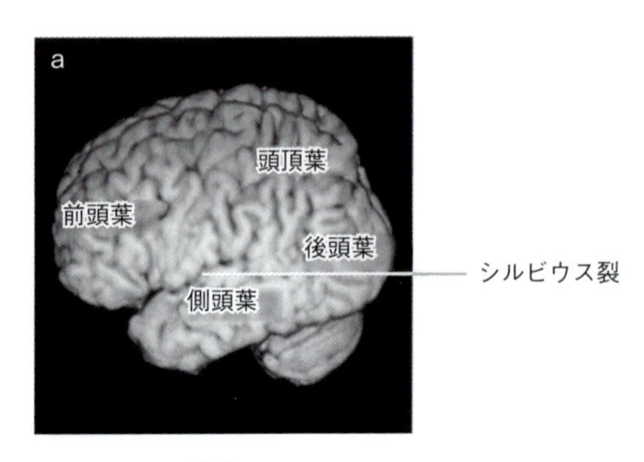

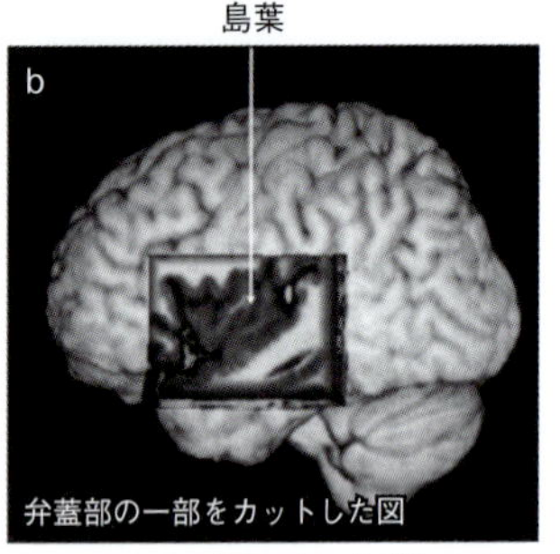

〈図 4〉 各葉の図

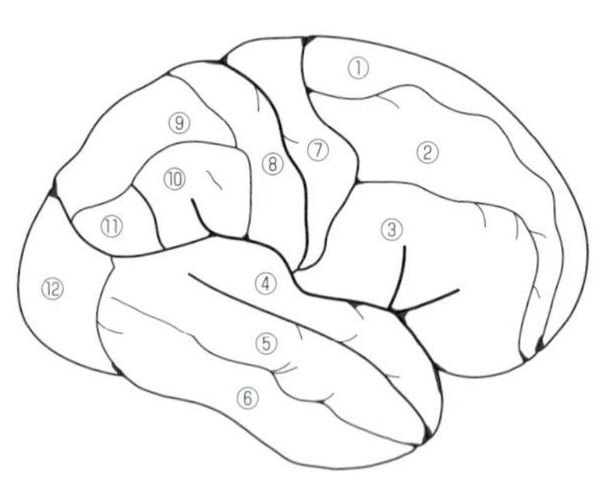

〈図 5〉 大脳の各溝と回

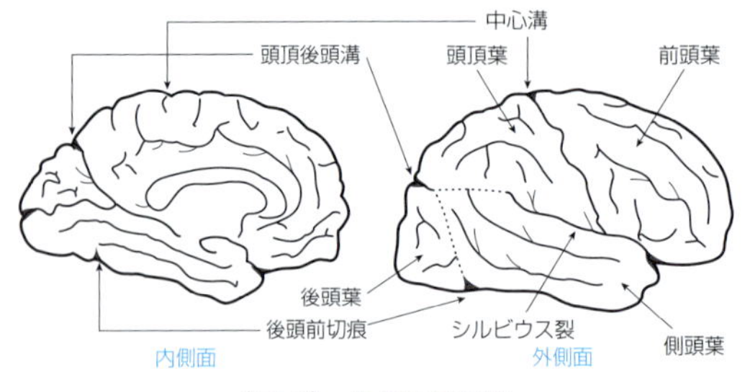

〈図 6〉 各葉の境界

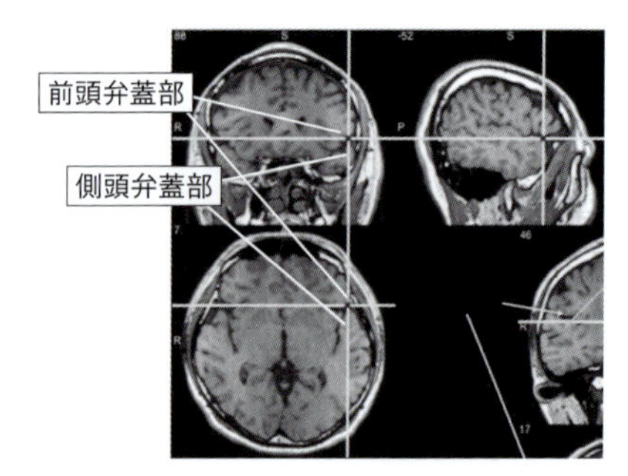

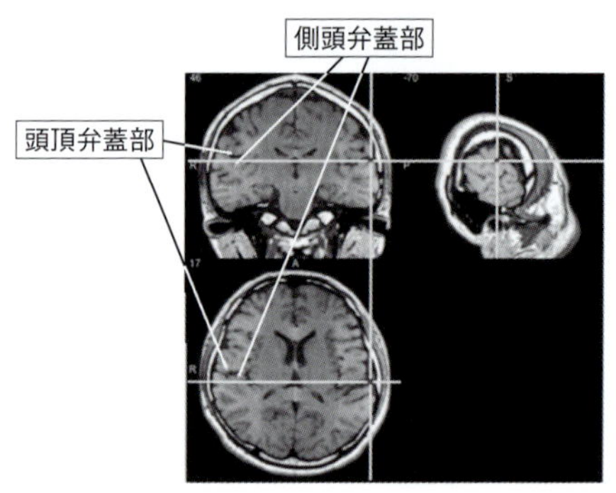

〈図 7〉 弁蓋部

前頭葉の中心前溝の前方は連合野となり，そこには前下方に放物線を描くように走行する２つの溝がある．上方の溝を上前頭溝，下方の溝を下前頭溝と呼ぶ．上前頭溝の上方は上前頭回，上前頭溝と下前頭溝との間を中前頭回，下前頭溝の下方を下前頭回と呼ぶ〈**図 5**〉．

側頭葉は前頭葉と同様に，２つの前下方に走行する溝が存在し，上側の溝を上側頭溝，下側を下側頭溝と呼ぶ．上側頭溝の上方を上側頭回，上側頭溝と下側頭溝との間を中側頭回，下側頭溝の下方を下側頭回と呼ぶ〈**図 5**〉．

頭頂葉の中心後溝の後方は連合野となり，中心後溝に接し，後方に横に走る頭頂間溝という溝があり，頭頂間溝の上方を上頭頂小葉，下方を下頭頂小葉と呼ぶ．下頭頂小葉の前方部を縁上回，後方を角回と呼ぶ〈**図 5**〉．

後頭葉の分類については，内側面から確認できる頭頂後頭溝が頭頂葉と後頭葉の境目となる．また，後頭葉と側頭葉の境目は後頭前切痕である〈**図 6**〉．

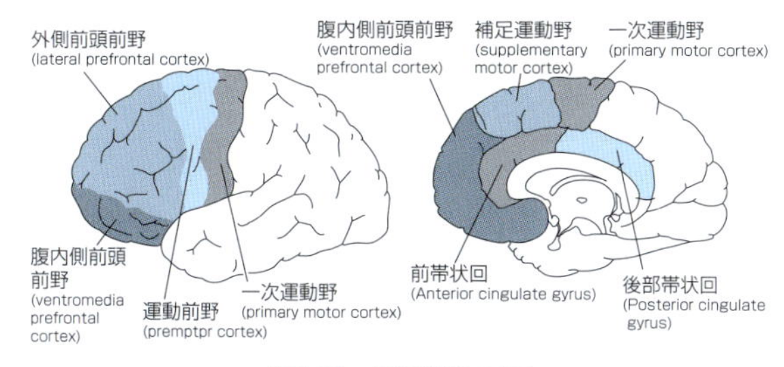

〈図 8〉 前頭葉の図

1．前頭葉

前頭葉は主に実行機能を担っており，機能的側面から前方部の外側前頭前野，腹側および内側部の腹内側前頭前野，後方の領域に分けて考えると良い**〈図 8〉**[1)]．

後方の領域は随意運動に密接に関わる領域である．前頭葉の最も後方部分は，頭頂葉との境目となる中心溝である．その中心溝の前にある中心前回には一次運動野が位置する．これは，ブロードマンの脳地図（**〈図 9〉**，以下数値で示す各野はブロードマンの脳地図に準じる）で 4 野に該当する．一次運動野は運動の最終実行を行う．この一次運動野の細胞が興奮し，それが皮質脊髄路を通じて脊髄前角細胞に伝わり，末梢の神経，筋へと伝達され随意運動がなされる．一次運動野の前方の大脳縦裂近傍の内側域には補足運動野が，外側域には運動前野が位置し，これらは 6 野に該当する．補足運動野は，①動作の自発性開始過程，②大脳皮質を介する反射の抑制（一次運動野の入・出力調整），③運動の時系列上の構成（リズム），④左右手の協調，⑤動作遂行と姿勢調節の協調，⑥連続動作の企画と構成，⑦複数動作の順序制御に関わることが知られており破壊されると，1）強制把握，2）言わず語らず，3）複数動作の順序が問題，4）他人の手徴候，5）道具の強制的使用が出現することがある．運動前野は，①感覚情報による運動の誘導，②感覚情報と運動の連合，③動作プランの形成に関わり，サルを用いた動物実験において，運動前野の損傷により**〈図 10〉**に示すような障害を示すことがある[2)]．すなわち，視覚情報を適正に使った運動の構成と誘導の障害が生じ，目標に向かって直ちに手を伸ばす動作を一旦抑制し，回り道をして少し離れた穴に手を通してから目標に到達するという過程が行えなくなったという．その他，運動に関わる系としては下前頭回には 45,44 野があり，これらは発語に深く関わるブローカ野に該当する．また 8 野の前頭眼野は眼球運動に関わる．

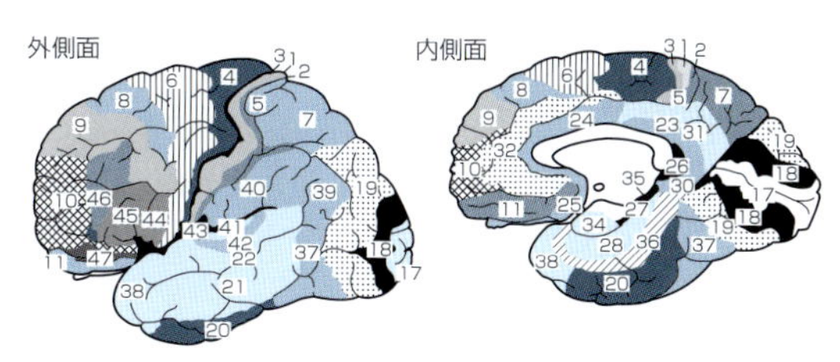

〈図 9〉 ブロードマンの脳地図

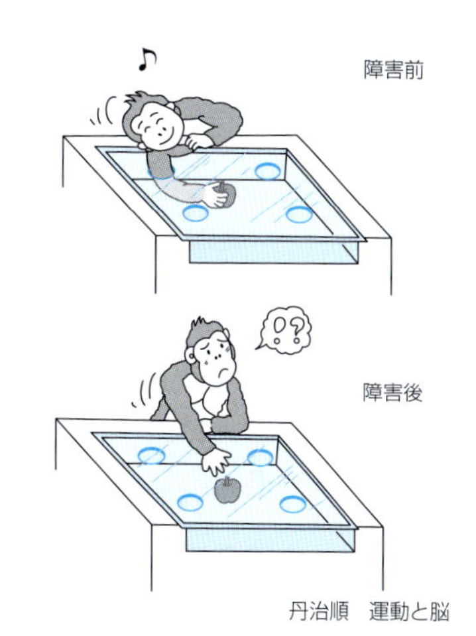

〈図 10〉 運動前野欠落症状を知るためのサルの実験

前方には外側前頭連合野があり，前頭極（10 野），前頭前野背外側部（9,46 野）などがそれにあたる．これらは統合機能に関わっている．すなわち，認知，予測，計画，注意や判断に関わる．腹内側前頭前野には眼窩前頭野（11 野），前帯状皮質（32,24,23 野），下前頭前野（47 野）などが該当し，辺縁系と密接に関わりながら意欲や情動を制御している．

眼窩前頭野の損傷によって脱抑制が生じることがあり，共感能力の欠如，社会的対話の欠如，経済感覚の欠如，賭博への衝動，アルコールやタバコの過剰摂取，衝動的決断，過度の悪態，性欲過多などが出現する．その他，理学療法士が関わることの多い前頭葉の損傷による高次脳機能障害としては，自発性の低下や遂行機能障害，注意障害，発語失行や非流暢性失語などがある．

2．側頭葉

側頭葉は内側面に海馬や海馬傍回，扁桃体があり大脳辺縁系の一部をなす．外側には上部の上側頭回に一次聴覚野（41,42 野，横側頭回に該当）やウェルニッケ野（22 野の後方 1/3 に該当）があり，聴覚情報の処理に関与する．一方，中側頭回や下側頭回には後頭葉からの視覚情報が伝わり，物体の形態や色の視覚的な認識に関わる．ブロードマンの 37 野は紡錘状回に該当し，顔の認識に関わっているとされ，この領域の右側損傷などによって相貌失認が生じることがある．側頭葉の損傷によって出現する高次脳機能障害としては内側系の海馬を中心とした損傷により記憶障害が，後頭葉からの視覚系の経路上の損傷によって視覚系の失認である相貌失認や物体失認，地誌的失認などが生じる．また，上側頭回後方の損傷によって優位半球では流暢性失語が，非優位半球では半側空間無視などが生じる．一次聴覚野の損傷によっては環境音失認，そして両側の聴覚野の損傷では皮質聾が出現することが知られている．

3．頭頂葉

頭頂葉は前頭葉とも側頭葉とも後頭葉とも接し，様々な感覚情報を認知し統合する連合野（頭頂連合野）を持つ領域である．それゆえ高次脳機能障害が出現する頻度は高い．まず，後頭葉との連絡では，後述する一次視覚野（17 野）で処理された情報が高次の視覚野（18,19 野）を経て，頭頂葉に伝わり，頭頂連合野で空間的な情報処理が行われる．チンパンジーを用いた損傷実験では損傷後に位置情報を正確に把握できなくなったという．頭頂葉の最前部は中心溝のすぐ後方に位置する中心後回となる．中心後回には一次体性感覚野（3,1,2 野）が存在する．ここで処理された情報は，一部は二次体性感覚野へ，そしてその後方の頭頂連合野である 5 野，さらに 7 野に送られ，より高次の情報処理がなされる．頭頂連合野は頭頂間溝にて上頭頂小葉と下頭頂小葉に分けられ，上頭頂小葉はブロードマンの 5 野と 7 野に該当し，下頭頂小葉は 40 野と 39 野に該当する．40 野は縁上回に，39 野は角回に該当する．上頭頂小葉はより体性感覚情報の処理に関わり，一方の下頭頂小葉はより視覚的な情報の処理に関わるという．優位半球であれば失行（肢節運動失行は中心溝近傍，観念失行は頭頂後頭移行部，観念運動失行は前述の 2 つの経路上の損傷によるものと推察された．ただし，異なるとする見解もある），失読，失書，ゲルストマン症候群，劣位半球では半側空間無視，身体失認，病態失認（島葉や前頭葉も関与する）などが出現する．

4．後頭葉

後頭葉の後方内側には鳥距構があり，その周辺に一次視覚野（17 野）がある．網膜で捉えた視覚情報を視神経，視交叉，視索，視床の外側膝状体（視床枕から二次視覚野）を経て，視放線が投射され一次視覚野に到達する．一次視覚野は視覚情報を処理し，さらにその情報は二次視覚野や三次視覚野となる視覚前野（18,19 野）へ伝わる．片側半球の一次視覚野は対側の空間の視覚情報を扱っている．よって，片側半球（一次視覚野やその視覚情報を伝える経路）が損傷した場合には損傷半球と対側の半盲が生じる．鳥距溝の上側の一次視覚野を上唇と呼び，下側を下唇と呼ぶ．上唇は下方の視野 1/4 を，逆に下唇は上側の視野 1/4 を捉えるので，上唇のみの損傷の場合，対側の下側の視野 1/4 が欠損することになる．視覚情報は前述した頭頂葉へ向かう背側経路（位置の識別に関わるため where の経路とも称される）と側頭葉の中側頭回（21 野）や下側頭回（20 野）へ向かう腹側経路（物体が何であるかを識別するので what の経路とも称される）に至り高次の視覚情報の処理がなされる．後頭葉の損傷後に出現する高次脳機能障害は視覚に関わるものが多く，視覚失認，相貌失認，色彩失認，バリント症候群，純粋失読などの出現が知られており，両側の一次視覚野の損傷は皮質盲を引き起こす．

【引用文献】
1）森岡周：私たちはどこから来たのか．神経生物学入門．pp.1-23, 協同医書出版社，2013
2）丹治順：運動前野．脳と運動．pp.47-58, 共立出版，1999

【参考文献】
1）森岡周：リハビリテーションのための神経生物学入門．共同医書出版，2013
2）久保田競：学習と脳．サイエンス社，2007
3）酒田英夫：頭頂葉．医学書院，2006
4）坂井建雄・河田光博：プロメテウス解剖学アトラス 頸部／神経解剖．医学書院，2014
5）森惟明・鶴見隆正：PT・OT・ST のための脳画像のみかたと神経所見　第 1 版．医学書院，2010
6）山口武典・岡田靖：よくわかる脳卒中のすべて．永井書店，2006

04 脳画像の水平断面

一般財団法人広南会 広南病院 リハビリテーション科 総括主任　医学博士 理学療法士 阿部 浩明

OM line（眼窩外側縁と外耳孔を結ぶ線）に平行なスライスで撮像した場合に観察される主な脳解剖と MR 画像を〈図 1 ～ 9〉に示した．

延髄のスライス

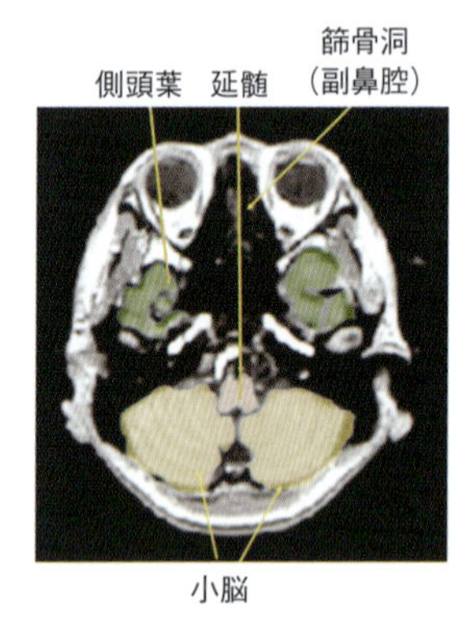

〈図 1〉延髄のスライス

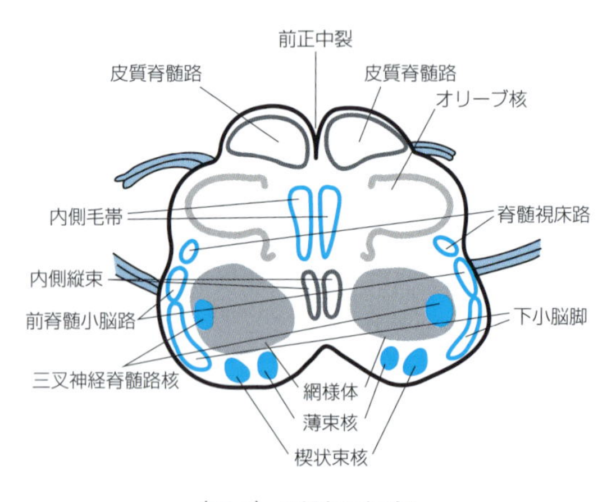

〈図 2〉延髄の解剖

このスライスでは，前方に眼球が確認できる．両眼球の間の低信号域は副鼻腔であり，篩骨洞などが確認できる．その後方に延髄が位置し，その後方には小脳が位置する〈図 1〉．延髄の前外方に左右の側頭葉の底面が位置する．〈図 2〉には延髄のスライスの解剖を図示したものを提示した．延髄の前方には前正中裂がありその両隣には突起するように錐体が位置し，その部位を皮質脊髄路が通過する．その後外側方にはオリーブ（その深部に下オリーブ核が位置する）が位置している．正中部には内側毛帯が通過し，外側に脊髄視床路が通過する．その後方には，前脊髄小脳路，下小脳脚（後脊髄小脳路）が，その内側には三叉神経脊髄路核が位置する．後方には延髄網様体が位置し，さらに後方に薄束核，楔状束核が位置する．

橋のスライス

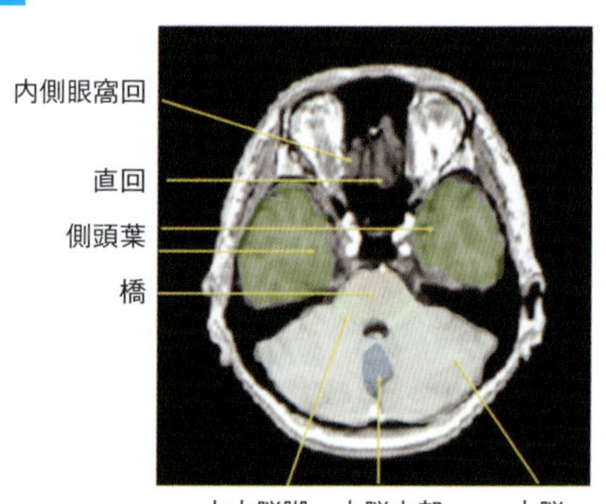

〈図 3〉橋のスライス

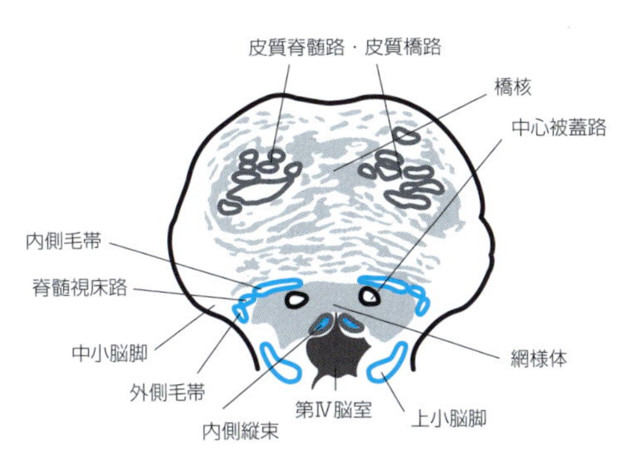

〈図 4〉 橋の解剖

このスライスでは前方に眼球の上端部が確認できる. 両眼球の間には前頭葉の最下面(直回や内側眼窩回に該当) がみえる. その後外側には両側の側頭葉がみえる. 後方には小脳が位置する. 中央やや後方に小脳と結合している橋が確認できる〈図 3〉.〈図 4〉に橋の解剖を示した. 橋の前方を橋底部と呼ぶ. 橋底部には皮質脊髄路や皮質橋路が通過する. 橋底部には橋核が存在し, 大脳皮質からこの橋核へ向けて下降する皮質橋路がここでシナプスする. その後に, 対側の小脳へ向けて橋小脳路が走行し大脳皮質からの情報が小脳に伝達される. 橋小脳路はこのスライスで横方向に走行し, この部分は横橋線維と呼ばれる. 前述の通り, それらの線維は対側の小脳に連絡するが, その過程で中小脳脚を経由する. 中小脳脚は橋と小脳を結ぶ太い線維束であり, 橋腕とも呼ばれる. 横に走行する横橋線維に対して, 縦に走行する皮質脊髄路や皮質橋路は橋縦束と呼ばれる. 橋の後方には第Ⅳ脳室が位置し, 第Ⅳ脳室の前方で橋底部の後方にある部位が橋被蓋部である. 橋被蓋部には内側毛帯, 脊髄視床路, 橋網様体があり, 第Ⅳ脳室の後方には小脳が確認できる. 第Ⅳ脳室の側方には上小脳脚が位置する. この上小脳脚は対側の視床や後外側核に向かい (一部は赤核を経由), 一次運動野や運動前野に投射される.

中脳のスライス

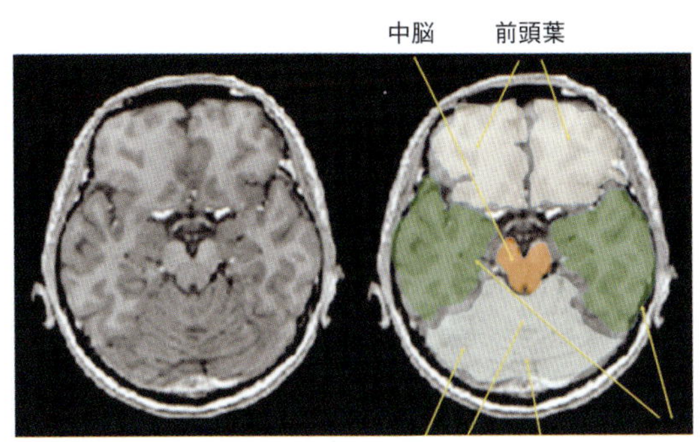

〈図 5〉 中脳のスライス

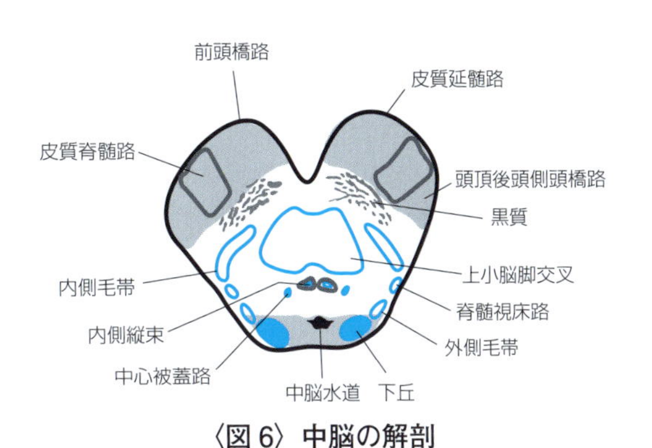

〈図 6〉 中脳の解剖

このスライスでは中脳がほぼ中央に確認され, それはあたかもミッキーマウスのような形をしている〈図 5〉. 中脳の解剖を〈図 6〉に示した. ミッキーマウスの耳に当たる部分が大脳脚である. 大脳脚には内側から前頭橋路, 錐体路 (皮質脊髄路・皮質延髄路), 後頭・側頭橋路が通過する. 大脳脚の後方に黒質が位置する. ミッキーマウスの口の部分にあたる部位に中脳水道が位置する. 大脳脚の後方から中脳水道までは中脳被蓋, 中脳水道より後方は中脳蓋であり, 中脳蓋の部分は上丘, 下丘からなる四丘体である. 脊髄視床路や内側毛帯, 中心被蓋路, 外側毛帯は中脳被蓋の領域に位置する. ちょうど中脳被蓋の中心部で上小脳脚は交叉するが, その部分を上小脳脚交叉と呼ぶ. 中脳の左右には側頭葉が位置し，前方には前頭葉，後方には小脳の山頂，山腹が確認できる．

基底核スライス

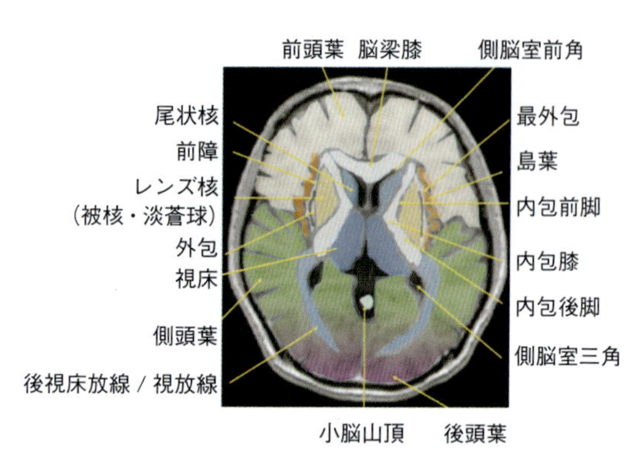

〈図 7〉 基底核のスライス

このスライスでは前方に前頭葉が，側方に側頭葉が，それより後方に後頭葉が確認できる．前頭葉と側頭葉の境界は側方に確認されるシルビウス裂により明瞭に区分される〈**図 7**〉．シルビウス裂の内側には島葉が確認される．島葉の位置と前頭葉，側頭葉，頭頂葉とそれらの弁蓋部との位置関係については 03 項の〈**図 4**〉を参照されたい．この部分を水平断したものがこのスライスである．島葉の内側には最外包，前障，外包が順に位置し，さらにその内側にレンズ核（被殻，淡蒼球）が位置し，さらにその内側に，内包が位置する（03 項の〈**図 2**〉）．内包後脚の内側のやや後方に左右一対あるのが視床である．視床とレンズ核に挟まれるのが内包後脚で，側脳室前角の側方にある尾状核頭部とレンズ核に挟まれるのが内包前脚である．くの字に曲がる部分を内包膝と呼ぶ．中央前方にＹ字型にみえる低信号域が脳室で前方のあたかもカブトムシの角のようにみえる部分が側脳室の前角である．側脳室の前方には脳梁膝がみえる．視床の後外側の低信号域は側脳室三角（最後部は側脳室の後角）である．側脳室三角の外側には後頭葉に向かって走行する後視床放線が位置し，その最下端部が視放線である．

側脳室体部のスライス

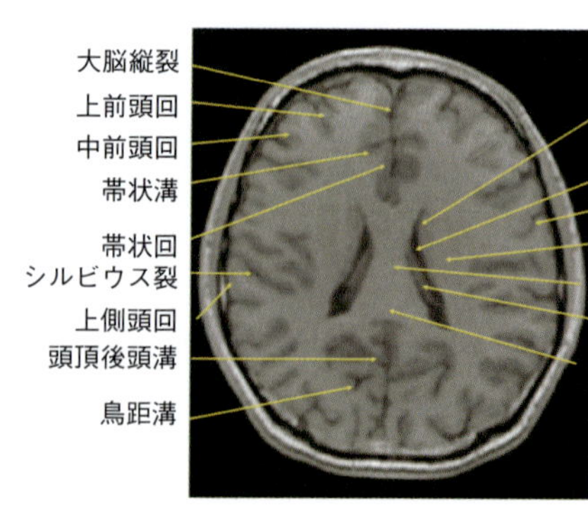

〈図 8〉 側脳室体部のスライス

このスライスでハの字にみえるのが側脳室体部である〈**図 8**〉．この内側に脈絡叢がみえる．このスライスでは尾状核の体部の一部がわずかにみられるものの，他の基底核は既にみえず表面の皮質が灰白質でその下はすべて白質となる．左右の大脳半球を結ぶ脳梁（膨大部・脳梁体部）が確認でき，連結している様子が確認できる．前方には上前頭回，その側方に中前頭回が確認できる．さらに外方に中心溝，シルビウス裂，上側頭回が確認できる．深部の側脳室体部の側方には放線冠が位置する．大脳縦裂を前方からたどると帯状溝が確認できる．そのすぐ後方が帯状回となる．その後方には脳梁が位置し，前方から脳梁体部，脳梁膨大（このスライスでは上端の部分）となる．後方の大脳縦裂近傍には頭頂後頭溝が，その後方に鳥距構が確認できる．

中心溝・頭頂部のスライス

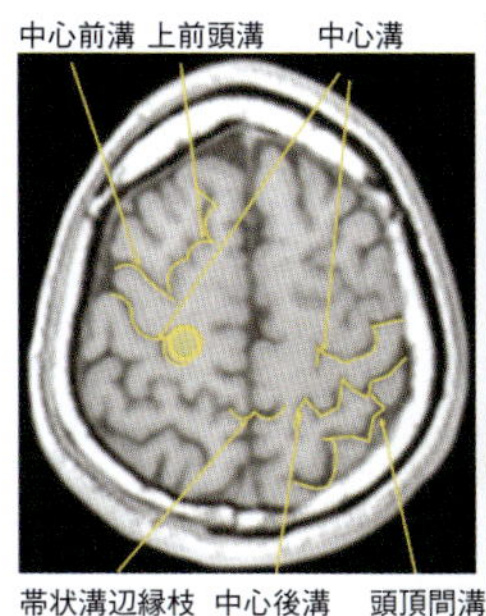

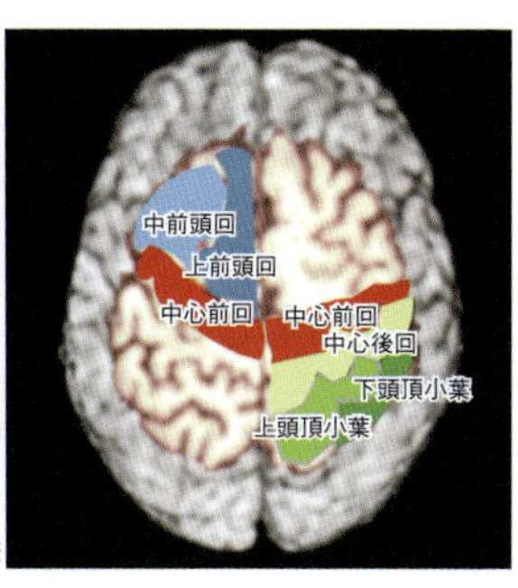

〈図 9〉中心前回と中心後回, 上前頭回, 中前頭回, 上頭頂小葉, 下頭頂小葉の同定

このスライスでは中心溝が確認できる〈**図 9**〉. 中心溝は他の溝と交わらず, pre-central knob と呼ばれる逆Ω状にみえる部位を伴う溝をみつけ出す. 中心溝の前方にある中心前溝は上前頭溝と交わる. 上前頭溝の内側が上前頭回, 外側が中前頭回となる. 中心前溝と中心溝の間が中心前回である. 中心溝の後方にある中心後溝は頭頂間溝と交わる. 頭頂間溝より外後側は下頭頂小葉で, 内側は上頭頂小葉となる. 中心溝と中心後溝の間が中心後回である. 中心溝と中心前溝との間にある溝が中心前回であり, 中心溝は他の溝と交わらない.

【参考文献】

1) 高橋昭喜：脳 MRI　1. 正常解剖. 学研メディカル秀潤社, 2005
2) 青木茂樹・他（編）：これでわかる拡散 MRI　第3版. 学研メディカル秀潤社, 2013

05 神経線維の走行

一般財団法人広南会 広南病院 リハビリテーション科 総括主任　医学博士 理学療法士 阿部 浩明

画像データの解析には増谷佳孝氏により開発された拡散MRI解析ソフトウェア「dTV」を用いた．dTVは以下のURL：http://www.medimg.info.hiroshima-cu.ac.jp/dTV.II.15g/index.html より入手可能である．

また，各水平断面上における神経線維の走行を同ソフトを使用して構成し，カラーマップで示した．

各種神経線維の走行

1 鉤状束の走行

鉤状束は前頭葉の底面と側頭極を結ぶ鉤のように曲がって走行する神経線維束である〈図1〉．背側と腹側の2つの成分に分けられ，腹側の成分は前頭葉の眼窩回と側頭極を連絡し，背側の成分は中前頭回付近と側頭葉前外側部と連絡して，下後頭前頭束と合流する[1]．

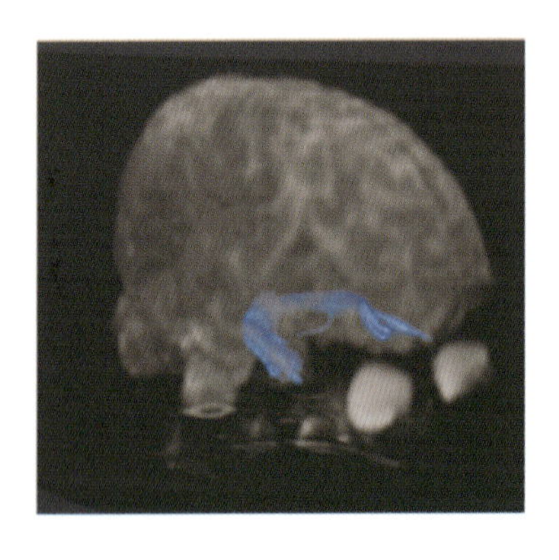

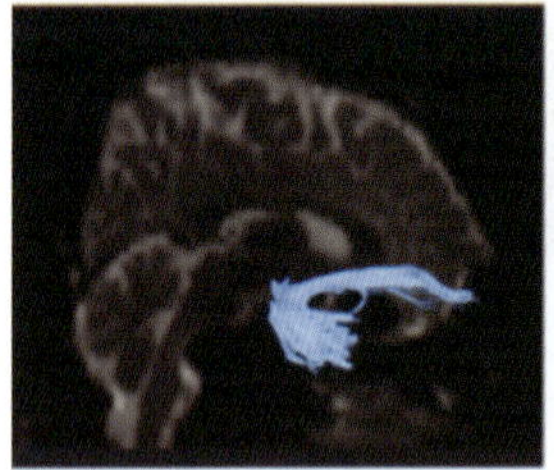
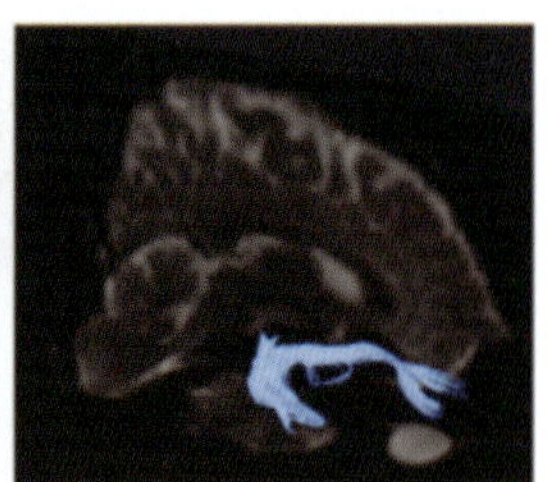

側方から

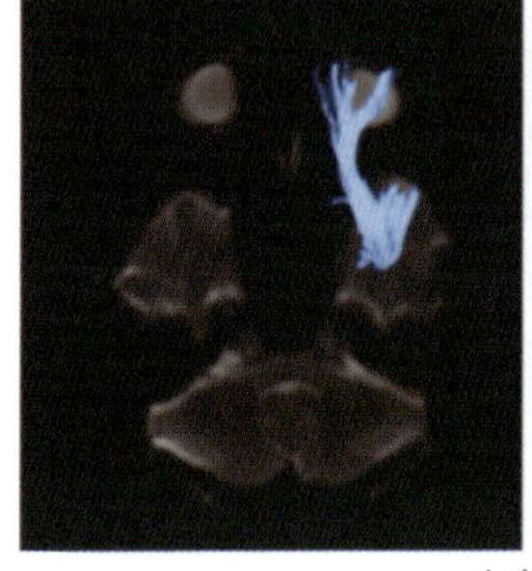
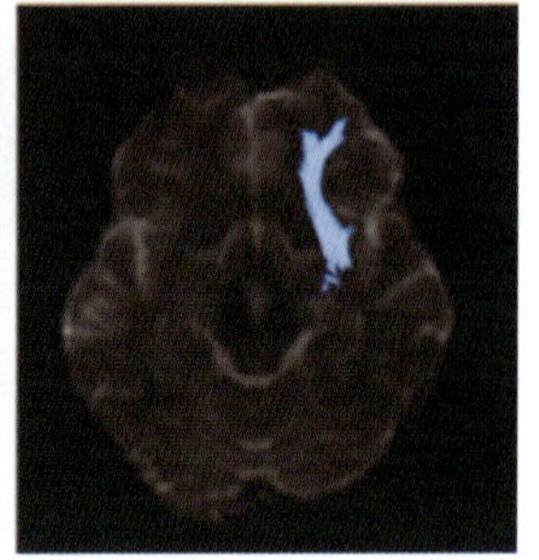

上方から

〈図1〉 鉤状束の走行

2 上縦束の走行

下・中前頭回から起こり，島上端の内側で前障の上縁に沿って後頭葉に向かい[1]，前後方向に長く走行して，前頭葉，頭頂葉，側頭葉，後頭葉を連絡する．その下部は弓状に曲がって側頭葉に向かうため前後左右ともに長く走行する線維である〈図2〉〈図3〉．一部は外包と最外包の形成にあずかる．

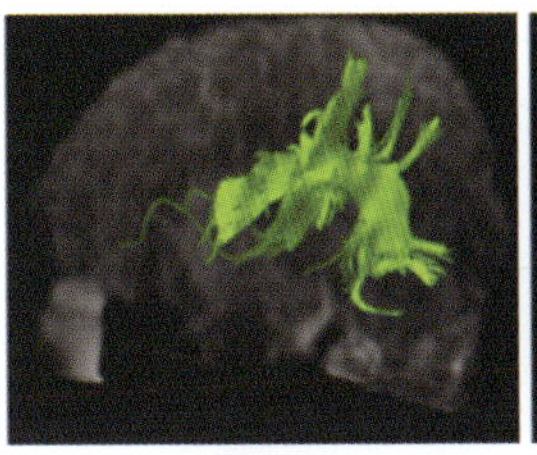

側方から

側方から

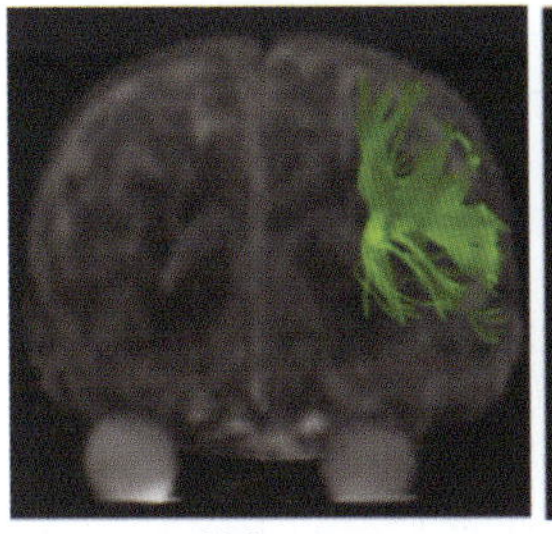

前方から

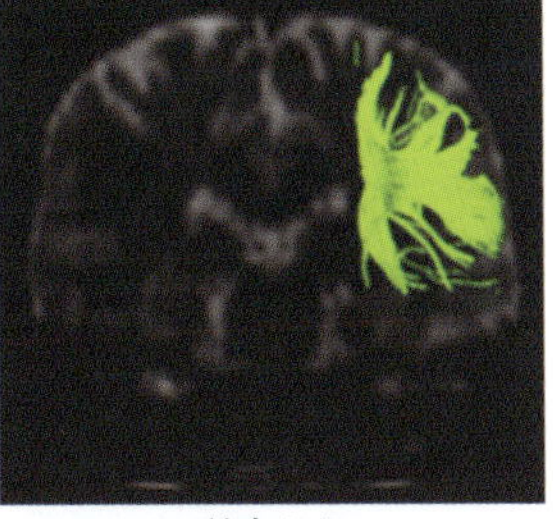

前方から

〈図 2〉 上縦束の走行

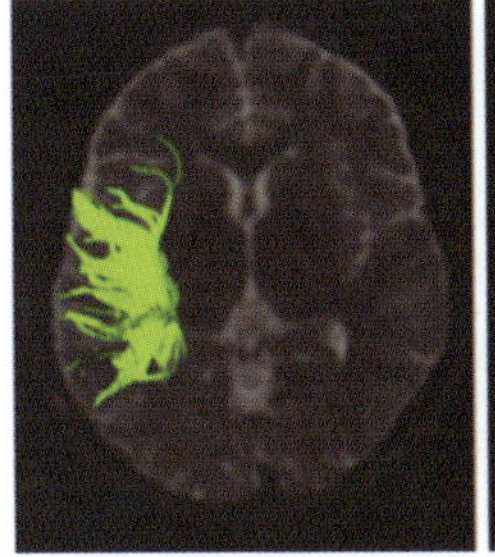

基底核
スライス

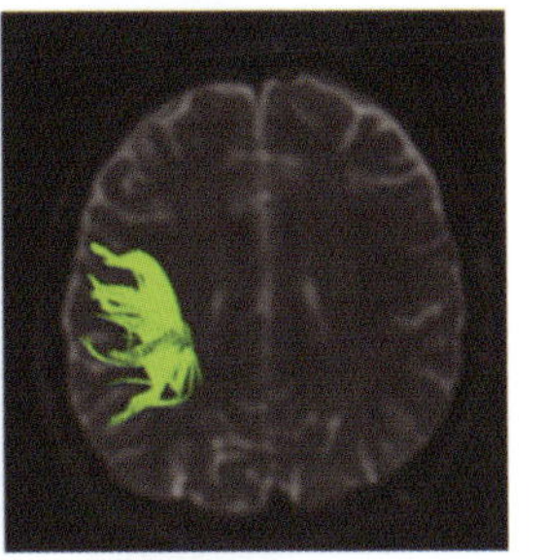

側脳室体部（上部）
スライス

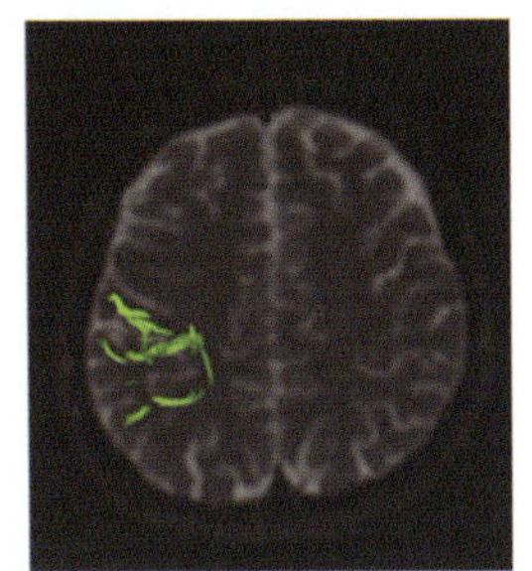

半卵円中心
スライス

〈図３〉 上方からみた上縦束の走行

3 弓状束の走行

弓状束は前述の上縦束の最下端部となる．下前頭回から起こり弓状に曲がって上側頭回に向かう．感覚性言語野と運動性言語野を連絡している〈図 4〉．上縦束との明確なる区分は難しい．

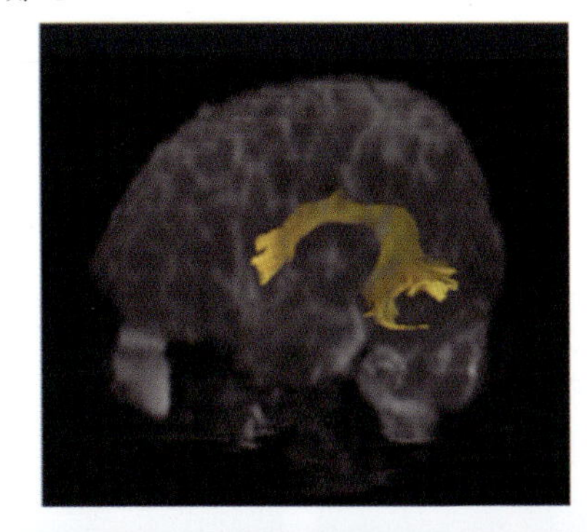

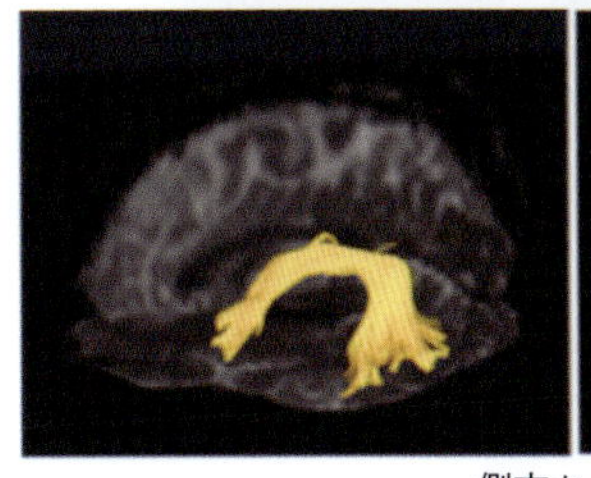

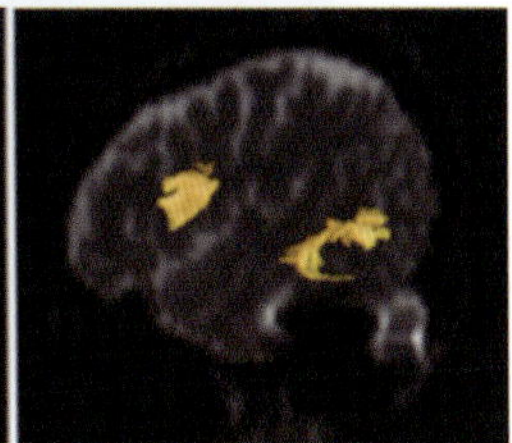

側方から

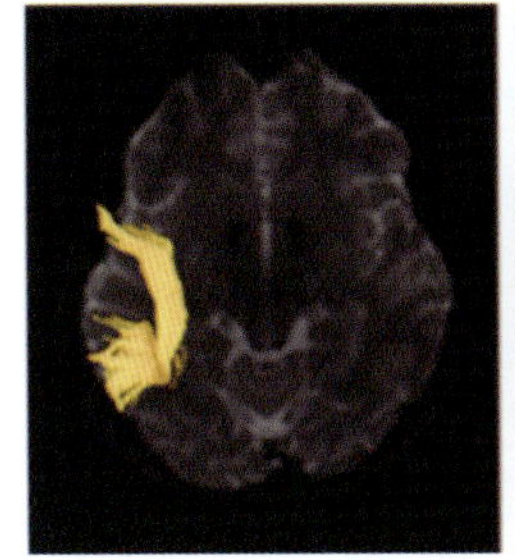

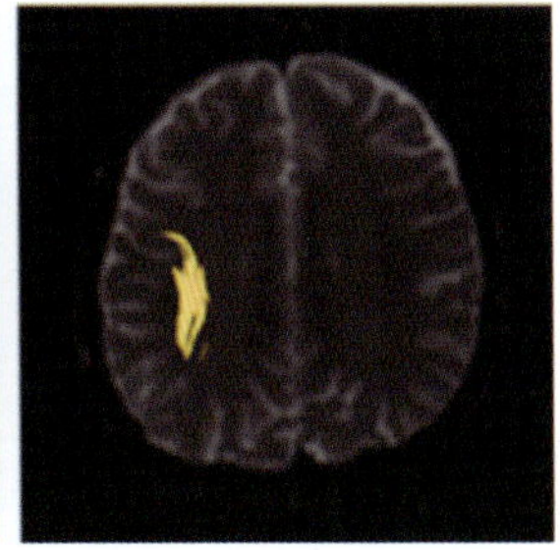

上方から

〈図 4〉 弓状束の走行

4 帯状束の走行

大脳の内側を帯状回や海馬傍回の深部を脳梁に沿うような形で走行する〈図 5〉.

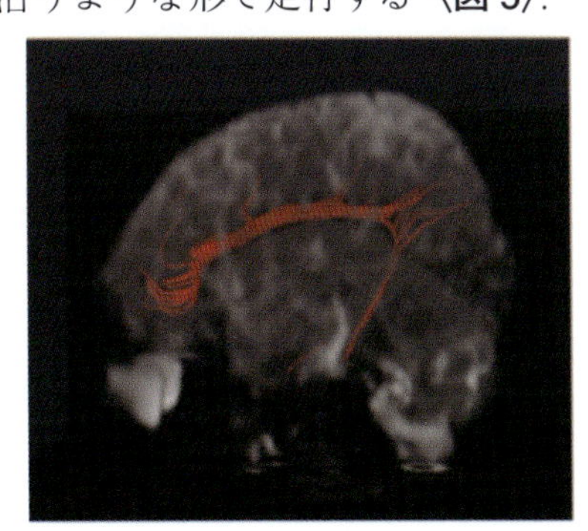

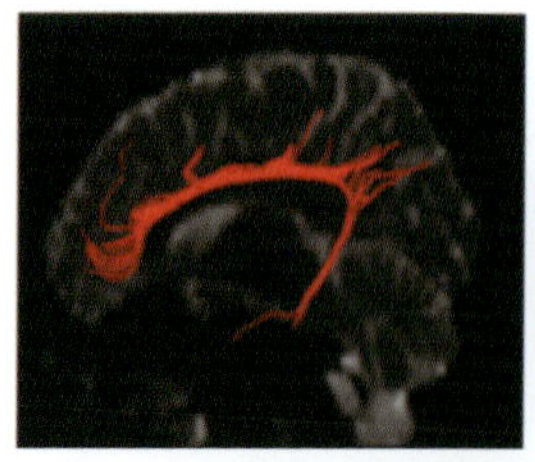

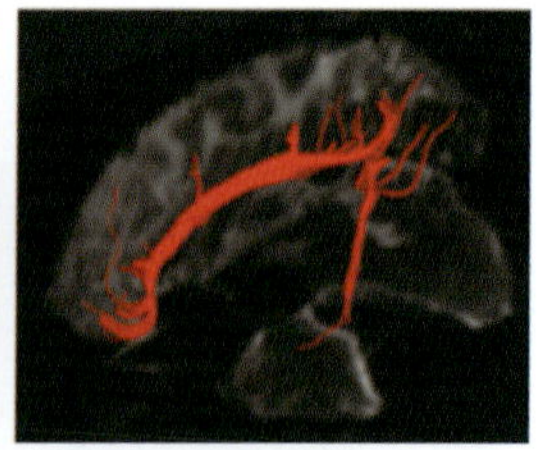

側方から

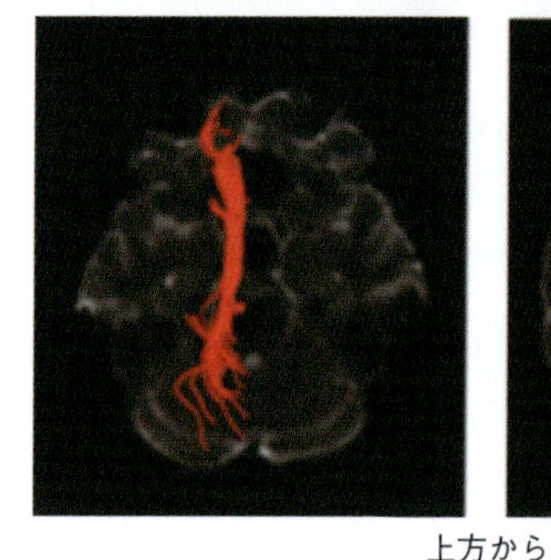

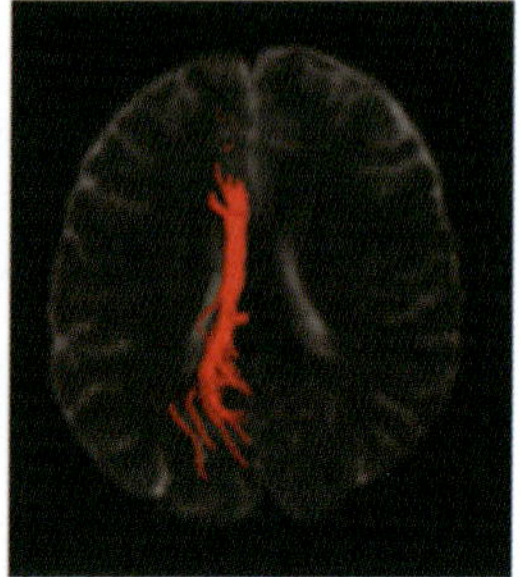

上方から

〈図 5〉 帯状束の走行

5 脳梁の走行

左右の半球を結ぶ線維束でその線維は前後左右に広く走行する〈図 6〉.

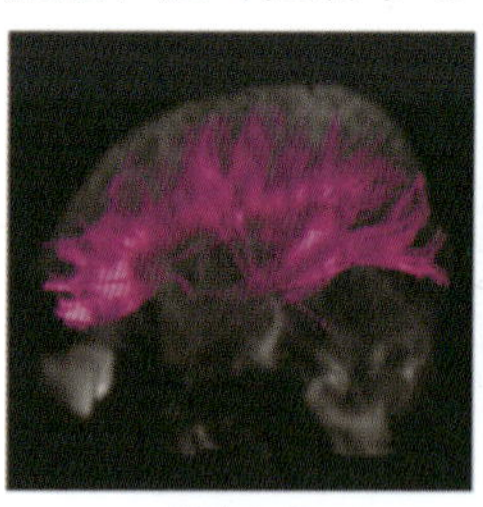

側方から

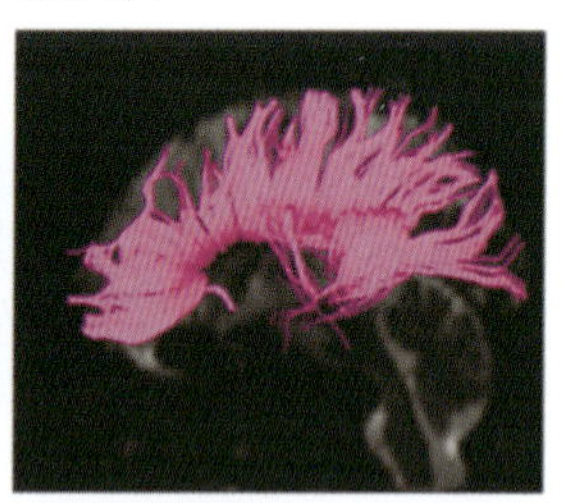

側方から

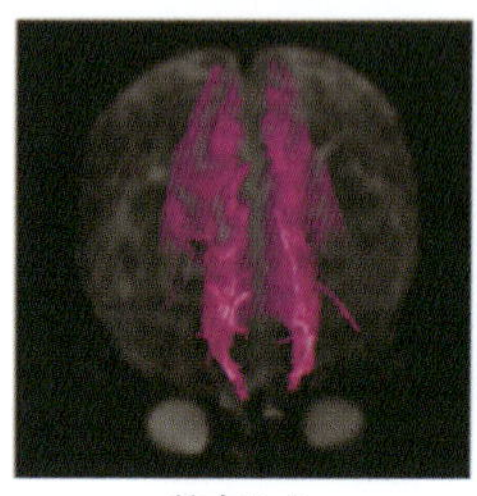

前方から

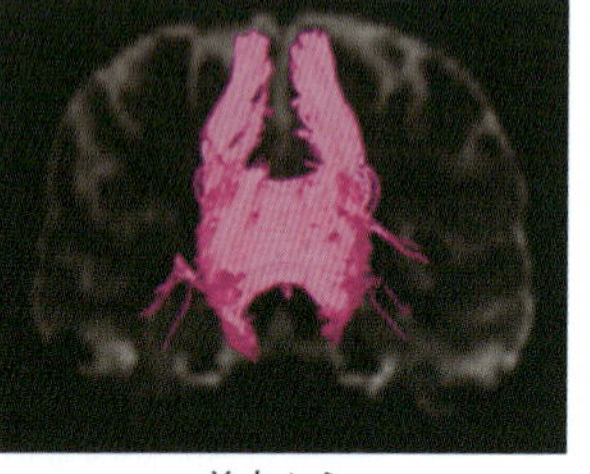

前方から

〈図 6〉 脳梁の走行

6 放線冠

放線冠とは内包を通過して大脳皮質へ（あるいは大脳皮質から）投射する線維束のことを指す．扇状に広がっている様子が〈図 7〉で確認できる．皮質脊髄路も感覚路も視放線も皮質橋路も放線冠の一部に該当する〈図 8〉.

感覚路　皮質脊髄路　上視床放線
後視床放線
前視床放線
皮質橋路
側方から

〈図 7〉 放線冠の走行

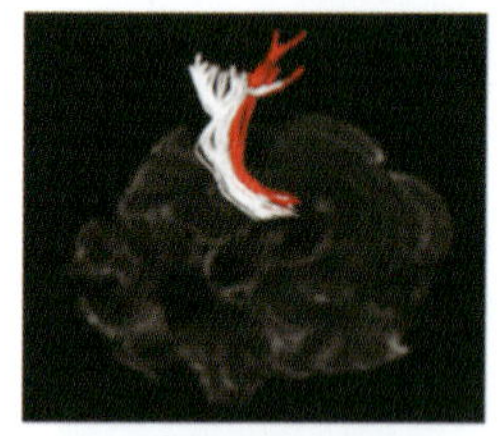

中脳スライス

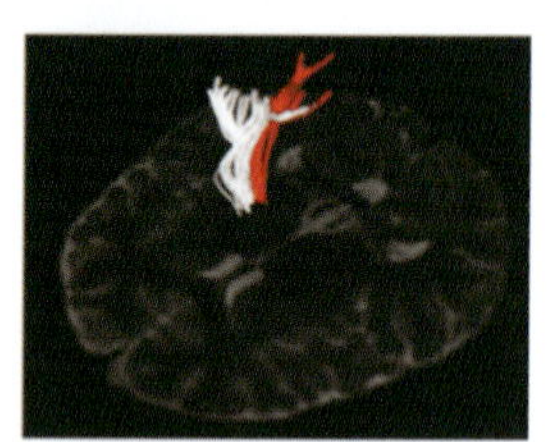

基底核スライス

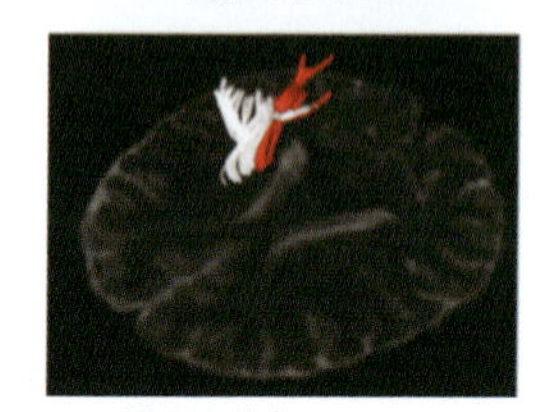

側脳室体部スライス

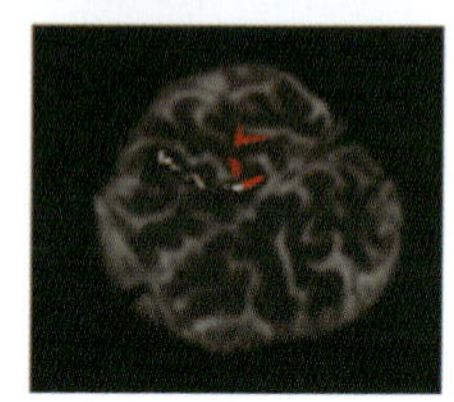

中心溝・頭頂部スライス

〈図 8〉 各スライスにおける皮質脊髄路（白）と感覚路（赤）の走行

7 皮質脊髄路

皮質脊髄路は中心前回から放線冠を経て，内包後脚，中脳大脳脚，橋底部，延髄錐体を通過し，錐体交叉して対側の脊髄前角へ至る〈図 8〉.

8 感覚路（脊髄視床路，内側毛帯路）

脊髄を上行してきた感覚路は交叉する場所が異なるが，橋より上部のスライスでは内側毛帯路が通過する部位のすぐ外側に，脊髄視床路が走行する．橋では橋網様体，中脳では被蓋部を通過し，視床の後外側腹側核に至り，そこでシナプスして，内包の後脚を通過し，放線冠を経て中心後回に向けて投射があ

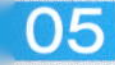

る〈図 8〉.

9 下前頭後頭束

前頭葉と後頭葉を結び，外包底部でレンズ核と，鉤状束の間を通る[1]．下前頭後頭束と上縦束は外包と最外包の形成にもあずかる[1]〈図 9〉．トラクトグラフィでは鉤状束と下縦束と接し走行するようにみえる．

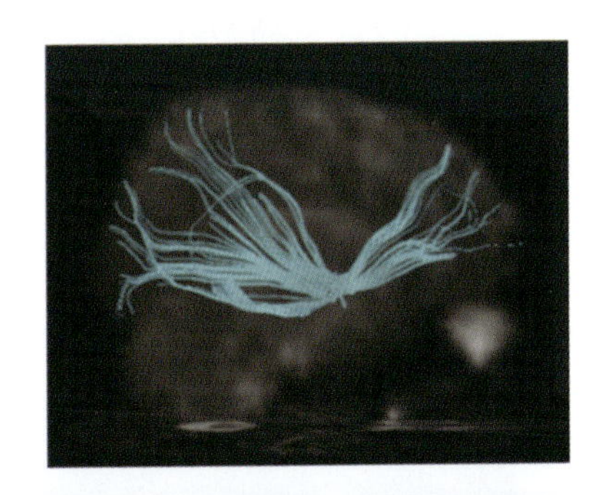

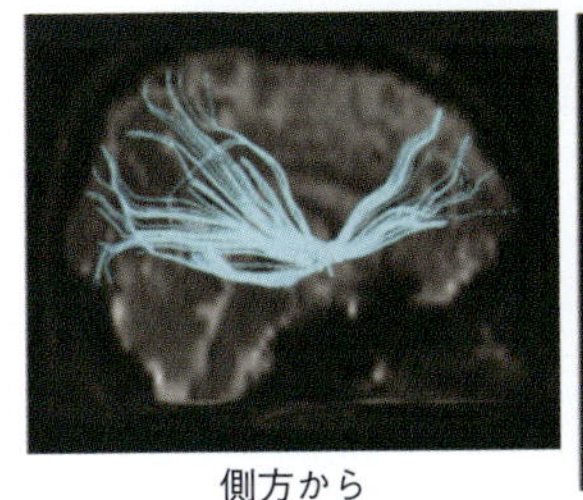

側方から

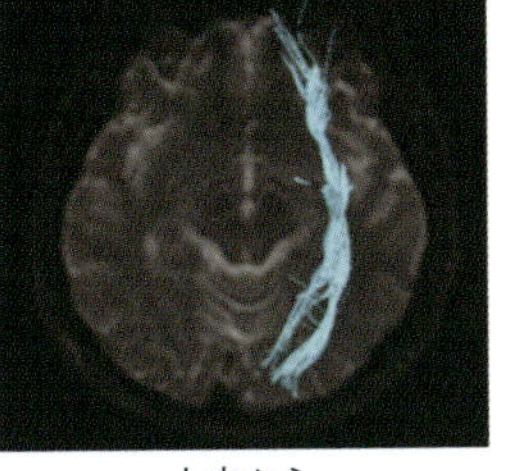

上方から

〈図 9〉 下前頭後頭束の走行

10 下縦束

側頭葉前部から起こり側脳室下角・後角の外側を通って後頭葉後端に達する[1]．側脳室三角・後角の外側では，視放線と接し，下前頭後頭束と接する〈図 10〉.

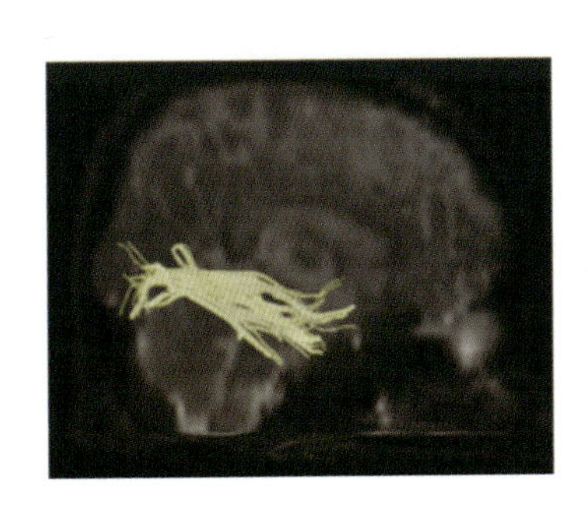

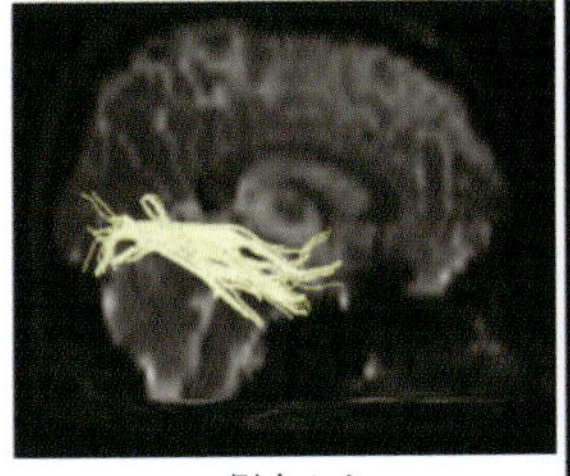

側方から

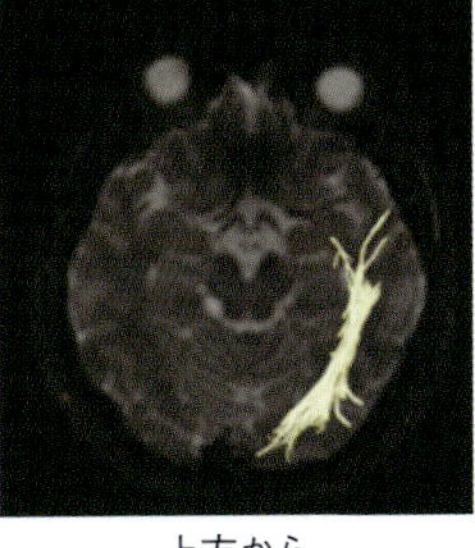

上方から

〈図 10〉 下縦束の走行

11 上前頭後頭束

前頭葉と頭頂葉や後頭葉を連絡する線維束で，前頭葉から起こり，側脳室体部の上外側角に接して，脳梁下方で尾状核体部の上外側，放線冠の内側を前後に走る．放線冠によって，上縦束と分けられる[1]．トラクトグラフィでは後頭葉というより，主に頭頂葉に投射するように観察され，側脳室体部の側壁に平行な走行が観察されるが，それより後方から後頭葉には追跡できない〈図 11〉.

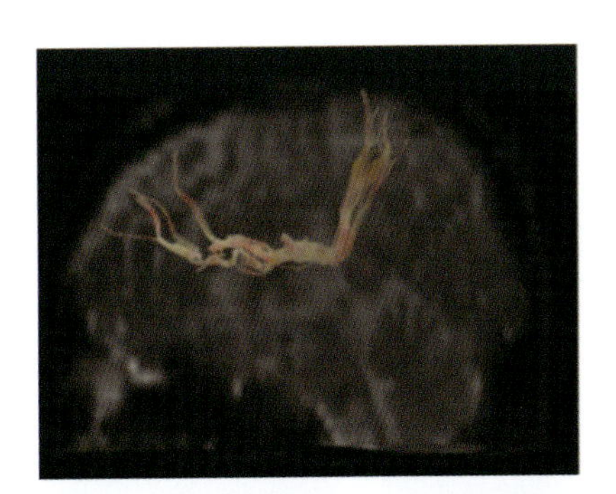

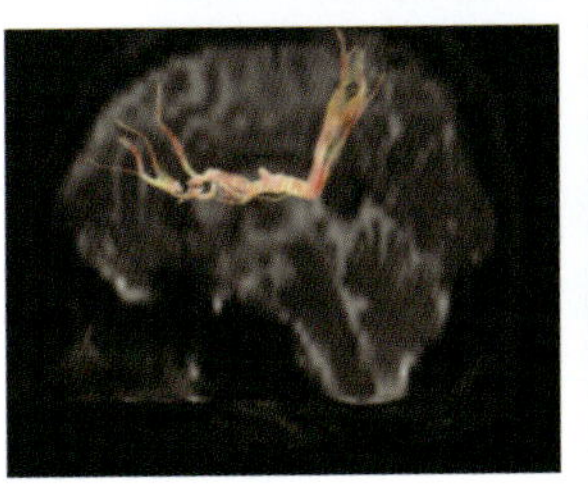

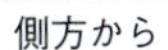

側方から

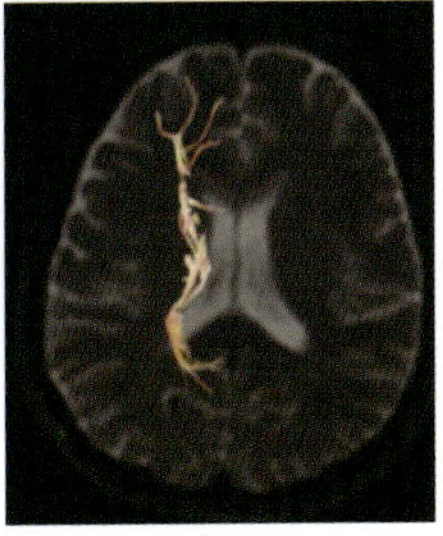

上方から

〈図 11〉 上前頭後頭束の走行

各水平断面における神経線維の走行

拡散異方性を表すカラーマップを用いて，神経線維の走行を示した．このカラーマップはFA（fractional anisotoropy）値をもとに構築されていて，はっきりと色が表現される部分はFA値が高い領域である．逆に脳脊髄液が存在する脳室などは黒く写り，FA値が低いことを示している．FA値とは，水分子拡散の異方性（異等方性）を示したもので，脳脊髄液など水分子が自由に等方性に拡散する場合にはFA値は0に近づく．神経線維が豊富な領域では，水分子が神経線維に沿って拡散するため異等方性拡散となり，異等方性が強いほどFA値は1に近づく．脳梁や内包などは明瞭な色となる．赤色は左右・右左方向に走行する線維を，青色は上下（頭尾）・下上（尾頭）方向に走行する線維を，緑色は前後･後前方向に走行する線維を示している．後述するが，脳梁は左右半球を交連線維で明瞭な赤色となり，内包は前脚が前頭葉に向かう，あるいは前頭葉から内包に向けての投射となるため前後に走り緑色となり，後脚は中心溝近傍に向かう，あるいは中心溝近傍から内包に向かうため青色となる．

1 橋のスライスにおける神経線維の走行

橋の部分と小脳を連結する太い緑色の神経線維束は中小脳脚である．この部分は小脳との太い連結部分であり橋腕とも呼ばれる．橋の前方，中間には赤色の横に走る線維がみえる．前方の赤い線維の後方と中間の赤い線維の後方にも青色の線維が確認できる．前方の青い部分には橋に存在する橋核に向かって大脳皮質から走行する皮質脊髄路および皮質橋路が通過し，皮質橋路は橋の橋核とシナプスした後に反対側の小脳に向かって走行する橋小脳路となる．この線維は横に走行し横橋線維と呼ばれる．前方にある赤い線維束とその後方の赤い線維束が横橋線維である．中間の赤い線維の後方には感覚の経路である内側毛帯路と中心被蓋路が縦に走行するため青色となっている．中心被蓋路は赤核から出て同側の下オリーブ核に達する線維である〈図12〉．

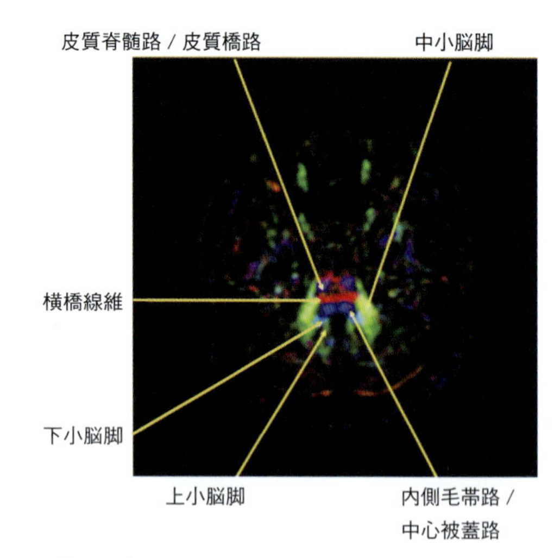

〈図 12〉 橋のスライスの神経線維の走行

2 中脳のスライスにおける神経線維の走行

中脳の大脳脚には皮質脊髄路と皮質橋路が通過する．正中から外側に向けて，前頭橋路，皮質延髄路，皮質脊髄路，頭頂後頭側頭橋路の順に通過する．中脳の正中部には上小脳脚交叉が赤色で確認できる．側頭葉の下面に下前頭後頭束，下縦束が確認できる〈図13〉．

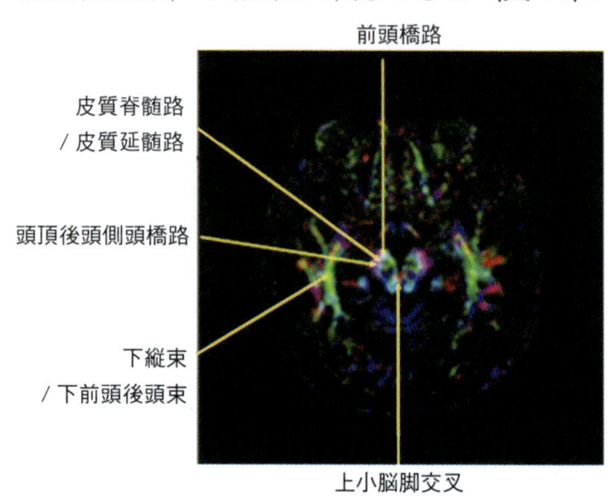

〈図 13〉 中脳のスライスの神経線維の走行

3 基底核スライスの神経線維の走行

前方の左右に走行する赤い線維束は脳梁膝である．それらはUの字に曲がり小鉗子（緑色）となり前頭葉に至る．内包は前脚が明瞭な緑色をしており，後脚が青色をしている．前脚から前方に伸びそのまま前頭葉に至る緑色の線維束は前視床放線であり，小鉗子とともに前頭葉へ投射している様子が確認できる．また，前頭橋路もこの部位を通過する．内包後脚を通過する線維は上下方向に走行しており，青色にて確認できる．その線維の一部は中心前回や中心後回に至る皮質脊髄路や感覚路であり，視床から上行する上視床放線も含まれる〈図7〉〈図8〉〈図14〉．内包後脚より後方に続く線維は緑色をしており，後頭葉に向かって走行している後視床放線，そして，皮質から橋核へ向かって走ろうとする皮質橋路（後頭側頭橋路）である．後視床放線の最下部が視放線となる．後視床放線の外側部にも上縦束の一部が確認できる．被殻の外側には外包，最外包が位置し，下前頭後頭束と上縦束は外包と最外包の形成にもあずかる．

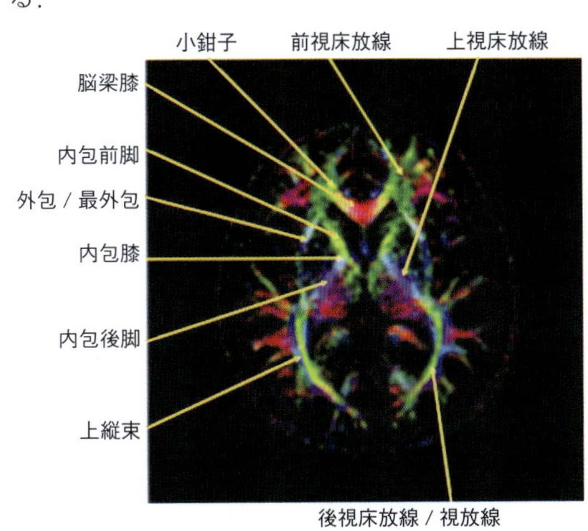

〈図14〉基底核スライスの神経線維の走行

4 側脳室体部スライスの神経線維の走行

側脳室体部の内側には赤く縦長に走行する脳梁が確認でき，左右半球を結ぶ様子が確認される．脳梁の前方と後方に左右一対の緑色の点状に確認できる線維束が帯状束である．左右の側脳室の外側を走行する青色の放線冠が確認できる．この一部を皮質脊髄路や感覚路が通過する．放線冠の外側方には上縦束の走行が，内側には上前頭後頭束が緑色で確認できる〈図15〉．

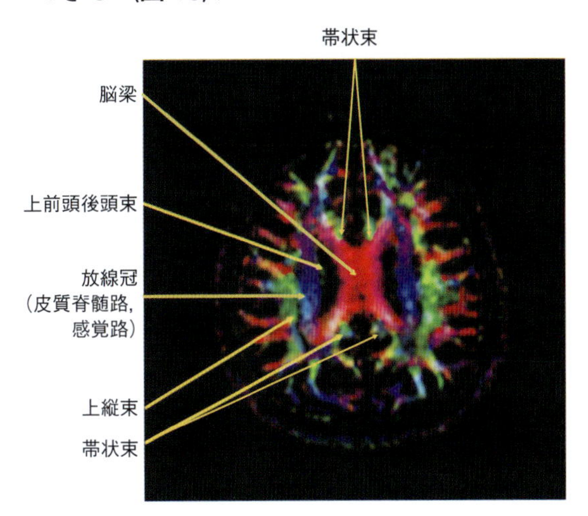

〈図15〉側脳室体部スライスの神経線維の走行

5 半卵円中心スライスの神経線維の走行

最も内側には上下に走行する緑色の線維である帯状束が確認される．その外側に放線冠が確認され，その一部は皮質脊髄路や感覚路である．その外側方に上縦束が緑色で確認される〈図16〉．

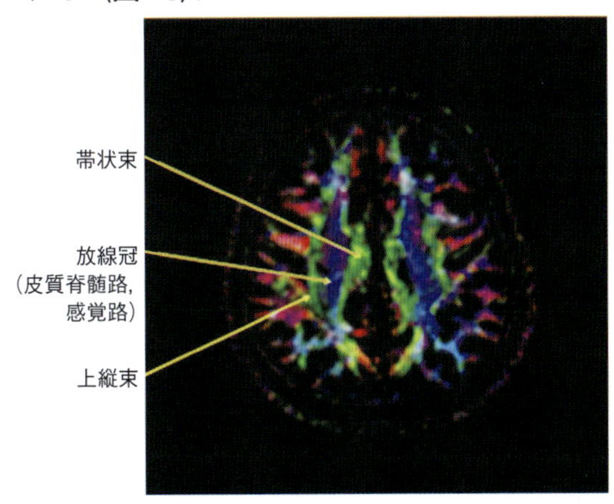

〈図16〉半卵円中心スライスの神経線維の走行

【引用文献】
1）高橋昭喜：脳MRI　1．正常解剖　第2章 大脳白質．pp.41-60，学研メディカル秀潤社，2005

【参考文献】
1）青木茂樹・他（編）：これでわかる拡散MRI 第3版．学研メディカル秀潤社，2013
2）森進・翻訳：拡散テンソル法による ヒト脳白質のMRIアトラス～MRI Atlas of Human White Matter．講談社サイエンティフィク，2007

06 実際の結び方—臨床症状と脳画像所見から介入方針を決定する—

一般財団法人広南会 広南病院 リハビリテーション科 総括主任　医学博士 理学療法士 阿部 浩明

発症初期に重度の運動麻痺を呈した2症例の評価の概要と経過を述べる．初回評価の状態，特に運動麻痺や歩行能力の状態に大きな差異はないが，その病変部位は異なった．この画像所見から評価結果を解釈し，予後を推定して介入方針を決定した．装具作製に際して画像情報は非常に重要な意味を持つ．装具作製の是非について画像情報を活用した過程を提示する．

症例紹介

【症例 1】
50歳代　男性
診断名：脳梗塞
現病歴：心筋梗塞で他院に入院中，発語障害，右片麻痺を発症し，同日，当院へ救急搬送され，保存的加療がなされた．

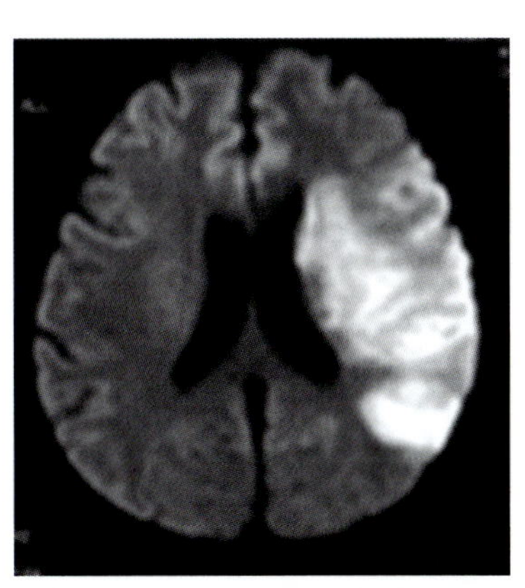

〈図 1〉 症例1の脳画像（拡散強調像）

当院入院時のMRI拡散強調像〈図1〉では左中大脳動脈領域に広範な高信号がみられた．

●第 11 病日の初回理学療法評価の概要
JCS（Japan Coma Scale）：1桁（失語のため精査困難）
Brunnstrom stage（BRS）：麻痺があるがその重症度は失語のため精査困難
感覚障害：精査困難
高次脳機能障害：全失語，pusher現象（重症度はScale for Contraversive Pushing：SCPにて4.5）
歩行：全介助　平行棒内歩行レベル　麻痺側下肢の支持性は極めて乏しく，さらにpusher現象が加わり，立位や歩行には長下肢装具を必要とした．

【症例 2】
50歳代　女性
診断名：くも膜下出血（脳出血合併）
現病歴：突然の意識障害で発症し，近医へ救急搬送され，翌日，当院転院となる．転院後，中大脳動脈の脳動脈瘤に対するクリッピング術および外減圧術が施行された．
当院入院時のCT画像〈図2〉ではシルビウス裂及び前頭・側頭・頭頂葉の脳溝に高吸収域が確認され，被殻から放線冠に及ぶ脳実質内出血が高吸収域として描出されている．

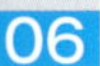

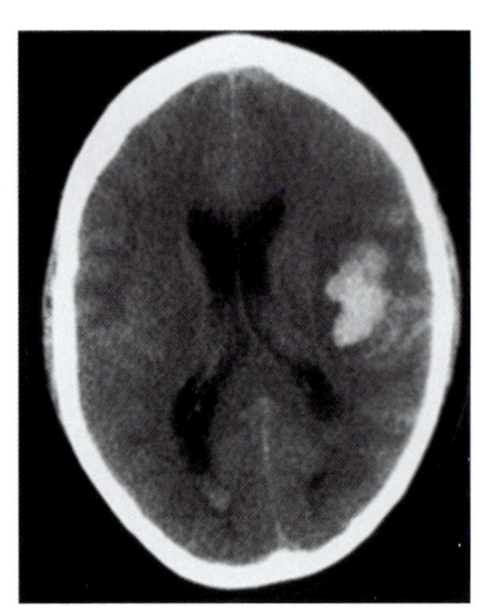

〈図 2〉 症例 2 の脳画像(CT)

●第 16 病日の理学療法評価の概要

JCS：2

BRS：Ⅰ - Ⅱ - Ⅱ

感覚障害：精査困難

高次脳機能障害：失語，注意障害，脱抑制，半側空間無視，pusher 現象(SCP にて 3.5)

歩行：全介助　平行棒内歩行レベル　麻痺側下肢支持性は極めて乏しく，さらに pusher 現象が加わり，立位や歩行には長下肢装具を必要とした.

画像所見

【症例 1】

症例 1 は中大脳動脈域の脳梗塞例である **〈図 1〉**. 中大脳動脈領域の脳梗塞例では上肢や顔面を支配する皮質脊髄路上に損傷が生じる頻度が高い. それは皮質脊髄路が起こる一次運動野の機能局在によるものである. すなわち，大脳縦裂近傍は下肢の領域であり，それより外方に上肢の領域，そのさらに外方に顔面の領域が並ぶ **〈図 3〉**. 中大脳動脈は脳の外側面を栄養するため，外側方に位置する上肢や顔面の領域が損傷を受けやすい. 一方，下肢の領域が位置する大脳縦裂近傍は前大脳動脈領域によって栄養されている **〈図 4〉** [1]. 前大脳動脈領域の損傷により下肢の単麻痺が出現するのはこのためである. 中大脳動脈領域梗塞例の下肢の運動麻痺の出現をみる上では放線冠が確認できる側脳室体部のスライスが重要となる. 下肢の皮質脊髄路が通過する部位は **〈図 5〉** に示す青い部位となる. この領域は中大脳動脈の穿通枝が栄養しており，この領域に梗塞巣が及べば運動麻痺が生じることとなる. 本症例は失語のため詳細な運動機能の評価が困難であったが，明らかな随意運動は確認されなかった. **〈図 1〉** の画像所見から顔面，上肢，下肢に及ぶ皮質脊髄路上に高信号域(脳梗塞巣)が広範囲に渡って存在することから運動麻痺(片麻痺)は重度であると思われ，完全に回復することは期待し難く，観察による運動機能評価の所見を裏付けるものであった.

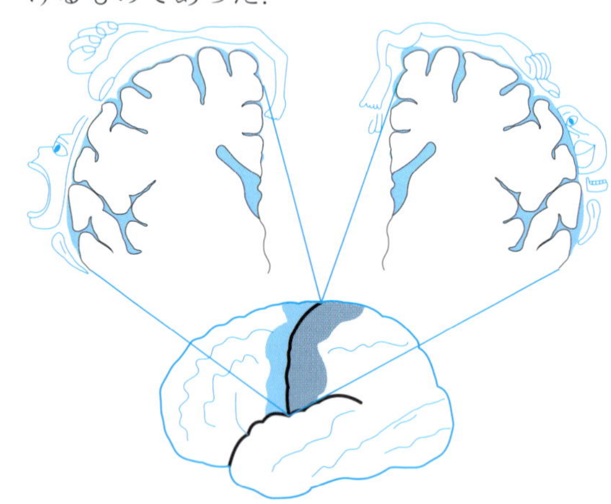

〈図 3〉 運動の小人と感覚の小人 [2]

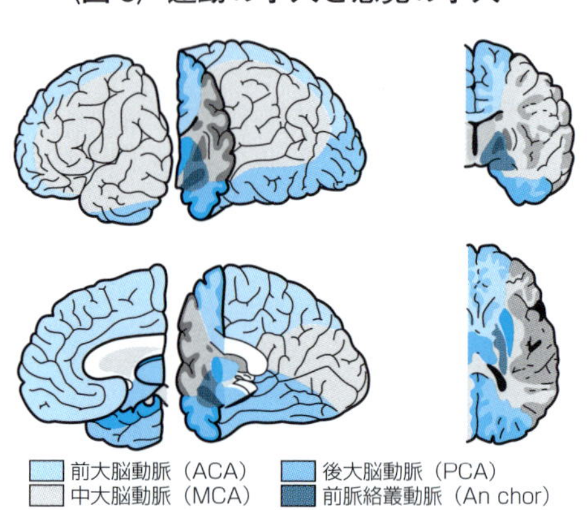

〈図 4〉 脳動脈の分布域

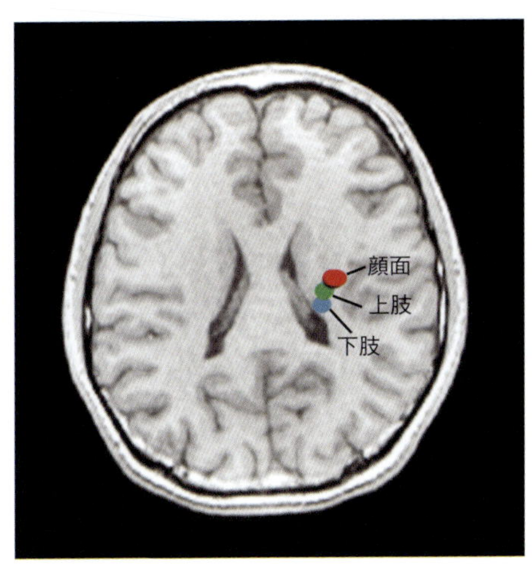

〈図 5〉側脳室体部スライスにおける皮質脊髄路の通過部位

【症例 2】

症例２はくも膜下出血例である．通常，くも膜下出血では軟膜下の構造物である脳実質の損傷を伴わないが，一部のくも膜下出血例では実質内出血を伴うことがある．本症例は重度の片麻痺を呈したが，その要因は脳実質内の出血によるものと思われた．回復を予測する上では皮質脊髄路の損傷程度を画像から読み取ることが肝要となる．本症例は〈図 2〉の画像所見より，皮質脊髄路損傷を免れているように思われる．すなわち，皮質脊髄路が通過する領域より病巣は外側に位置し，わずかに顔面の運動を支配する皮質延髄路の損傷があるようにみえる．しかし，実際には非常に重度の麻痺を呈していた．詳細に皮質脊髄路の損傷の有無を評価するため，拡散テンソルトラクトグラフィー〈図 6〉を用いて病巣と皮質脊髄路が走行する位置を調査した．また，中脳大脳脚における fractional anisotropy（FA）値を求め，皮質脊髄路損傷の程度を左右比を求めて評価した．FA 値の左右比（FA 比）とは，健常ならば１に近似し，損傷があった場合には低下する，皮質脊髄路の損傷により生じるワーラー変性の程度を反映する一指標である．この値が低いほど麻痺が重度となり，0.8 を下回ると予後不良といわれる．本症例の FA 比は 0.81 で確かに皮質脊髄路の損傷は一部あると思われたが，その損傷程度は少なく，回復は良好であると予想された．特に下肢の皮質脊髄路の損傷は神経線維の走行と病巣との対比からほとんど免れていることが予想された．よって，我々は下肢の運動機能の早期の良好な回復が期待できると予測した．

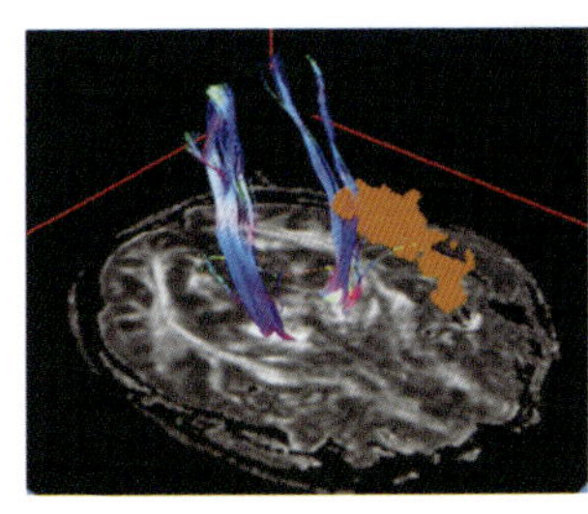
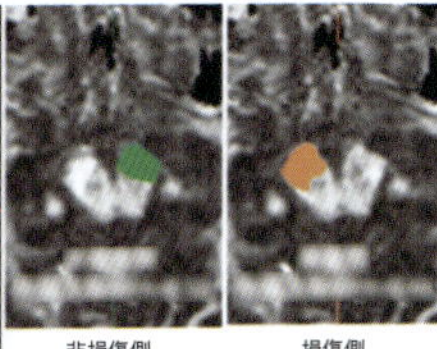

〈図 6〉症例２のトラクトグラフィー所見

画像所見を用いた理学療法介入方針の検討−装具作製の是非の検討−

２症例ともに重度の運動麻痺を呈し，歩行には下肢装具を必要としているが，画像所見は異なっている．

症例１は中大脳動脈領域の皮質枝及び穿通枝領域の脳梗塞で，拡散強調像の高信号の広がりをみれば中･長期的に運動麻痺が残存し，皮質脊髄路の直ぐ後方を通過する感覚路の損傷も想定され，感覚障害が残存する可能性を考えて理学療法の介入方針を決定する必要がある．長下肢装具の長期的な必要性は明らかであり，本人用の長下肢装具を作製して，積極的に歩行トレーニングを開始した．

一方，症例２は皮質脊髄路の前外方に病変が位置し皮質脊髄路と，感覚路が損傷を免れていると思われた．FA 比が低下していたことから一部の皮質脊髄路・皮質延髄路の損傷は想定されたが，その領域は主として顔面の運動を支配するものであり，運動麻痺の出現は一時的であり，比較的早期に良好な回復が得られるものと考えられた．初期歩行トレーニング時には筋収縮がほぼ観察されず，下肢の支持性は乏しく，さらにpusher現象も伴い長下肢装具を必要としたが，速やかに改善することが予測されたため本人用の装具の必要性は低いと判断し備品にて対応することとした．なお，pusher現象の出現は長下肢装具の作製を検討するべき要因となるが，pusher現象は運動機能の回復が良好な例は早期に回復する[3]．また，左半球損傷の出血性病変例で意識障害が軽いため，pushingの回復が比較的早いことが考えられる所見であった．本症例は運動麻痺，pusher現象ともに早期に回復することが予測されたため，本人用の長下肢装具を作製せず備品で対応した．

その後の経過

【症例 1】

当院入院中から長下肢装具を使用し，回復期リハ病院転院後も，長下肢装具を使用した歩行練習を積極的に継続した．57病日には長下肢装具から短下肢装具へ移行し，その後T-caneと短下肢装具で見守り歩行が可能となり，94病日，短下肢装具（Gait Solution Design：GSD）を作製した．

施設入所されたが，その際の下肢BRSはⅣ，歩行はGSD・T-caneを使用し，屋内歩行は自立，屋外歩行は見守りであった．最大歩行速度は64.0（m/min）であった．

【症例 2】

当院入院中の29病日には運動麻痺の改善がみられ始め，最終評価時（44病日）には下肢BRSはⅢ～Ⅳへ改善し，歩行はT-cane，KAFOを使用し見守りで可能となった．

回復期リハ病院転院後，歩行は自立して屋内は独歩可能となり，屋外歩行時のみGSDを装着して自立可能となった．

おわりに

2症例とも重度の片麻痺を呈したが，その画像所見は異なった．画像情報から運動機能の回復を予測し，装具作製の是非を検討した事例を紹介した．前述したように臨床で使用される画像情報には限界もあり，同様の所見であっても個人差があることは否めない．そのため，臨床症状と経過を注意深く評価し，そのうえで各種脳画像所見を把握し理学療法に活用していくことが求められる．

【引用文献】

1）坂井建雄・河田光博：プロメテウス解剖学アトラス　頸部／神経解剖　8. 脳の血管　8.3　脳の動脈，分布．pp.250-251，医学書院，2014

2）石川朗（編），阿部浩明：運動と感覚の中枢機能と構造．神経理学療法士学Ⅰ. pp.11-20, 中山書店，2011

3）阿部浩明（編）：高次脳機能障害に対する理学療法　2.pusher症候群に対する理学療法．pp.23-70，文光堂，2016

【参考文献】

1）青木茂樹・他（編）：これでわかる拡散MRI　第3版．学研メディカル秀潤社，2013

2）高橋昭喜：脳MRI　1．正常解剖．学研メディカル秀潤社，2005

3）Maeshima S, Osawa A el al : Diffusion tensor MR imaging of the pyramidal tract can predict the need for orthosis in hemiplegic patients with hemorrhagic stroke. Neurol Sci. 34 : 1765-1770, 2013

4）Yoshioka H, Horikoshi T et al : Diffusion tensor tractography predicts motor functional outcome in patients with spontaneous intracerebral hemorrhage. Neurosurgery 62 : 97-103, 2008

5）神将文，阿部浩明・他：重度片麻痺者における長下肢装具作製の経験～経験の浅い演者が体験した装具作製から現状までの過程～．第4回脳血管障害への下肢装具カンファレンス（東京）論文集，32-33，2015

6）齋藤麻梨子，阿部浩明・他：拡散テンソル画像にて麻痺の良好な回復が予測され下肢装具作製を保留した脳実質内出血を伴うくも膜下出血後重症片麻痺例の経験．理学療法学．42（Suppl. No.2）［O-0629］ https://www.jstage.jst.go.jp/article/cjpt/2014/0/2014_0630/_article/-char/ja/（2016年6月6日現在）

第4章

知覚循環に基づいた自己組織化の原点

01 基本動作の持つ意味

藤田保健衛生大学 医療科学部 客員教授，佛教大学 保健医療技術学部 客員教授 理学療法士 冨田 昌夫

はじめに

動作分析に基づく運動機能中心，課題達成を中心とした既存の治療法では，情動や感情がもたらす影響を主観的なものとして排除してきた．分析的・論理的思考に基づいた顕在認知による意識的なスキルの練習をベースとした学習では，意欲のある患者に対して意識できるものしか指導できない．意識することで改善できるのは，意識できることに限られる．

これからの理学療法は精神的なストレスや不快，転倒・転落の不安，痛みへの恐怖など本人でさえ自覚していない様々な情動や感情から生じる自己保存の過剰な反応が，身体に消極的・回避的な構えやバランス戦略をとらせることで行動を困難にしたり，拙劣にしたり，やる気をなくしたりしている患者や，右肩下がりで今までの治療対象とはまったく異なる高齢な患者を対象とすることがどっと増える．そのため不安や不快を軽減し“自分を再構築するための支援をする”治療が極めて重要になる．

治療的学習を進める上で，誰にでもできるスキルを用いて行う基本動作と，それを利用して高度なスキルを磨いて意図的に様々な課題を達成する課題遂行動作を階層的に区別し，まったく別なものとして扱うことを提案したい．

1 行動の階層性

何かをしたいと意図した時，転倒・転落など不快なことが起きないように行うことが重要である．本能的，情動的に安全に生きるための行動を可能にしているのがすべての脊椎動物が使っている誰にでもできるスキルである．人は生きるために誰にでもできるスキルを用いた基本的な移動動作で身の回りの環境に適応して行動することから，高度なスキルを用いて社会的な課題を遂行する複雑な動作や行為まで，あらゆる行動を階層的に連携して実現している．したがって，動作を治療しようとする時，その動作が，階層のどの位置にある行動かを明確にする必要がある〈図1〉．

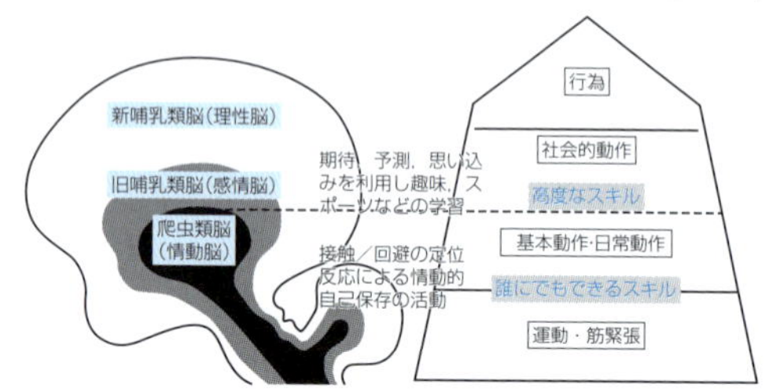

人の日常動作，特に基本動作は情動脳で実現できる移動動作と同じ階層の神経機能で実現している．これを利用して高度なスキルを学習し，複雑な動作や行為が可能になる．情動脳の機能の上に新しい機能を作るのではなく，新しい機能は情動脳の機能を利用して可能になるということが極めて重要な概念である．三位一体脳（MacLean）の図を冨田改変

〈図1〉行動の階層性

2 構えやバランスの戦略と戦術

動作をする時の構えやバランスに関して，戦略と戦術という概念を用いたい．変化を受

け入れてより積極的に，大胆に動こうとするのか，変化を避けてあまり動かないように身構えて，安定性を重視した行動を取るのか，大きな文脈の中でいずれかを選択し，行動の全体的な方向付けをするのが戦略である．ある戦略の下で，目的を達成するために具体的な目標を立て活動をするのが戦術である．ある戦略のもとで戦術は多様に変化できる．

すべての人に共通した行動を可能にするスキルは誰にでもできるスキルであり，意識した論理的，理性的な一人一人違いのある社会的行動を可能にする高度なスキルより早く発達し，階層的に下である．今まで，誰にでもできるスキルは反射，反応と呼ばれ，本能的，情動的な自己保存の機能として高度なスキルで行う意図的な機能とは分離して考えられてきた．しかし深部脳の機能が明らかにされてきている現在，自己保存の自律的機能と意図的機能との関わりをどのように捉え，患者の治療的学習を進めるか再考すべき時期に来ていると考える．

行動の成り立ち

1 基本動作

日常の生活動作の中で特に繰り返す頻度の高い動作は移動動作である．赤ちゃんが生後１年半ぐらいの間に発達させるリーチ動作や粗大な操作を含めた移動を中心とした動作を基本動作と呼ぶ．基本動作は本人が意図して学習するものではなく，系統発生的に学習し，個体はそれを形成し直すだけである．形成し直すとは誰かに教えてもらうのではない．人という集団の中で興味や快を求めて環境に働きかけることで変化を作る．変化に伴って現れる環境の持つ特性や性質（アフォーダンス）を探索し，知覚することで動き方を環境から教わり，そこに適応した行動を実現する．繰り返し働きかけることで秩序を発見し環境に住み込んでいくのである．これを知覚循環（p.123，142 参照）及び知覚循環に基づいた自己組織化と呼ぶ〈図２〉．

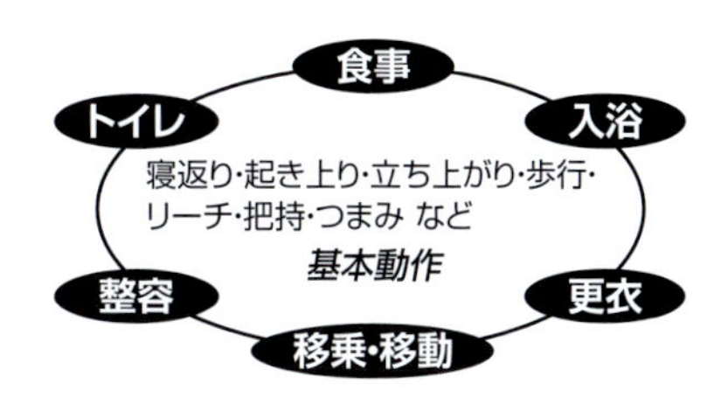

●内の動作が日常動作である．日常動作はいくつかの基本動作で構成された複雑な動作で，日常生活の中で頻繁に行う動作であるが，すべての人に共通したやり方はない．○内は，生後１年半ぐらいの間に個体が発達させるリーチや粗大な操作を含む動作である．基本動作と呼ぶ．基本動作は移動動作を中心とした動作で，運動や運動パターンに筋緊張，バランスを組み込み，倒れたり，怪我をせずに行動できるようにして全ての日常動作の背景となっている．基本動作には日常動作と違ってやり方にすべての人に共通したところがある．

〈図 2〉基本動作と日常動作

2 基本動作の自己組織化（基本動作の無自覚な学習）

新生児や乳児は自分の身体で動くことにより支持面や物に触れ，触・運動覚を通して初めて自分の身体内部の関連性や空間的な位置関係（身体図式やパーソナルスペース）がわかる．そこに前庭が加わると地球の中心の方向や重力の生み出す加速度の方向，大きさがわかる．地球の中心に向かって身体を突っ張ることで身体が床から持ち上げられることや触・運動覚を調整することで加速度の方向や大きさを変え，姿勢を変えたり，動く速さを調整したりできることを発見する．乳児は自分も環境の一部となり，常に秩序を保つように自己組織化することで身体と重力の関係が無自覚なレベルでわかり，その時，その場に最適な身体状態で動いているものと考える（基礎的定位）．さらに視覚が加わり見て触って動くことで物の特性や自分の手足の届く空間（ペリパーソナルスペース）がわかり，それよりも遠い空間（ソーシャルスペース）と区別できるようになる（空間的定位）．私たちは生後１年から１年半をかけて系統発生的に学習した誰にでもできるスキルを発達させながら，その時，その場で利用可能な運動や運動パターンに最適な構えやバランスを組み込んで基本動作を自己組織化しているのである．

3 基本動作ができるということ

基本動作ができるということは，そこに必要な運動を系統発生的に学習した誰にでもできるスキルを用いて，筋緊張や筋の協調，バランスを組み込んで実現できるようになるということである．このことを基本動作が運動や筋緊張を先導する，運動や筋緊張は動作の背景となっているという．基本動作を行う時，構えやバランスは意識することなく自律的に立ち上がるということである．（p.131，142参照）このようにして，ボトムアップで自己組織化できた基本動作は生涯を通じていつでもトップダウンで無自覚に利用することが可能になる．この状態を基本動作ができるという．

4 社会的動作や行為（すべての動作が要素的な基本動作で構成されている）

日常生活だけでなく，社会生活を営むための複雑な動作や行為は基本動作を系列的に行うことで遂行される．例えば自転車に乗るという動作もしくは行為は，またぐ，サドルに座る，ペダルを漕ぐ，ハンドルを握るなどの基本動作に分解できる．自転車に乗れるということは，自転車に乗ろうと意図すれば，いつでも自転車に乗る動作が，乗るのに必要な基本動作を先導して引き出し，まったく無自覚な状態で準備されるということである．したがって，自転車を乗るために身体をいつ，どう動かそうかなどと考えることは通常まったくない．考えることなく最適な動作や運動が自律的に引き出される．当然，乗れる人は考えて乗ることもできる．自転車に乗る練習とは基本動作を使って社会的に問題のないやり方やスポーツとして乗りこなせるように高度なスキルを磨くことである．

5 基本動作ができなくなるということ

自転車に乗る動作が拙劣になるとかできなくなるということは，自転車に乗るために必要な通常の基本動作や運動パターンが引き出せず，決まりきったパターンになったり，どのようなパターンも困難になったりすることである．自転車に乗ることは下手になったが，基本動作はなんとかできる人には筋を強化することや自転車に乗るという課題を練習し，高度なスキルが発揮できるようにすれば良い．しかし，基本動作ができないもしくは拙劣になった時には，誰にでもできるスキルとしての構えやバランスが運動や運動パターンにうまく組み込めなくなっている．多くの場合，構えやバランスの戦略が積極的にどんどん動く動的な戦略からより安定性，安全性を重視したものに変わってしまう．バランスをとる戦略が変わってしまうので戦術的に自転車に乗るという課題だけを練習しても大きな上達は見込めない．ここに動作の戦術ではなく構えやバランスの戦略に対するアプローチの重要性がある．

6 思い込み（常識では考えられない不思議な世界）

残存能力で潜在的に動作を行う可能性を持っている場合でも，できないとか痛いと本人が思い込むことから生じる不安や不快，恐怖による自己保存の過剰な反応が，基本動作の能力を低下させてしまうことが少なくない．厄介なのは本人がそのような不安や不快を感じていると自覚していない，あるいは自覚している場合でも，不安や不快が構えやバランスの戦略を変えていることに関してはまったく気づいていないことである．動作をする時に，余分な力が入ったり，身体の一部を固定的に使ったり，重りを利用したバランスの取り方を優位に使うような動きの少ない静的なバランス戦略が，本人の自覚なしに選択されてしまっているということである．

7 課題遂行の途中では変えられない構えやバランスの戦略

課題をやろうと意図した時，課題の動作に

先導されて基本動作が立ち上がり，運動や筋緊張を引き出す．もし，不安や不快があると構えやバランスが積極的に動くというよりは，安定して安全な範囲でしか動かないように無自覚に準備され，自分の意図や意志とはまったく関係なくそのように活動が方向付けされてしまう．これが無自覚に，自律的に準備される構えやバランスの戦略である．課題は次々に基本動作が引き出されて進められていくが，すべての基本動作が自分の意識にのぼらないところで，無自覚に安全な範囲でしか動かないバランス戦略で立ち上げられるので，課題遂行の途中で意図的に戦略を変えることはできない．

不安や不快，恐怖と自己報酬系

1 論理的，意識的な判断に先行する情動的，無自覚な判断

ギョロ目の怖い顔と目を細めて笑みを浮かべた優しい顔の写真２枚を，それぞれ17m/sという極めて短時間提示して，どちらが好きか選んでもらう．17m/sという短時間見ただけでは，見えたという自覚はないが，ほとんどの人は優しい顔の写真を選ぶという．皮質が活動できない閾値下（サブリミナル）の刺激でも，好き，嫌い，危険，安全という情動的な判断でなら選択できる．この時活発に活動しているのは扁桃体であることが確認されている．

2 識別と運動，２つの回路

視床は，末梢から入ってきた感覚情報を受け取り皮質に届けるが，情報を受け取る視床核の細胞には２通りある．

１つは一次視床核細胞で一種類の感覚情報だけに反応する．細かな分析や識別をするための情報を伝え，伝達は遅く，閾値も高い．皮質の一次感覚野の細胞と１対１の結合をしてループを描く．ループを描くとは，情報が一方的に伝えられるのではなく，伝えられたものは戻されてぐるぐる回るということである．回ることで，ある期間情報が保持されて一種の記憶になる．

もう１つの細胞は高次視床核細胞で伝達が速く，閾値は低い．見て触って動くように複数の感覚に同時に反応し，粗大で，細かなことはわからないがとにかく逃げろというように運動と結びつけた情報の伝え方ができる．皮質の二次感覚野の細胞と結合してループを描いている．高次の視床核細胞は扁桃体とも結合しループを描いて，情動的な機能も反映できる仕組みになっている〈図３〉[1)]．

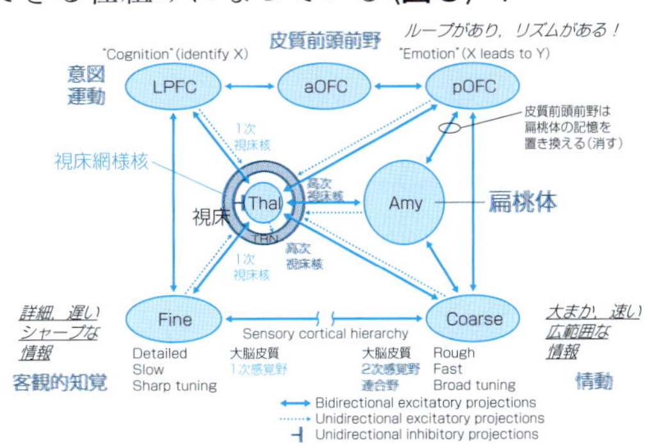

Frontiers in Human Neuroscience, 2013 Barbas　木村改変

視床は大脳皮質一次感覚野，二次感覚野，前頭前野と連携して情動的，動物的行動と理性的人間的行動の架け橋となり，行動の調整に極めて重要な役割を果たしている．末梢からの詳細でシャープな感覚は閾値が大きく伝達速度も遅いが，一次視床核から大脳の一次感覚野へ送られループを描く．客観的な知覚が可能．高次視床核から大脳の二次感覚野へ送られる大まかで広範囲な感覚情報は閾値も小さく，速く伝達されループを描く．情動的な知覚を可能にする．高次視床核は扁桃体とも連結している．前頭前野との連携は，ダイナミック・センターコアの一部となり，思考や考え，喜び，新しい工夫を生み出す活動を可能にしている．

〈図３〉視床，大脳皮質と扁桃体の連携

3 意識に上らない情動を意識できる感情へ変換する

目の大きく開いた顔だ，目を細めた顔だと視覚的，分析的にわかることに先行して，ホメオスタシスや危険，不快から逃れる自己保存の反応など，本能的な反応による情動的なわずかな身体の変化による情報を受けとって扁桃体はそれを知覚する．知覚した情動的な情報を感情に変換して，しっかりとした行動

として表現できるようにする．情動を感情に変換するとは，入ってきた理性や知識ではなんとも表現しがたい情報に，危険だとか安全だというラベルを貼ることで，はっきりとした感情に仕立てる機能を持っているということである．感情的なラベルを貼られた情報は前頭葉に送られて，ラベリングされた内容を前頭連合野で社会的に価値判断し行動に移すのである[2)]．

4 人だけが発達させた特有な機能

末梢からの情報は視床を通して扁桃体に入り，それが前頭前野に届けられる．人には視床から前頭葉に至る間に多くの神経核が存在し，他の動物をはるかにしのぐ，様々なラベルを貼るという大きな特徴がある．様々なラベルを貼るということは様々な情動を感情に置き換えているということである．

林はドーパミンで活性化される神経核の一群をA10神経群として捉え，要約すると次のように述べている．A10神経群は視床下部，海馬，扁桃体，側坐核，嗅結節，尾状核であり，面白い，興味を持った，好きになった，あるいは嫌いだ，これは危ないなどの感情を生み出している．情報にラベルを貼り，感情を生み出しながら情報を前頭前野に送る．前頭前野の情報は報酬神経群である尾状核を介して再びA10神経群に伝えられ，ループを描く．報酬系を介して情報がループを描きぐるぐる回るのだから，自分が好きだとラベルを貼った情報に対して，感動したとか面白い，素晴らしいという報酬を与えることを繰り返しながら情報を蓄積，融合，統合するので，自分の好みがますます強化され，自分らしさが芽生える．自我を形成し，前頭前野で認識された情報と統合して新しい考えを生み出すことも可能になる[2)]．

5 ダイナミック・センターコア

A10神経群に戻された情報は，淡蒼球，被殻などを含む線条体や視床を介して，大脳皮質の各神経群や小脳とお互いに情報連絡のフィードバック路が形成され，自分の意に従った行動や運動が可能になる．前頭前野—線条体—A10神経群—視床—大脳辺縁系の機能的連合体が発生し，自分という意識や自分の考えを生み出す土台が生まれる．これを林はダイナミック・センターコアと呼んでいる．皮質で認知し，理解して動けたとしてもそれで感動したり，喜んだり，そこから新しい考えを引き出すことはできない．しかし感情と報酬とを関連付けることで，あるものを認知することに感動したり，喜んだりそこから新しい考えを引き出すことにつながり，自分を形成する上で欠かすことができない極めて重要なものになる．人が脳に作り上げた動物と違った大きな特性は，極めて複雑なA10神経群を含んだダイナミック・センターコアである〈図4〉[2)]．

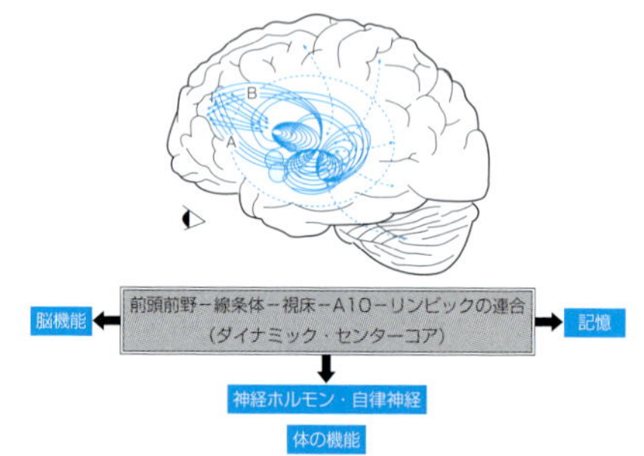

ダイナミック・センターコアの提唱：内なる意識，感情，心，記憶，思考が同時に発生するメカニズムが論理的に可能になる．そこで生み出された考えに基づいてあらゆる部位の脳機能を発揮し，同時に身体の臓器機能も調整する仕組みについても説明が可能となる．脳低温療法という脳蘇生治療からの知見である．

〈図4〉林の救急救命，脳低温療法からの知見

6 構えやバランスの戦略を変えるアプローチ

人だけが様々な感情を立ち上げて自分らしさや思考にまで発展させ得る機能を持っている．人が情動・潜在認知と意識・顕在認知の連携につまずき，不安や不快に囚われてしまった場合，自分では絶対に気づけないホメオスタシスのような細胞レベルの反応まで含めてストレスを取り除く必要がある．情動を感情にラベリングして報酬系で強化するメカニズムを考えると，ネガティブな発想や，否定的な言葉を使用することは絶対に避け，常にポジティブに対処して，できることをやって充実感を得るようにすることが極めて重要である．ポジティブな発想はドーパミンの働きを強化しシナプスの活動を高めることも期待できる[2)]．周囲の世界に抵抗あるいは世界を支配するのではなく，秩序を発見して住み込んでいけるようにする必要がある．そのためには麻痺を治すとか，正常な機能を取り戻すとかではなく，今の身体であらゆる姿勢を取り，あらゆる動きを体験して，いつでも，どこでも知覚循環に基づいて基本動作を自己組織化できる身体にするということである．

治療

1 廃用症候群の予防

廃用性の機能低下を最小限に留めることの重要性は，いくら強調してもしすぎることは

＊車椅子で座位保持およびトランスファー

ベッド上，毛布で包む

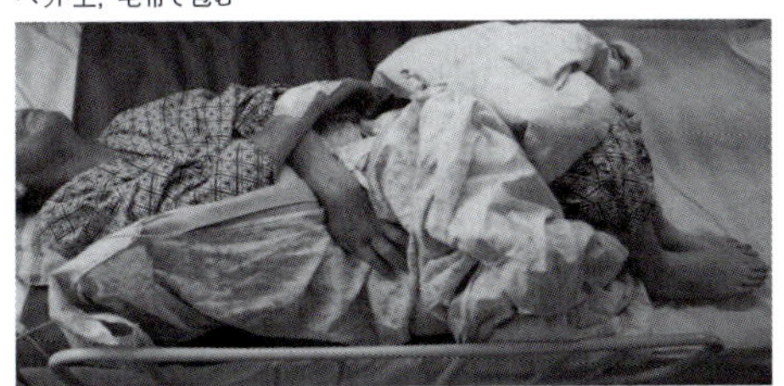

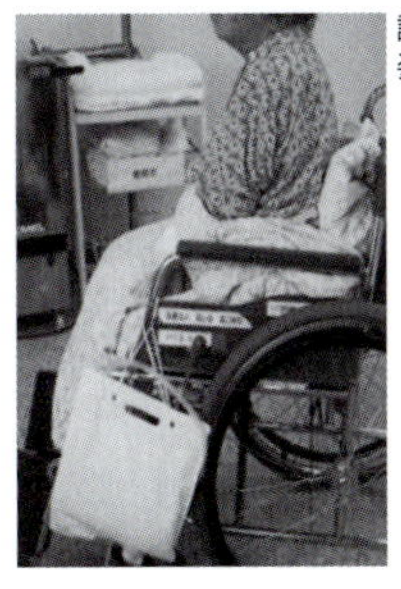

誰でも気軽に
姿勢修正

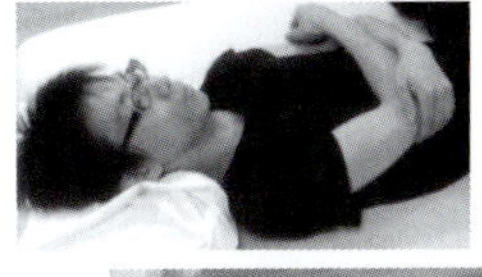

膝の上に載せ，滑りながらの移乗

早期座位，早期離床は極めて重要である．まだ混乱している患者に，姿勢が崩れても持久力強化と称して座らせておくようなことは，辛い，できないとネガティブな体験だけをさせて，あきらめやうつの原因になることも否定できない．トランスファーを容易にして疲れたら頻回に戻せるようにする．座位姿勢を修正しやすくするなどの工夫が必要である．患者を毛布でくるみ，療法士はスライディングシートの使用を勧めたい．

＊呼吸

ゆっくり長く
息を吐く

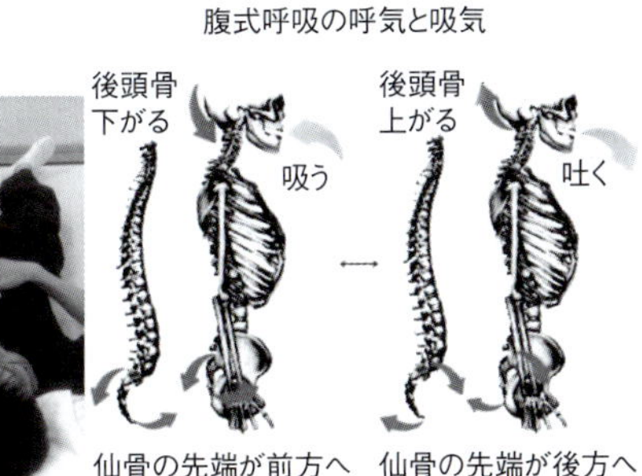

＊動く習慣

ゴロゴロ寝返る

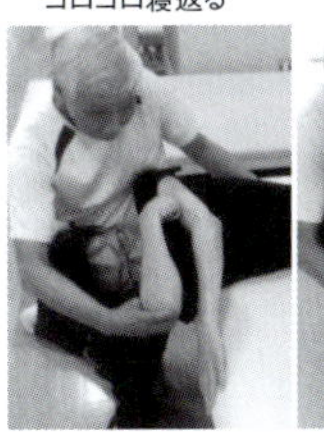

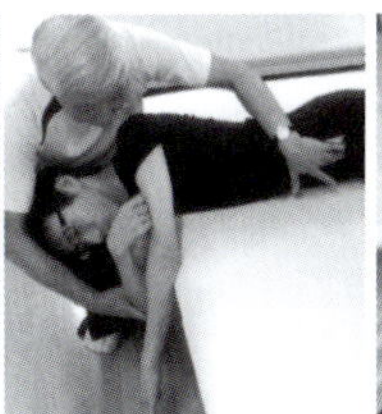

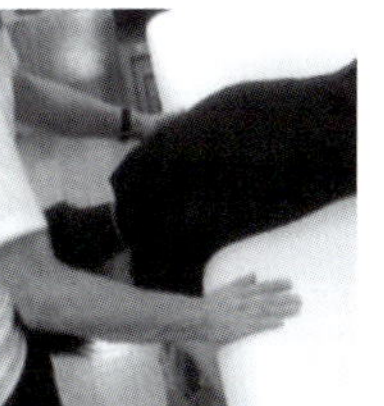

歩行様のリズミカルな運動

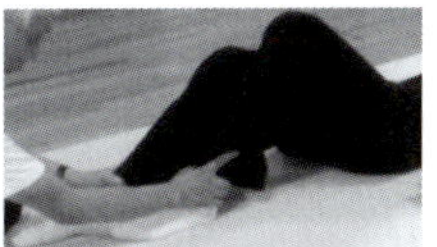

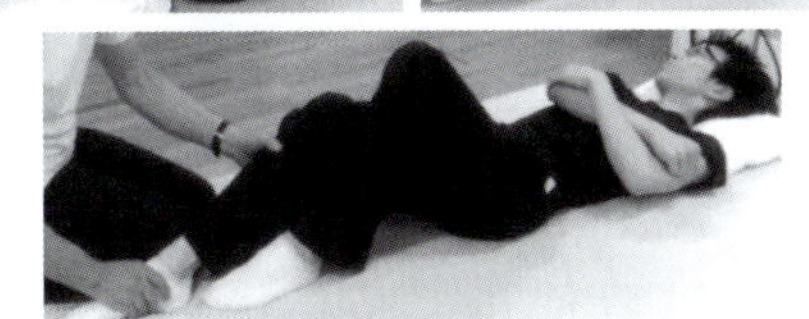

伸筋優位の予防や姿勢変換，動くことに対する不安，恐怖の軽減のためにベッドから頭と腕を出し，転がる運動を早期からぜひ試してほしい．
自己管理の一環として深い呼気の後，上肢を左右に振る，下肢を交互に屈伸する，歩行様の運動をするなど動くことを習慣にするように指導してほしい．４～５分続けて有酸素運動が可能になれば抗重力姿勢の保持もしやすくなる．

腹式呼吸の呼気と吸気（骨盤の動き）

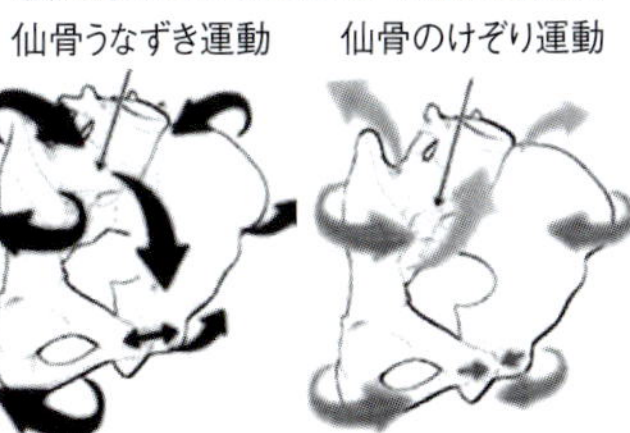

腹臥位の保持

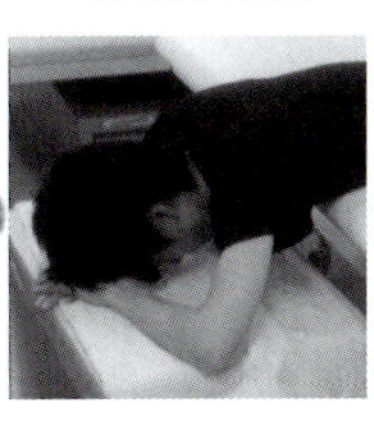

背臥位を取る時間が長い片麻痺の患者は呼気が不十分で，浅く速い呼吸になりやすい．可能であれば腹式呼吸が望ましいが，とにかく長く吐くことが重要．枕を少し高くして胸背部をベッドに付けて，口をすぼめてゆっくり長く吐くことを習慣にしたい．腹臥位も習慣になると良い．

〈図５〉 廃用の予防，早期離床に向けて

ない．そのために早期座位，早期離床は重要であるが，療法士の思い込みや期待が強すぎて，患者が負担やつらさを感じてネガティブな反応を引き起こさないように注意しなければならない．注意すべき事項を列挙する．

①予防のための働きかけが，あきらめやうつの引き金になってはならない．

②残存機能を強化するという考えにこだわりすぎるため過剰な防御反応を抑制できない可能性が強い．

③今の身体で安心して動くこと（呼吸・リズム運動）を通して自分を知ることが重要．

④ A10 神経群の機能を熟知してやる気を引き出しながら行うことが重要である．患者を乗せる，言葉は良くないが乗せることができなければ効果的な治療はできないものと考える〈図5〉．

2 諸悪の根源，背臥位の問題を克服する

長時間の背臥位は人しか取らない姿勢である．発生学的に筋や内臓は未だ背臥位に適応できていない[3]．背臥位で不動が持続すると迷路性の刺激に反応し，頭部をベッドに押しつけて頸部を過剰に伸展する．腹臥位になれば伸展優位な反応は解消できる．腹臥位，特に段違いパピーの肢位が重要であると考えている〈図6〉．

3 患者は CW を活性化して安定した姿勢を維持することが習慣になっている

抗重力姿勢で患者は動きを制限して安定性を重視した姿勢を取るため，圧を支持面の外側にかけ，運動の自由度を制限した姿勢を取っている．患者も私たちもそれが安定と思い込み，結局のところそれを習慣にしてしまっている．外側に手や杖をつくことでその傾向は強まることはあっても，減少することはない．

支持面の内側に圧をかけていれば麻痺側の足部が支持面から浮かないので回転モーメントが生じて不安定になることは少ない．支持面を狭くして圧を内側にシフトして，立ち直

＊筋や内臓は未だ背臥位に適応できていない

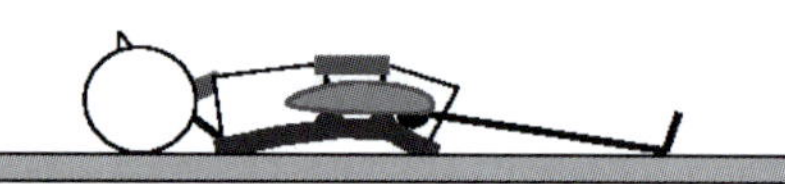

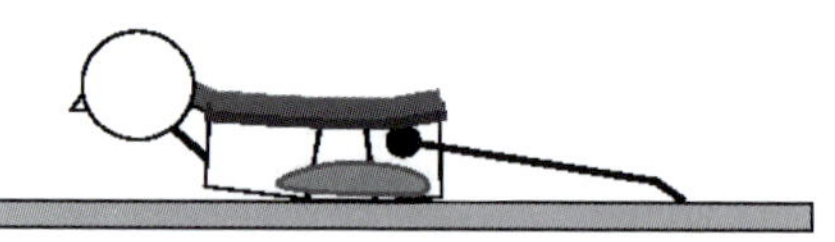

筋は背臥位に適応できていない

内臓は背臥位に適応できていない

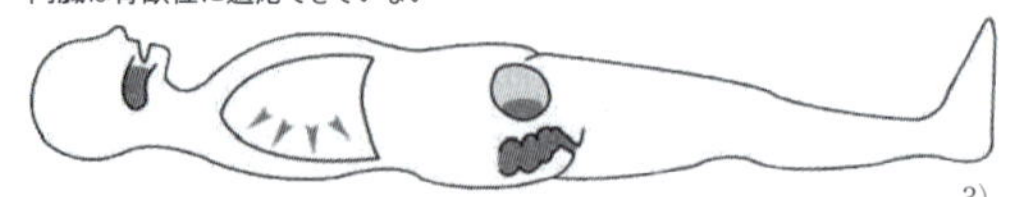

背臥位で長期間不動になった時の重力に適応した姿勢　3)

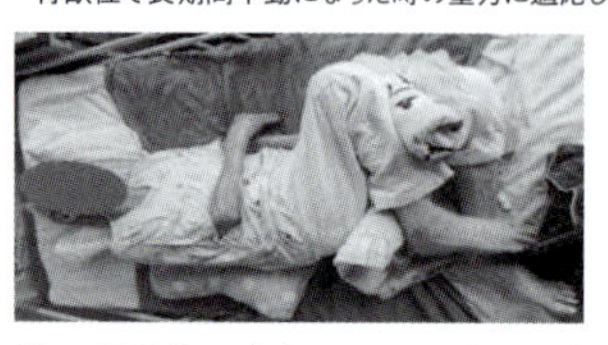

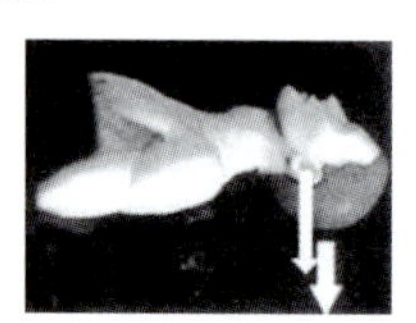

筋は背臥位に適応できていない．脊柱の安定筋が機能できずに，大きな筋の同時収縮が起きやすい．そのため胸背部が浮き上がり，呼気がしにくくなる．持続的な背臥位での不動は耳石の情報に頸部の伸筋が持続的に反応し，ベッドを頭で押し顎を突き出すようになる．不動で情報が入らなくなった四肢は，最も安定した頭部のほうの引き込まれて全身的な屈曲拘縮になりやすい．内臓も背臥位に適応できていないため，口呼吸，舌根沈下による睡眠時無呼吸，沈下性肺炎，残尿による尿路感染，便秘，下肢の静脈血栓など，背臥位は諸悪の根源となっている．様々な姿勢をとることが重要である．

＊段違いパピーの試み

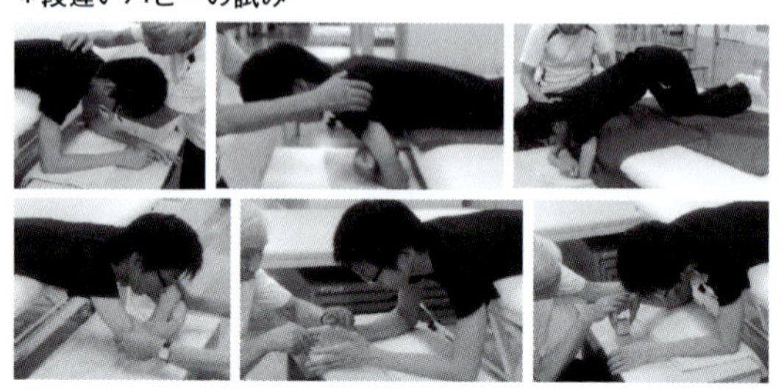

耳石による迷路性の伸筋優位な持続的筋緊張は，腹臥位になることが最も有効な抑制手段である．ゴロゴロ転がることで，三半規管による加速度の変化に適応することも，過剰な筋緊張を抑制するために極めて重要である．片麻痺者は，体幹が両側支配のため障害が四肢に比べ軽い場合が多い．しかし体幹には非麻痺側はない．体幹の今の状態をわかり，肩や股関節と機能的連携を図るためにも，段違いのパピーポジションで動くことを勧めたい．肩の負荷は段の高さで調整できる．亜脱臼があっても，炎症や熱感がなければ問題なく行える．触運動覚と前庭，視覚を協調させるための基本的な体験がしやすい姿勢であると考えている．

〈図6〉背臥位の問題とその対策

＊2つのバランス戦略，CA（counter activity）と CW（counter weight）の活性化

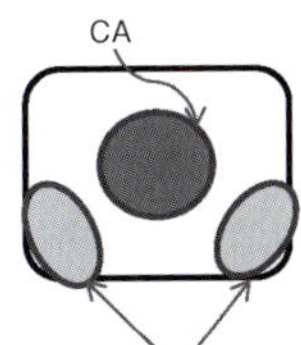

CA：筋活動で制御するカウンターアクティビティ．多様性のあるコントロールが可能．床反力の位置や方向も身体内部も自在に動かして，運動の自由度，移動範囲を最大にするために支持基底面の中ほどに圧を集中させて構えることができる．

CW：重りを釣り合わせ，ヤジロベエのように制御するカウンターウエイトの活性化．運動の自由度を抑え，より安定した静止状態を得ようとする時のバランス戦略．身体内部の一部の使いにくい，使えない筋を使わずに，そして床反力の移動する範囲も制限するためには，支持基底面の外側に圧を集中するのが最も効果的であると考える．多くの患者で支持基底面の外側後方に圧をかける傾向が強くなる．

＊CW を活性化して安定した姿勢が習慣になっている

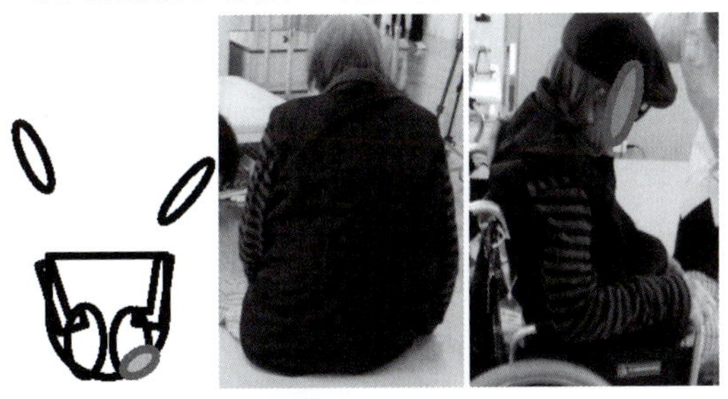

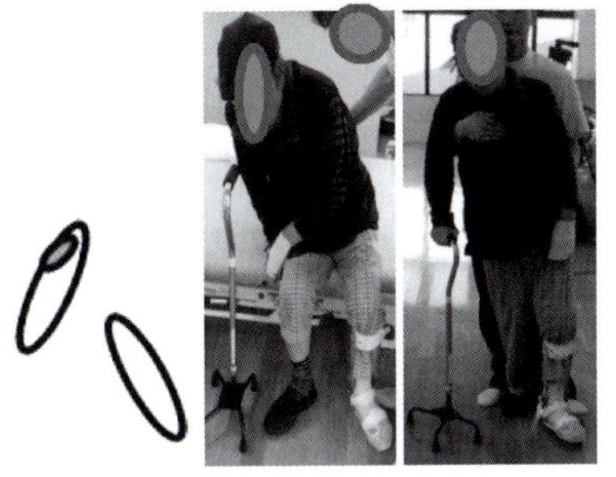

抗重力姿勢で患者は圧を支持面の外側にかけ，運動の自由度を制限した姿勢を取っている．患者も私たちもそれが安定と思い込み，結局のところそれを習慣としている．外側に手を付くことでその傾向は強まることはあっても減少することはない．

＊非麻痺側優位ではあっても CA で制御することも可能

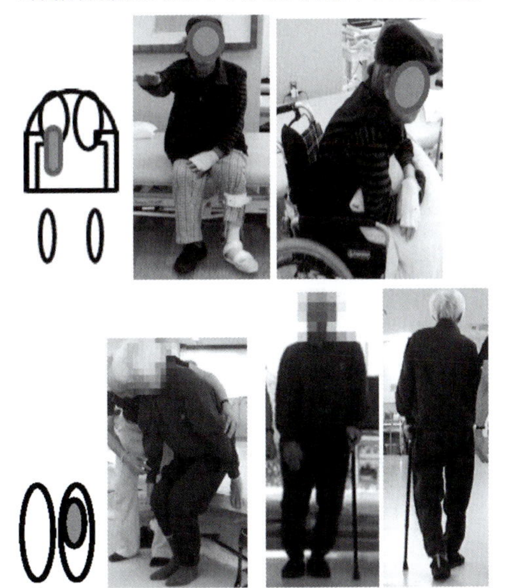

支持面を狭くして圧を内側にシフトする．支持面の内側に圧をかけていれば麻痺側が浮かないので回転モーメントが生じて不安定になることは少ない．両側に体重を乗せる以前に非麻痺側の内側に加重して座り，立つことを習慣にすることを考える．ただし麻痺側に体重負荷できる人まで非麻痺側の内側にとどめておく必要はない．

〈図 7〉支持面の使い方

りが出やすい姿勢を保持できるように習慣を変化させたい．両側に体重を乗せる以前に非麻痺側の内側に荷重して座り，立つことを習慣にしたいと考えている．ただし麻痺側に体重負荷できる人まで非麻痺側の内側に留めておく必要はない〈図7〉．

4 積極的に動く構えやバランスの戦略が習慣になるための姿勢作り

支持面の外側，後方に圧をかけ，安定性を重視して動かないように構えやバランスの戦略を習慣づけてしまうのは，車椅子座位姿勢にあると考える．バックレストだけでなくフロントレストとしてテーブルを使用し，両方を交互に使って姿勢を維持できるようにした

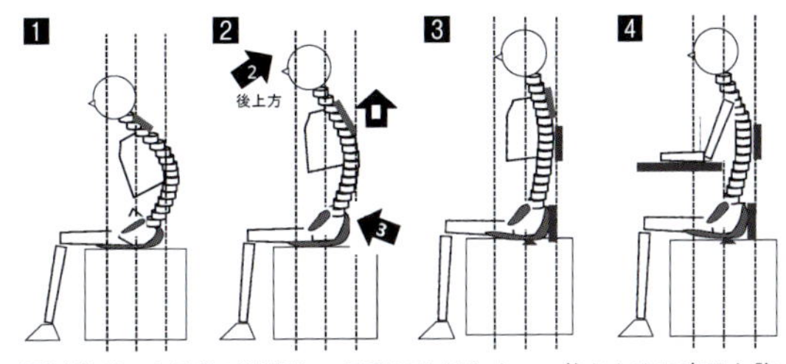

1 健常者でも骨盤が後傾し，円背になりやすい．休むために座ると胸郭の伸筋があまり働かず，股関節の伸筋が引き伸ばされ骨盤を後方に回旋するためである．

2 体幹の伸展は，骨盤の上に積み上げるというよりは，胸郭の伸展と頭部の後上方移動がまず起こり，その結果として骨盤が前傾すると考える．骨盤の後傾が大き過ぎると胸郭の伸筋活動で戻す行為が困難になる．

3 本人の胸郭の伸展活動で，起こせる範囲に骨盤の後傾を抑えることが姿勢を維持，矯正する行為に欠かせない．骨盤支持と座面のアンカー，できれば胸郭の伸展も補助したい．

4 骨盤の後傾が抑えられていれば，テーブルに肘を着くことも楽になる．前方と後方の支持を交互に使い分けて姿勢を維持できるようになると良い．

〈図 8〉良い座位姿勢を習慣にする

い．テーブルを与えればすぐに使えるものではない．後ろに寄りかかる習慣を改めるために2週間ぐらいは周りが辛抱強く接していく必要がある〈**図8**〉．

おわりに

既存の治療法では構えやバランスの戦術に対してはアプローチできたが，戦略を変えるまでは踏み込めなかった．

基本動作のバランス戦略選定には患者のやる気や快・不快，安全か危険かなど運動学的要因とは違う多くの情動的な要素が含まれる．不安があれば無自覚のうちに“安定して動かない”戦略が選択される．その戦略のもとで全身的な活動が方向付けされてしまう．方向付けされた身体でも意識すれば様々な戦術を使用できる．しかし，意識することだけでは戦略は変えられない．基本動作ができなくなった患者へのアプローチは，基本動作ができる患者や健常者の運動学習とはまったく違う点がある．そのことを認識し，治療という行為の最中に患者の情動を変えるアプローチまで踏み込めた時に初めて行動変容を定着，保持できるアプローチに一歩近づけるものと考える．

【引用文献】

1）木村晃久：第3回生態心理学とリハビリテーションの融合研究会教育講演「脳と意識の構造」の資料．2014
2）林成之：思考の解体新書　独創的創造力発生のメカニズムを解く．pp.16-66，産経新聞出版，2008
3）並河正晃：老年者ケアを科学する．pp.45-46，医学書院，2002

【参考文献】

1）長崎浩：動作の意味論―歩きながら考える―．pp.11-181，雲母書房，2004
2）下條信輔：まなざしの誕生―赤ちゃん学革命―．pp.73-110，新曜社，1988
3）佐々木正人：アフォーダンス―新しい認識の理論―．pp.13-100，岩波書店，1994
4）F.D. アフォルター　冨田昌夫・監訳：パーセプション　発達の根源から言語の発見まで．pp.1-87，丸善出版，1993
5）P.M. デービス　冨田昌夫・監訳：ステップス・トゥ・フォロー 第2版．pp.1-47，丸善出版，2005
6）ＮＨＫスペシャル：腰痛・治療革命～見えてきた痛みのメカニズム．2015.7.12 放送
7）下條信輔：サブリミナル・インパクト．pp.10-109，ちくま新書，2008
8）冨田昌夫：脳卒中患者に対する急性期理学療法の可能性．理学療法学 33：423-428，2006
9）冨田昌夫：運動療法，その基本を考える―重力への適応．理学療法学 37：343-346，2010
10）冨田昌夫：動作の崩壊と再構築．理学療法学 39：284-288，2012
11）冨田昌夫：環境適応とアフォーダンス．日本理学療法士協会　神経系理学療法学会誌 2：25-33，2010
12）三木成夫：内臓のはたらきと子どものこころ．pp.12-64，築地書館，1982
13）冨田昌夫：クラインフォーゲルバッハの運動学．The Journal of Clinical Physical Therapy 3：1-9，2000

02 知覚循環─状況の多彩さに適応する身体を理解する─

独立行政法人労働者健康安全機構 愛媛労災病院 中央リハビリテーション部 部長 理学療法士 有馬 聡

臨床場面での問題

ベッド上で介助して起き上がったものの，必要以上に体幹を後傾して抗重力的な機能的座位が取れない．ベッド柵や車椅子のアームレストをしっかり握り，全身を硬くして動けない．動作を開始しようとしても初動動作がスムーズに行えず，過剰に緊張を高めてしまう．曲がり角や対向の人の動きによって歩行が止まってしまう．リハ室では意識すればできていることが終わって一歩外へ出るとまたもとの動きに戻っている．口頭指示が入らず指導が困難である．

これらは臨床で多く遭遇する出来事である．

またこれらは患者にとって決して心地良いことではなく，長く続くと意欲の低下を招き，動くことがますます困難になる．しかし理性では動かないといけないと精神的ストレスや不快感を増大させていく．

このような現象を改善しようと，疾病もしくは運動機能面である筋力や可動域，筋緊張といった要素に分解して捉えても，思うように改善しないことが多い．

では，どのように捉えると現象に対する理解が深まり問題解決の糸口となるのだろうか．

随意性や自律的な反応が低下していることは常に環境とセットで見ていく必要がある．

ここでは環境に対して無自覚的に反応する身体に焦点を当てて，患者の示す反応への認識を深める手がかりとしたい．

知覚循環

「私たちは動くために知覚するが，知覚するためにはまた，動かなければならない．」[1)]生態心理学者のジェームス・ギブソンの言葉である．

私たちが移動する時，それが歩行でも自動車でも周りの景色が流れる速さや向きによって，自分の歩行または運転の速度や方向を知覚することになる．

アクセルを強く踏み込んだ時は周りの景色はどんどん後方へ消え去ってゆく．

周りの情報は私たちの行為をコントロールし，同時に行為は周りの情報をコントロールしている．

義足を使いこなすということは，義足越しに地面を感じ，安心して荷重できる動きを探す行為でもある．

行為と周りの情報は互いにどちらかが欠けていても成立しない．動くために必要な情報は動きながら探している．つまり身体の動きと環境の情報を知覚することは，循環していると言える．

このように身体の示す反応は環境との相互関係によって制御されており，働きかけて探索することと，知覚し調整することを繰り返すことを「知覚循環」と呼んでいる．

ここで，身体のある部分に機能障害を生じた場合，その部分の機能を改善することは当然必要である．

しかしその機能障害によって，周りを探索する動きのバリエーションが制限され，そのことによって知覚できる情報が制限される．さらに動きが制限され，自分の変化に基づいた探索を重ねて学習していく過程が障害されるということが，実はこの問題の本質であると考える．

運動学習としての知覚循環

「知覚循環」を通して学習するということは，変化に適応していける状態が継続することでもある．

動作ができることだけが目的ではない．新しい環境に出合った時に探索的に働きかけて克服できるか，もしくはその方向へ向かうことが必要である．なぜならば，動作ができた後も，環境の変化や体調の変化によってそのたびに動きが制限され，パターン化して偏った身体の使い方によって二次的障害を引き起こす可能性を秘めているからである．

「知覚循環」を通して学習するとともに，自己管理の概念として「知覚循環」を通して学習できる身体作りの両方が必要である．これを自己組織化という．

「知覚循環」の過程が混乱し動けなくなっている状態を「運動障害」と捉えるならば，自己組織化の過程に介入し手助けすることが「治療」に置き換えられる．

環境の情報の利用

では，私たちの運動を制御している「環境の情報」とはどのようなことを指しているのだろうか．

「環境の情報」には「重力と支持面の情報」と，「周りを取り囲む空間の情報」がある．

1 重力と支持面の情報

座ることも立つことも歩くことも，重力と身体を支えてくれる支持面があって初めて成り立っている．

頭が上で足が下，天井や空が上で地面が下，自分の身体の上下軸と外界の上下軸は特別な姿勢を取らない限りいつも一致している．

姿勢を様々な状況に対して動的に安定させるために，前庭器官の加速度に対する情報と支持面情報を，全身に分布している皮膚・筋・関節の変形に基づく情報を利用して機能的なつながりを形成しなければならない（基礎的な定位）．

現在研究がなされている段階ではあるが，この情報を利用して身体を安定させている知覚を「ダイナミックタッチ」と言う．「運動性触知覚」とも呼ばれている．

1．ダイナミックタッチ

ダイナミックタッチとは，対象と身体とが一部分で接触・固定され，身体や対象が動いたり動かされたりすることによって生じる知覚である．例えば，スポーツ店で新しくゴルフのクラブやテニスのラケットを購入する時，必ず手に取って軽く振ってみることを行うだろう．道具を振ることによって違いを知覚して選んでいるはずである．ではダイナミックタッチと通常の触覚とは何が違うのだろう．

通常の触覚は対象を撫でることや受動的に触れられることで生じ，対象の表面を感じることができる．

ダイナミックタッチは，対象の表面情報よりは大きさ・重さ・向きなどの対象全体の情報を受け取る．

これらを検知できるということは単独の感覚受容器と刺激の関係では説明がつかない．しかし振ることでその長さをほぼ正確に知覚することができる．それは何センチという数値でわかるのではなく，手に持った道具で働きかける対象物への距離や，用途に応じた効果といった，実際に動いて使う場合に適切かどうかが身体を通してわかるのである．ゴルフクラブやテニスラケットも振ることによりそういった情報を検出し選ばれている.

長さや向きの知覚は慣性モーメントの情報を利用しており，質量が回転中心との関係でどのように分布しているかによって変化する.

これは手に持った物体に限らず，私たちの身体そのものの大きさや向きの知覚にも当てはまる．重さや関節の角度といった個々の感覚をつなぎ合わせて推論するといったものではなく，動かすことによって生じるダイレクトな知覚と考えるとわかりやすい.

またこの知覚は，情報を検知する動かし方の探索活動なので，苦労して自転車を乗りこなせたように，練習によって上達することを明確にして臨床に取り入れるべき概念である.

2. 臨床的概念としてのダイナミックタッチ

道具そのものには運動能力や感覚神経は備わっていない．それを自分の身体の一部のように扱い，自分の身体や周りの情報を知り効果的に動かすことで対応できる．杖の先で地面がわかるとともに，安定して歩くことのできる杖をつく位置もわかり，バランスやリズムを取ることにも活用されている.

中枢神経疾患片麻痺では，半側の運動や感覚の障害により，移動や基本動作能力が障害される．筋緊張の分布が変わり，バランスをとる方法が変わってしまう．どのように重力に対して姿勢を安定できるのか，余計な力を抜いて動けるのかを今の身体を使って探るということが必要である.

自分で動けない場合は，療法士が他動的に関節を揺する，胸郭から揺する，骨盤から揺するなど，動きを与えることで自分の身体を感じてもらい，徐々に自分で揺すれるようにしていく．姿勢保持が困難な場合でも，前方に両上肢で支持できるテーブルを用意して動ける範囲で動いてもらう．安心して動ける姿勢を設定して，いつでも動いて自分の身体を確認できるようにする〈図 1〉.

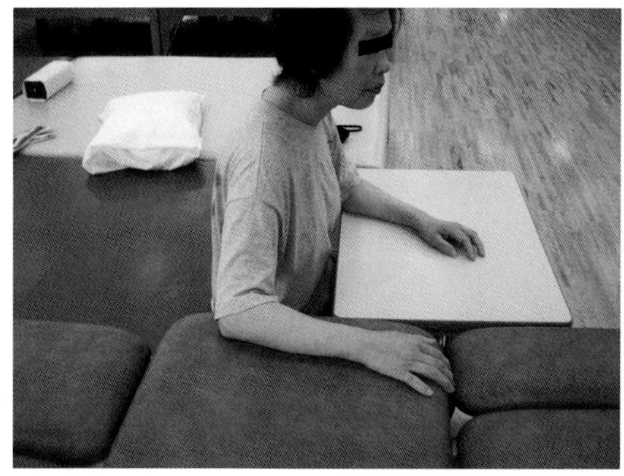

〈図 1〉安心して揺することのできる環境設定
車椅子では常に背もたれと麻痺側にもたれかかり座位保持が困難な症例．非麻痺側と前方に視覚的にも触運動覚的にも安定した台を配置し，自ら働きかけ安定を確認できるような工夫が必要.

もう一つは療法士が治療評価する場合に，触れている部分以外の情報もダイレクトに知覚することができるということである.

背臥位で患者の身体を他動的に探索的に動かすことで，療法士は直接触れてはいない患者の背面筋の硬さや皮膚の抵抗感を感じることができる〈図 2〉.

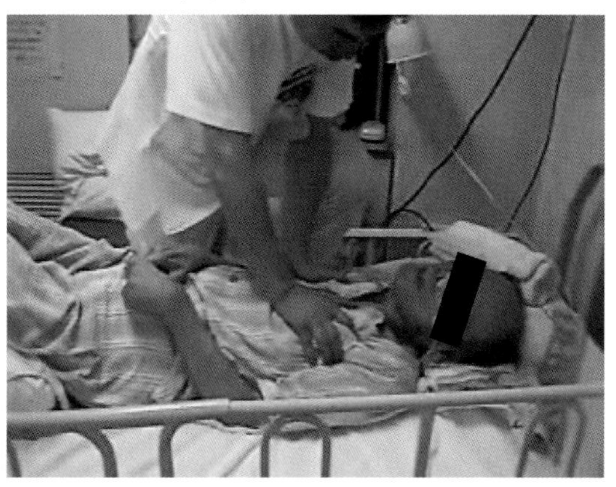

〈図 2〉胸郭から揺する

座位でも，患者の骨盤越しに座面に接する臀部の硬さや偏りを感じることができる．的確に感じるためには練習が必要だが，情報を得るための動かし方を探っていくように，練習を重ねることで上達する．そのためには療法士自身が余計な力を抜いて自分の身体を揺すれることが必要である．習熟度に個人差はあるが，患者にこのようなことを要求するのだから，療法士も練習してできるようになる必要があると考えている．

2 周りを取り囲む空間の情報

私たちの目は頭部にあり，周りを見回し，移動して見えないところを見にいく．見るということは目という感覚器だけで成立しない．全身の運動を巻き込んだシステムとして行われている．また視覚以外にも，聴覚システム，触覚システム，味わい嗅ぐシステムなど私たちを取り巻く空間の情報を取りにいくシステムは多岐にわたる．

ここでは視覚を取り上げる．

1．オプティカルフロー（光学的流動）

歩く時，周りの景色は視野の中心から広がり，周辺視野の外に向けて動いていく．移動や身体の動きもしくは環境自体の変化で生じるこのような見えの変化を「オプティカルフロー」と呼ぶ．

観察点を固定して網膜に映った映像を写真のように知覚しているわけではなく，動きによって生じるオプティカルフローを知覚し情報として利用している．

ここに同じ色の一枚の紙と立方体の箱があったとする．それを床に置いて真上から眺めるとどちらも同じ形をしている．そこで身体を動かして少し視線をずらすことで両者の違いは明確になる．手を伸ばして持ち上げる動作も自然に違うものとなる．二次元の静止画を見ても奥行や立体を三次元的に見えるのは，この動いて見るという経験があるからである．

あまりにも当たり前で意識することも少ないが，私たちは眠っている時を除いて，この動くこととオプティカルフローの関係性はずっと継続されている（空間的定位）．移動する時に人や物にぶつからないように動きは調節され，同時に自分の姿勢を調節している．

前方に移動するとオプティカルフローは視野の中心から外側に向かって流れ，主体が前方へ移動することを特定している．このように移動に伴うフローのことを，視野内の全体の見えの流れを伴うことからグローバルなオプティカルフローと呼んでいる．反対に移動を伴わなかった場合，背景は大きく変化せず，視野の一部分が動く．これをローカルなオプティカルフローと呼ぶ．

ここでは対象物を捉え認識することと，動くためにオプティカルフローを利用することの違いについて触れておきたい．

網膜周辺部にある神経節細胞には，受容野が広いものが多い．これらの細胞が捉える画像の空間分解能は悪いが，時間分解能に優れており，動くものの検出に適している．視野の周辺部で動くものを捉えると，眼球をそちらに向け，視野の中心部で詳細に分析することができる[2]．

このような特徴から視野のイメージは〈図3〉のように中心視野ははっきり見えて解像度が高く，周辺視野はぼやけてはいることが推測される．文字を読む時の見え方はほぼこのようになる．

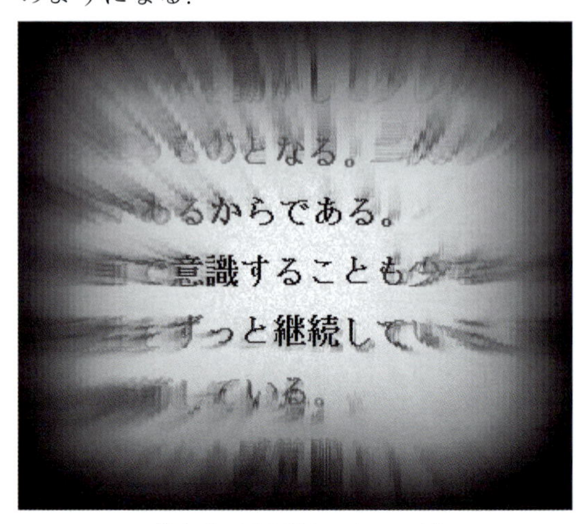

〈図3〉周辺視のイメージ

特に移動を伴うグローバルなオプティカルフローは，素早く動きに対応することから周辺視野の情報を大いに利用している．自動車の運転では運転の方向付けや速度制御の情報として，このようなグローバルなオプティカルフローが利用されている．見えないところが徐々にあらわになり，危険の潜む壁の縁からの飛び出しや対向車の出現を検知できる程度の速度に調整されている〈**図 4**〉．

速度を落としすぎずに運転するためには，素早く検出できる周辺視野で柔らかく眺める必要がある．集中して視線を動かし続けるといったものではなく，検出されたものに目を向け確認するのである．

グローバルな景色の流動は，運動の方向付けや速度の制御の情報となっている．

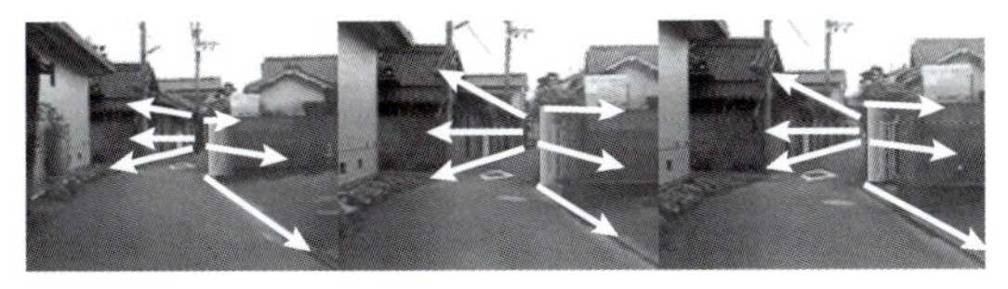

エッジ（縁）から見えないところが動きによってあるパターンを持って現れてくる．

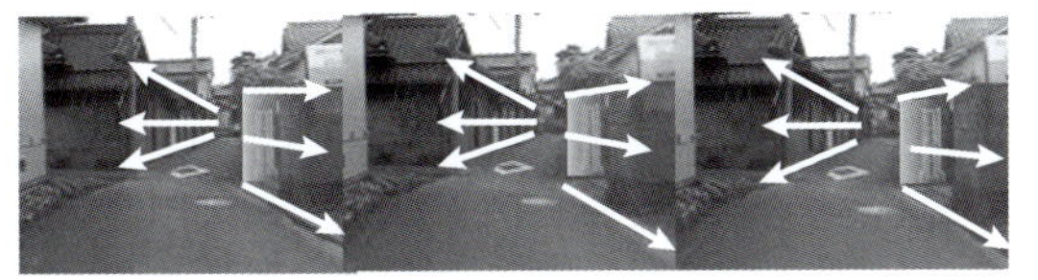

その中からパターンと違う変化の仕方で現れる対向車に要注意．

〈図 4〉グローバルなオプティカルフローでの情報の検知

視覚による姿勢制御として有名なのが Lee のスウィンギングルームの実験である〈**図 5**〉[3]．

地面すれすれにぶら下げられた四方の壁と天井だけの部屋を作る．壁は均質な壁紙が貼られており，見るために必要な十分な明るさが保障されている．

被験者にこの部屋へ入ってもらい，部屋の中心に正面の壁を見ながらまっすぐに立ってもらう．そして被験者にわからないように，外から数センチの幅でゆっくり部屋の壁を動かす．それを外から観察すると，被験者は部屋の壁の動きとぴったり同期して前後に揺れ始める．

しかし被験者は自分の揺れを自覚していない．このような反応は歩き始めたばかりの乳児にも起こる．これは視覚性運動制御と呼ばれている．

被験者が動き出すということは，壁の動きが検出されたということで，それは自覚を伴うと考えられていた．しかし自覚を伴わずに動いていたということで，姿勢調整の柔軟さというものが理解できる．もう少し動きを大きくすると，それに対応して起こる身体運動の大きさに慌てて，自覚するのかもしれない．また中枢神経疾患で姿勢調節に問題があると，少しの動きでもバランスを崩してより身体を固めて動けなくなるかもしれない．筋緊張の変化から恐怖・不安・ストレスや不快などの情動の変化を感じるかもしれないが，なぜそうなったのかはわからない．

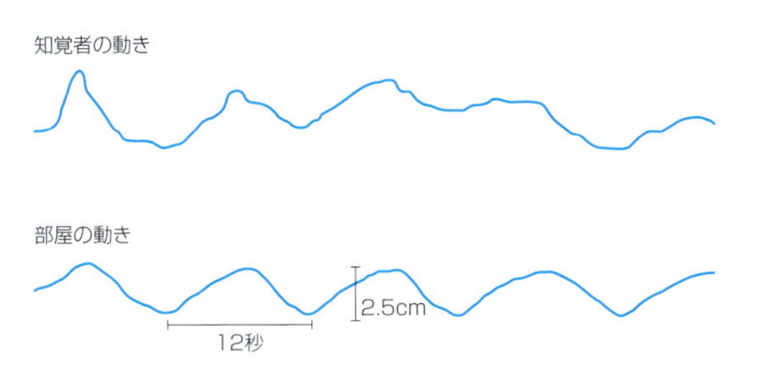

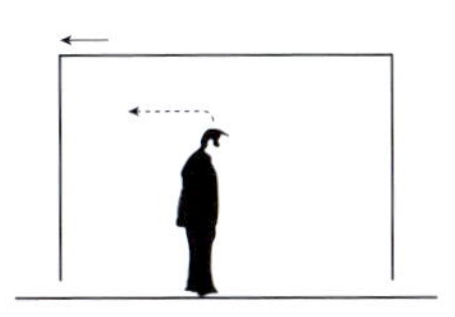

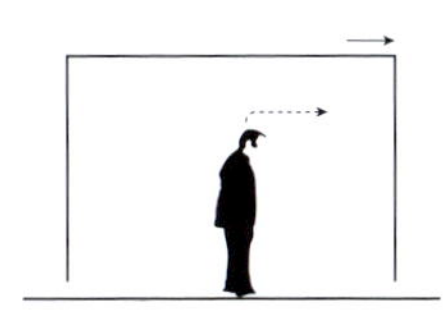

〈図 5〉オプティカルフローによる「視覚性運動制御」[3]

動かないとオプティカルフローは知覚できない．オプティカルフローは動きによって学習されるとも言える．また Lee のスウィンギングルームの実験のように，視覚的な情報の変化と一致して身体運動が起こるということは，物理的な外力を介しているような関係性であり，決して曖昧なものではないということが重要である．

「重力と支持面の情報」を，ダイナミックタッチで探りながらオプティカルフローを利用すること，つまり基礎的定位と空間的定位を統合して自己を定位することを前提に臨床的概念を述べる．

2．臨床的概念としてのオプティカルフロー

冒頭で述べたように，座位をとれるものの，体幹を後傾し倒れないように下肢と固定している患者に必要なことは，重力に対して積み上げるアライメントを取ることである．安定している支持面を，動きながら知覚してもらうことである．

しかし，目の前の地面との距離をどのように感じているのかというと，運動経験が未知であればそれは断崖絶壁に座らされた状況に似ているかもしれない．前にテーブルを置いて両上肢で支持するか，療法士が前方から常に視覚的安心感を与えながら，視覚を自由に移動させて体幹を揺すり，それぞれの情報を結びつける作業が必須である．

小さな動きであっても自ら情報を取るために能動的に動き出すことのできる程度の環境設定や工夫がほしい．

移動時の情報の取り方においても，視野が正立（物体と像が上下同じ場合を正立，逆の場合を倒立という）して全体を眺められる中でオプティカルフローを能動的に使えるように，能力に応じて自ら動くことができる配慮が必要だろう．

転倒しないように注意して歩こうとすると常識的には集中して地面を見て歩こうとすることが多い．しかし，取り入れる情報は空間分解能ではなく，移動に伴う動きの変化である限り，全体を漠然と捉えながら移動できることが安全に歩行することにつながるはずである．見え方の変化を話題として提示しながら歩行練習を行うことも良いかもしれない．また壁などの立体構造物からの情報に基づいて，姿勢調整を行う経験は家の中での移動のバリエーションを増やすことにつながるだろう．壁と接触するくらいに近づいて視線を動かすとオプティカルフローの変化率も大きくなる．体性感覚を使っての壁の探索を同時に行い，馴染ませていくようにして動いてもらうと良い．壁にもたれて室内を見回すことなども積極的に促すことで，壁際を安心できる場所として認識させていく〈図6〉．

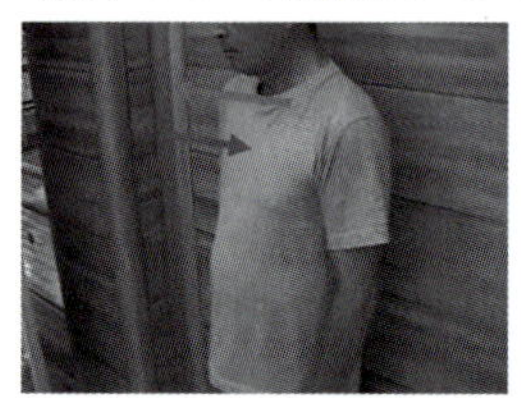
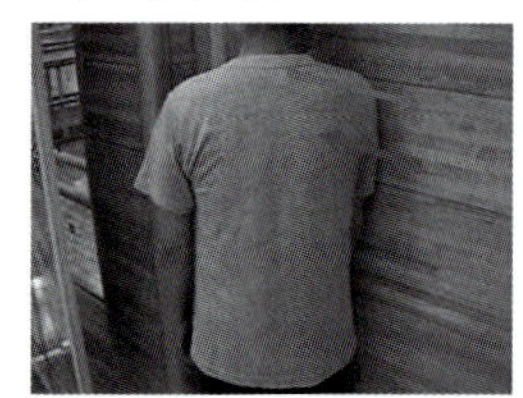

〈図6〉壁際で視覚と体性感覚を使って動く

何かをしようと意図すると，身体内部にはそれを実現するための筋の緊張状態が，環境との相互関係で準備される．そのタイミングはむしろ運動を行おうと意図する前であると言われている．

不安で動けなくなるという反応が無自覚的に選択されてしまうと，理性で修正しにくいのはそのためである．

知覚循環でみられる探索的活動

1 マイクロスリップ

日常生活での食事の場面を思い浮かべてみよう．どのような順番で何を食べるかをあらかじめ決めてから行為を遂行しているわけではない．よく観察すると，その時の手の動きは決して無駄なくスムーズに動いているわけではない．手が関係のないものに触れたり，突然軌跡を変えたり，指を開く大きさを変更したり，動きが滞るなどの行為の「淀み」が観察される．E.S. リードはこのような行為の「淀み」を「マイクロスリップ」と呼んだ．さらにリードたちはコーヒーを淹れるという課題で実験を行い，コーヒーとは関係のないものを含めるなど，環境の多彩さによってマイクロスリップが起こる頻度に違いがあるかを調べた．するとマイクロスリップの発生の頻度は，環境の多彩さの程度と関係していることがわかった．さらに，鈴木はどのような局面で起こっているのかを調べると，コーヒーを淹れるための下位行為としてのお湯を注ぐことや，コーヒーの粉を入れるなどの行為のつなぎ目で多く起こっていた[4]．

そのことは下位行為の選択が必要な場面で多く起こっているということを示しており，マイクロスリップが，探索活動としての意味合いを持つことを証明している．

2 行為の探索的活動

一度訪れたことのある土地で道に迷った時，「あの見覚えのある曲がり角に行けば何かがわかるかもしれない」と，はっきりしない記憶を引き出すために行ったり来たりを繰り返すうちに，目的の場所へたどり着いたという経験はないだろうか．動くことによってどの方向へ移動すれば良いかが明確になってくるあの感じである．

私たちは行為を遂行する時，課題を達成するという意図に基づいて運動を開始するが，その動きを鳥瞰的に知っていて，すべて計画通り実行するというようなことはむしろ少ないのではないだろうか．たとえマイクロスリップとして捉えられなくても，行為はその時の状況に応じて，時には失敗するかもしれない動きをも内包しながら，まるで知らない道を見つけていくかのように，淀みながら遂行されているのではないだろうか．

毎回浅く腰を下ろそうとするため注意を促さないといけない患者がいる．注意を促すのを少し我慢して，安全に配慮しながら浅く座らせてみる．すると支持面の狭さを知覚し，小さな座り直しが連続して起こり安定した座位へ切り替わった．この患者は，不安定な座位をゴールとしてはいなかった．この場合は失敗でなく失敗しかけたのを修正できたのである．無自覚かどうかの判断は一概にできないが，このようなことを通して自覚へつながるアプローチが望ましいと考える．

3 逆さめがねの実験

知覚心理の実験に「逆さめがねの実験」というものがある．上下もしくは左右が逆転するメガネをつけて生活をする．最初は誰でも動き出すことが困難で，まともに歩くことができないが，数週間生活すると次第に動けるようになり，最後にはまともに見えていると自覚するまでになる．その過程でとっさにボールを投げるとうまく振り払うことができるようになる．しかしどちらから飛んできましたかという質問には答えられないという現象が見られた．このことは2つのことを表している．一つは見ることを学習するということは見て動くことであり，見ることと動くことのどちらかに障害があっても今の身体でもう一度学習し直すことが可能だということ．もう一つは，言語的判断や認知よりも無自覚的で反射的な動きの習得が先立つことである．

私たちが行う歯を磨く・顔を洗うなどの朝起きてからの日常生活での行為は，ほぼ自律的に行われるので，何かの都合で止まるようなことがあると戸惑ってしまう．そういう意味では探索的活動によって行為の継続は支えられているのかもしれない．

運動障害が起こった時，それも基本動作などの普段無自覚的に行っていることができなくなった時に，それを知的に理論的に説明して伝えて学んでもらうことは非常に難しいと感じる．選択可能性のあるところではゆっくりでも探索的に動きを継続できるように工夫をする必要がある．

一緒に動く

理論的に説明して理解してもらわないでどのようにアプローチすれば良いのだろうか．一つの提案として「一緒に動く」ことにもう少し時間を割いてみては如何だろう〈図7〉．

療法士も知覚システムの一部として環境を探索しているという位置付けで，働きかけ方や探索の仕方をともに見つけながら動きのバリエーションを作っていく．患者の動きや変化を感じながら徐々に能動的な動きをサポートしていく．

患者の動き難さを療法士との動きの差異として感じることも可能で，動きを同期させることで情動的な共感も得られやすいのではないかと考える．

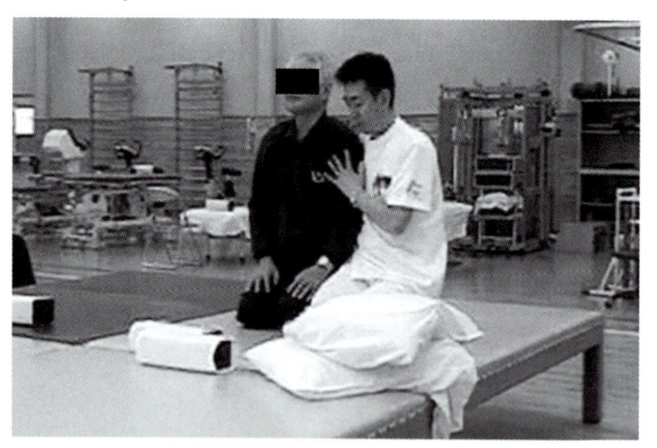

〈図 7〉一緒に動く

おわりに

動作を学習する時，身体部位を意識して動かせば正しい動作が遂行できる．局所の障害にはそれを補う機能の練習を行い，動作方法がわからなければ理論的に，知的に指導するといった方法が用いられる．しかしこれだけでは，対応できない症例がたくさんある．

患者の知覚世界を理解することができれば，もっと効果的な治療が提供できるはずである．

普段意識することのできない潜在的な過程の存在を認めなければ，環境や状況に反応してしまい動けなくなっている現象が理解できない．

人は社会的な動物で，状況は多彩で反応も多彩である．その中でも現象の背後にひそむ法則性の解明が重要となってくる．潜在的な過程へ落とし込むと，生物として生きるために必要な反応が，ある法則性を持って現れてくる．

「知覚循環」という概念を通して無自覚的に反応している身体を理解する手掛かりを示した．

しかし，これらを解決するためには臨床場面で患者を通して学ぶことが重要になってくると考える．当然患者と探索的に接すると自分の身体とも向き合うことになる．自分自身の動きを患者に合わせることが難しいと気づくことで，療法士としての身体作りは始まる．

大いに手探りをして知覚循環を促しながら細かく自分の身体を揺すれるようになっていただきたい．手探りするにあたって理解しなければならないポイントはここで述べた．

近年は医療安全の観点から転倒などの医療事故に対する関心が高まっている．医療安全に対する知識を高めることはもちろん大切である．さらに，患者の姿勢や動きを見た時に，情動的に危険を察知できるまでわれわれ療法士の能力を高めたいものである．

【引用文献】
1）Gibson, J. J.: The Ecological Approach to Visual Perception. 223 Hillsdale, NJ: Lawrence Erlbaum Associates, 1986
2）坂井健雄・河原克雅：人体の正常構造と機能. p.699, 日本医事新報社, 2010
3）佐々木正人：新版 アフォーダンス. p.108, 岩波書店, 2015
4）鈴木健太郎・他：アフォーダンスと行為の多様性－マイクロスリップをめぐって. 日本ファジー学会誌 9：826-837, 1997

【参考文献】
1）古賀一男：知覚の正体どこまでが知覚でどこまでが創造か：河出書房新社, 2011
2）佐々木正人：包まれるヒト 8〈環境〉の存在論：岩波書店, 2007
3）下條信輔：サブリミナル・マインド 潜在的人間観のゆくえ. 中公書店, 1996
4）三嶋博之：エコロジカル・マインド. 日本放送出版協会, 2000

03 片麻痺者へのアプローチで腹臥位と床上動作の有用性

藤田保健衛生大学 医療科学部 講師 作業療法士 杉山 智久

はじめに

片麻痺者は，突然の半身不随に伴い姿勢筋緊張のアンバランスやバランスなどの姿勢調整が難しくなる．そのため，非麻痺側を中心に左右非対称な状態でどうにか姿勢を調整して活動を行う．このとき問題となるのは，身体が麻痺したにもかかわらず，健常な時に培ったイメージで動作を行おうとするため，不安定になり過剰な自己保存の反応が出現しており，安定・安全性を求めたバランス戦略を選択するようになる．その結果，さらに非対称性を増強し，身体を固定的にするなどの悪循環を示す．

そこで，今回，私たちが実践している腹臥位と床上動作の有用性について，理論背景も含め紹介する．

人の動作とは

私たちは，「動作の構築」[1) 2)] という視点で人の動作を階層的に捉えている．N.ベルンシュタイン[1)] は，動物の進化の過程で脳は階層的に進化し，動作もまたこれに見合った階層構造をなしていると述べている．階層構造〈図１〉[1) 2)] では，筋緊張（レベル A）は，全てのレベルの背景となり姿勢の維持や変更を可能としている．運動（レベル B）は，単関節の要素的運動ではなく，運動のパターンで捉えている．転倒転落せずに運動パターンを実現する．これは，私たちの概念では既に動作である．肩関節屈曲に伴い，肘関節は伸展する協調関係にあり，目標とする高さとスピードを変化させても，〈図２A〉[2)] のようにその関係性は変わらない．別の実験では，上肢のリーチ動作に先行してハムストリングスが活動して姿勢制御する〈図２B〉[3)]．

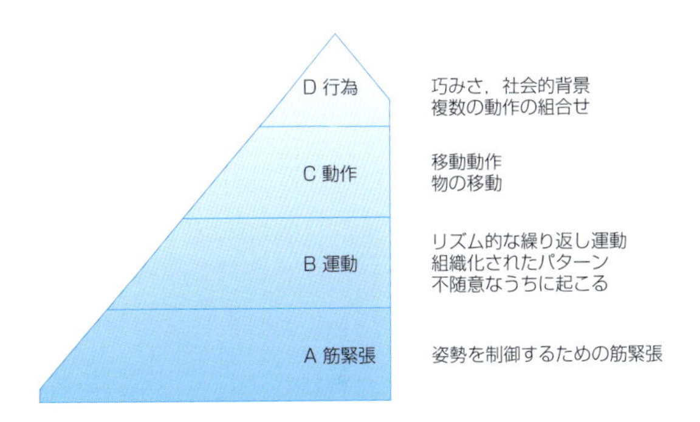

〈図 1〉動作の構築レベル

筋緊張は姿勢制御としてすべての動きの背景となり，緊張の偏りは同時に運動・動作の偏りに影響する．

A

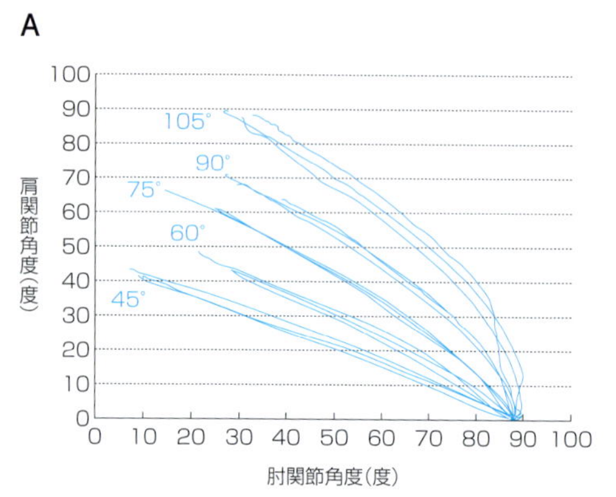

リーチにおける肩関節と肘関節の関係
肩関節 0°，肘関節屈曲 90° 位から目標とする角度（高さ）が異なったリーチにおいて，速度を変化させても肩関節と肘関節は協調した関係であった．

B

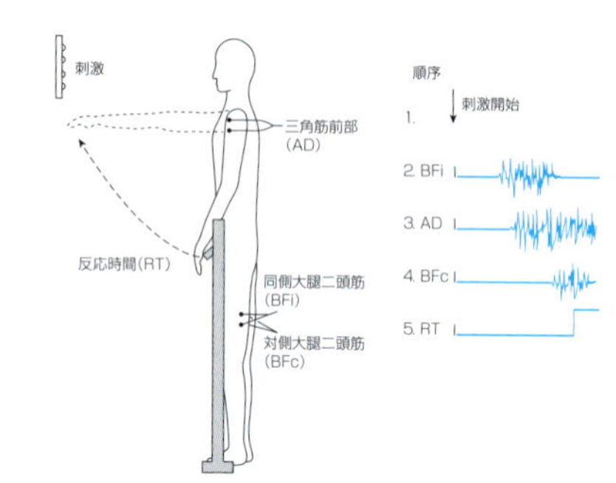

関節挙上とハムストリングスの関係
素早く肩関節を挙上した場合，三角筋が収縮する前にハムストリングスが先行して収縮して姿勢制御を行っている．

〈図 2〉リーチ動作にみられるパターン

このように人の動作は一定のパターンやバランス反応など組織化され，私たちの日常の課題遂行の動作（レベル C）の下支え（背景）となっている．誰もが共通して一定のパターンで行い，それ以上分解できない動作，例えば歩行，立ち上がり，しゃがみ，リーチなどを基本動作と定義する．さらに行為（レベル D）は，複雑な基本動作の組合せで成り立っており，日常の範囲を超えた環境や身体の変化にも柔軟に対応できる能力で人だけに発達している．このように私たちは，基本動作という誰しもが共通して同じパターンで行う動作を組み合わせる事で，あらゆる場面あらゆる条件の変化に適用できる行動を身につけたのである．このとき重要になるのは，あらゆる運動パターンにバランスを組み込み，自在に動ける身体を備えていることである．そのような身体構造とは，R・バックミンスター・フラー [4] により提唱されたテンセグリティー構造である．テンセグリティー構造とは，不連続的圧縮部材と連続的張力とのバランスによって，閉鎖的に統合された構造**〈図3〉**である．この構造は，不連続的圧縮部材を連続的張力が互いの張力で引き，安定性と可動性をなし，全体を組織化している．内骨格型の人の構造も**〈図4〉**のように不連続的圧縮部材が骨，連続的張力が筋や筋膜として捉えることができる．ある部分に加わった力や動きは局所的な変形ではなく，連続的張力である筋や筋膜により全身に分散され，不連続的圧縮部材である骨にも運動が波及し，全体が組織化される．テンセグリティー構造で安定性と可動性を確保した身体は，動的な安定性（ダイナミック・スタビライゼーション）[5] を有していると言える．しかし，身体の一部分に過剰な力が加わった場合，その力は全身に波及し歪んだ状態となる．また，身体のある一部が硬く固定した場合，分散する張力が全体に波及せず，変形が途中で止まってしまう．このように張力が偏った状態では身体が適切に組織化されず，基本動作に問題が生じてくると推測できる．

だからこそ赤ちゃんは，生後 1 年から 1 年半かけて，あらゆる運動パターンに動的に安定した状態でバランスを組み込めるように全身を組織化しながら，基本動作の獲得をしていると考えられる．

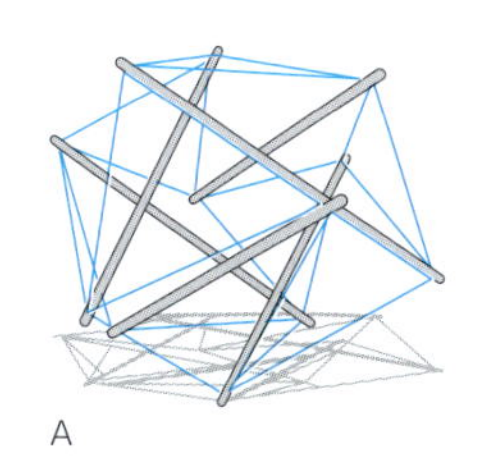
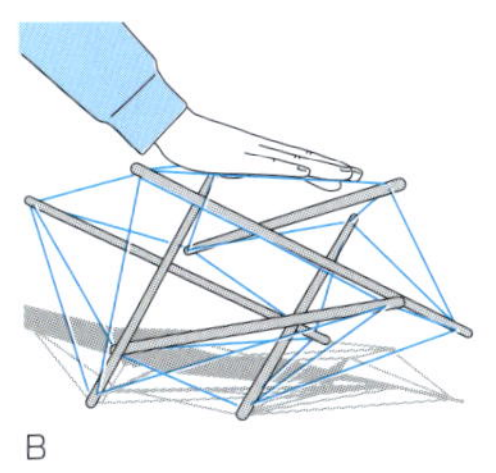

A　　　　　　　　　　　　B

バランスの取れた張力材と圧縮材が互いに接触することのない構造である．外部の媒体に触れて，あるいは外部の力によって変形すると，緊張は力の作用した部分だけでなく，Bのように構造全体に分散される．

〈図 3〉テンセグリティー構造

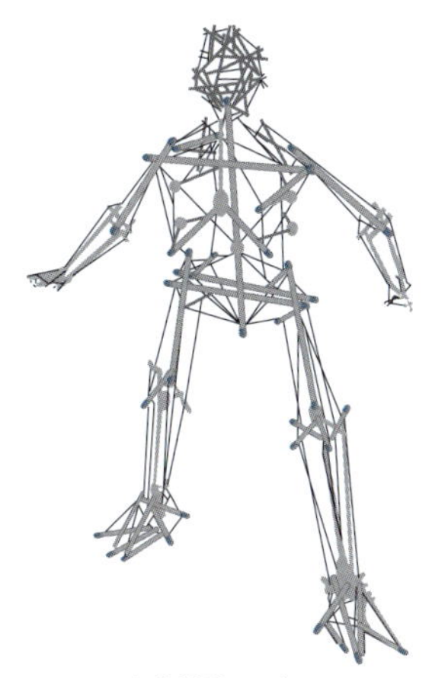

人体構造モデル

不連続的圧縮部材が骨，連続的張力が靭帯や筋・筋膜である．

〈図 4〉テンセグリティー構造で見た人体構造

片麻痺者の特徴

片麻痺者の臥位姿勢の多くは，〈図５A〉の右片麻痺者ように腹部の低緊張に伴い，体幹の不安定要素を補うため，腰背部のブリッジ活動で姿勢調整をしていることが多い．この事例の場合，体幹の右側でのブリッジが著明である．支持面から浮いている身体部位が多く，いわゆるパーキングファンクション（PF）[5]が不十分な状態である．その様な状態から起居動作をする際〈図 5BC〉，頭部挙上をすると頭頸部の重みを支持するため肩甲帯は内転し支持活動に参加する．そのため麻痺側肩甲帯は本来の起居動作に伴う自律的な前方突出への移動は認めにくく，かえって後方へ引かれるため，麻痺側上肢の筋緊張は亢進する．さらに左上肢ではベッド面を押して，頭頸部の屈曲と胸郭の回旋・屈曲を行うが，かえって肩や上部胸郭は支持面との接触が得られず，非常に努力した起居動作になってしまう．この事例の起居動作における体幹の反応をテンセグリティー構造で考えた場合，臀部と上部胸郭が支点となり体幹背部筋のブリッジ活動（背面の張力）により体幹を持ち上げている．その状態から頭部を持ち上げると，頭部を持ち上げるため上面に張力が発生し，胸郭を起点に上面と背面とに張力が生じ拮抗した状態となり，運動に伴って変形すべき体幹は変形できない無理な状態となっていると理解できる．

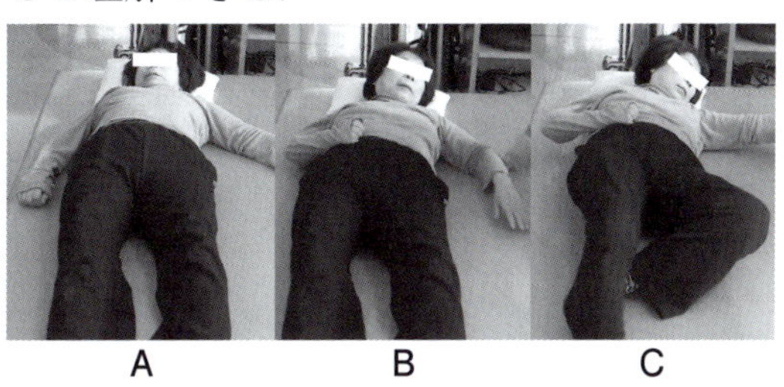

A　　　　B　　　　C

A．背臥位
・腰部から下部胸郭にかけて体幹の伸筋群によるブリッジ活動を認め，支持面との接触は少ない．
・特に右の胸郭から腰部にかけてのブリッジ活動が著明で，それに伴い骨盤は左へ回旋している．
B．頭部挙上
・頭部の重みを支持するため，両側の肩甲帯は内転し，右肩甲帯の自律的な前方突出は認めない．
・さらに左上肢ではベッド面を押して，左の上部胸郭と肩が支持面と接触せず，胸郭の回旋と屈曲が行えない．
C．ブリッジ活動による体幹回旋
・左下肢のブリッジ活動を利用して，体幹および臀部を回旋させ，側臥位になってから起き上がろうとする．

〈図 5〉片麻痺者の臥位姿勢と起居動作の特徴

片麻痺者の座位姿勢の典型的なパターンの一つ[6]に，麻痺側臀部に圧中心があり，麻痺側に体幹を崩しながら非麻痺側との錘の関係で姿勢制御するパターンがある〈図６A〉．この場合，麻痺側の臀部と腰背部で荷重を受け，非麻痺側への体幹の側屈・回旋により重さの釣り合いが取れるようにし，麻痺側の体幹伸筋群は全体に伸張される．肩甲帯では，麻痺側へ回転モーメントが生じないよう麻痺側の肩甲帯は挙上位となる．

このような偏った座位姿勢では連続的張力である筋には偏った張力（姿勢筋緊張）が生じており，支持面上での圧中心の変化に合わせて体幹を自由に変形・調整することは難しい．非麻痺側でリーチ動作をした場合，**〈図6B〉**[5]のような反応を示すと解釈できる．

また，肩関節は進化の過程で股関節のような安定性ではなく，より上肢を自由に使えるようにと，肩甲帯も含め自由度と可動性を許容してきた[7]．片麻痺者の多くの麻痺側上肢，特に肩甲帯は動的な安定性に欠け，ある一定のパターン（挙上・内転）での安定を保障しようする**〈図7A〉**．さらにリーチ動作では，肩関節と肘関節が本来は協調して運動するにも関わらず，麻痺側上肢では一度肩が動いてから肘が動くため，動作が解体した状態となっている**〈図7B〉**．さらに，立位で支持となる下肢についても，体幹との関係は，固定ではなく，それぞれが安定性と可動性を要した動的な安定性が重要である．全身が安定性と可動性を要し，全身が組織化されて動けることが重要である．

三好[8]は麻痺側上肢の機能回復において，深部腱反射亢進や筋緊張亢進，連合反応や共同運動の段階を経て段階的に回復するのでは

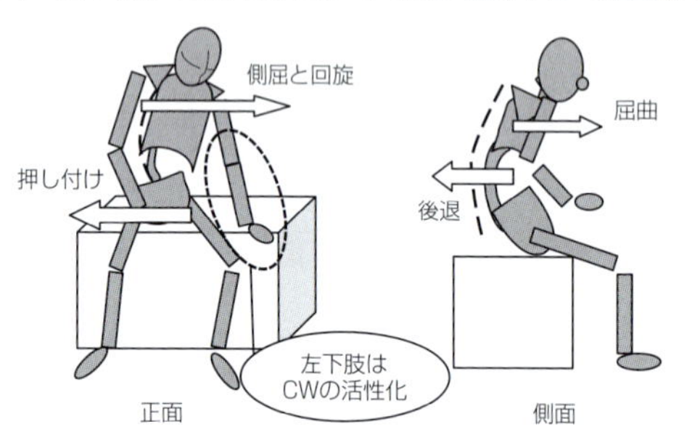

麻痺側臀部に圧中心があり，麻痺側に崩しながらの非麻痺側との錘の関係で姿勢制御するパターンである．

A　右片麻痺者の座位姿勢の特徴[6)より改変]

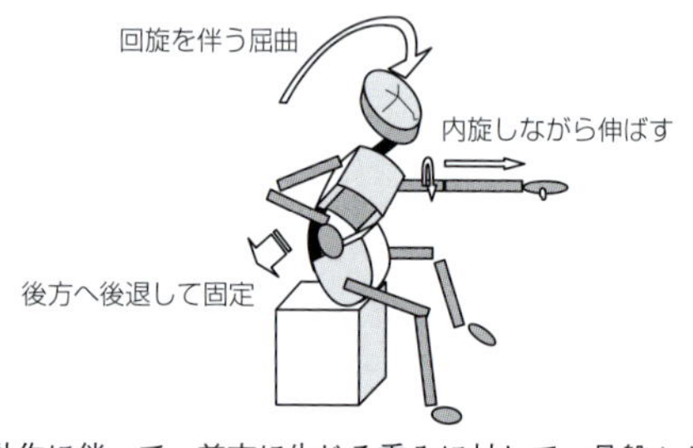

リーチ動作に伴って，前方に生じる重みに対して，骨盤から腰部にかけて後退することで，錘と錘の関係性でバランス制御する．

B　右片麻痺者のリーチ動作の特徴

〈図6〉片麻痺者の座位姿勢とリーチ動作の特徴

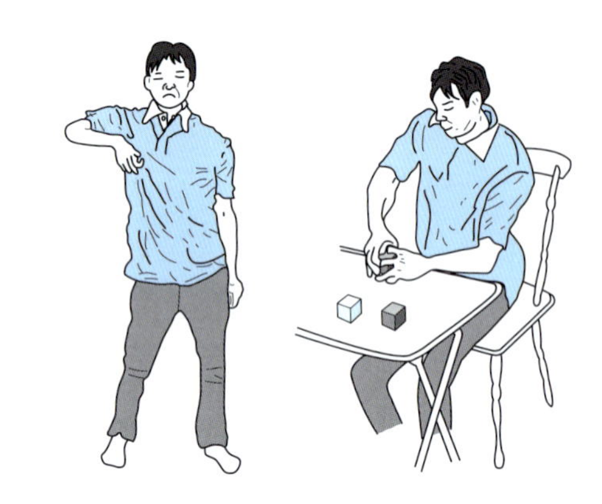

麻痺側上肢の挙上や物品操作では，肩甲帯は挙上・内転となり，肩屈曲に伴い肘が屈曲となる共同運動パターンに支配されている．

A　右片麻痺者の上肢操作

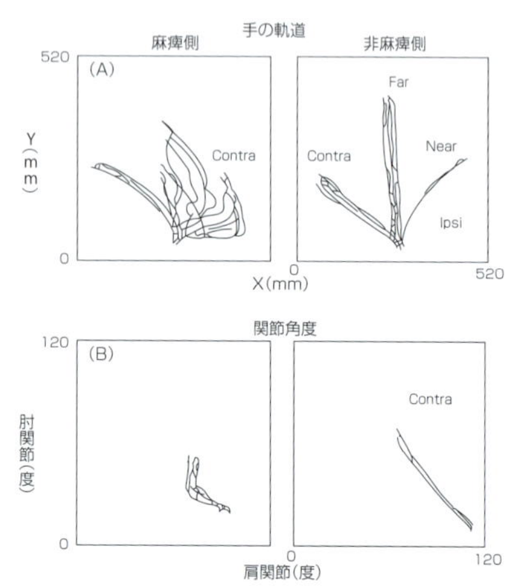

麻痺側上肢のリーチで外側へのリーチでは軌跡が一定しない．さらに肩と肘の関係では，一度肩が動いてから肘関節の動きが起きており，協調構造になっていないため，動作が解体している．

B　片麻痺者の上肢リーチ

〈図7〉　片麻痺者の上肢の動作の解体

ない．発症後1～3週前後から随意運動が改善し，筋緊張があまり亢進しない場合は回復が良好と述べている．臨床的視点より考えてもその通りであり，随意運動の回復よりも連合反応，深部腱反射や筋緊張亢進が顕著となる場合は予後があまり良くない印象である．麻痺側上肢の回復過程には，幾つもの袋小路の枝分かれがあり，誤った方向へ入り込むと誤った方法で学習してしまう[2]．そのためにも，必要以上に筋の緊張を亢進させず，共同運動パターンなども抑制しながら運動麻痺の回復を図ることが重要である．

以上より，麻痺側の身体も含め，自己身体ならびに環境の変化に合わせて，姿勢制御が行えるよう安定性と可動性を有した身体，特に体幹を再構築する必要性がある．そのような姿勢調整が行えることで，四肢はある一定のパターンから解放され，過剰な筋緊張も調整されて潜在的な能力を引き出し，基本動作の再獲得につながる．

基本動作を再獲得する方法として，私たちは，「腹臥位での運動」[9]と「床上動作」[10]など実施している．

実践しているアプローチ

この腹臥位での運動と床上動作による抗重力位での姿勢調整は，赤ちゃんが重力下で適応していく過程〈**図8**〉と同じである．片麻痺者にも支持面に近い場所で，麻痺の身体も含めて今一度，身体内部を知覚し，重力に適応した姿勢調整の獲得を促す．生態心理学的概念で解釈すると基礎的定位である．さらに床上動作では，身体を見ながら，触れ，動くことができる動作で，姿勢変換で生じる圧中心の変化と視覚情報とを合わせた姿勢調整（空間的定位）を促す．このように基礎的定位と空間的定位を再協調することで，麻痺のある現実の身体図式と過去のボディーイメージとの乖離を改善し，基本動作を再獲得する．

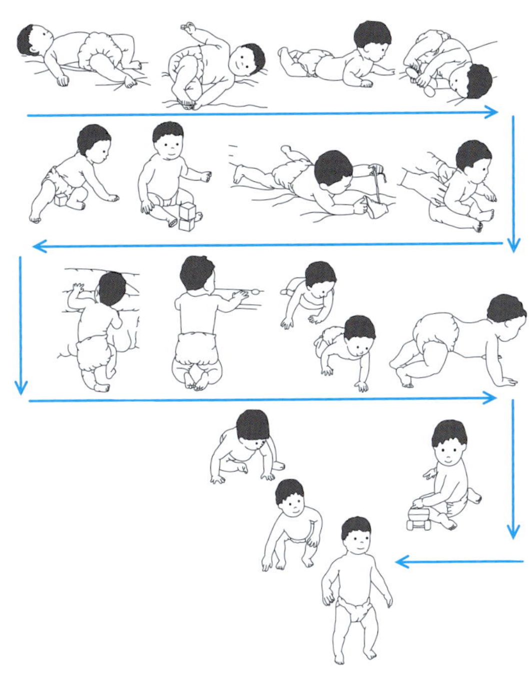

〈図8〉赤ちゃんの発達過程

以下，詳細について説明する．

1 腹臥位とパピー肢位

①腹臥位で姿勢筋緊張を整える

腹臥位で腹式呼吸や小さく揺れて身体を動かすことで，身体内部を知覚してさらに動くことで，身体の相互関係など分かりやすくなり（知覚循環），動作の下支えとなる姿勢筋緊張を整え，基礎的定位を促す．

腹臥位でのパーキングファンクションに留意する．例えば，腰椎の過度な前弯に注意し，出来るだけ頭部から臀部までがフラットとなるようにする．肩の内側（烏口突起前面）では支持面に接地していないことが多いため，タオルを入れて接地させることで肩甲帯が可動しやすくなる．また，腹式呼吸では，〈**図9**〉のように吸気時に腹腔内圧の上昇に伴って，下部胸郭から腰部が持ち上がってくるかを確認する．股関節の屈曲運動で持ち挙げるのではなく，仙骨がのけぞるイメージである．上手くそのような動きが生じない場合は，療法士によるアシストも有効である〈**図9**〉．

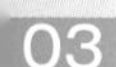

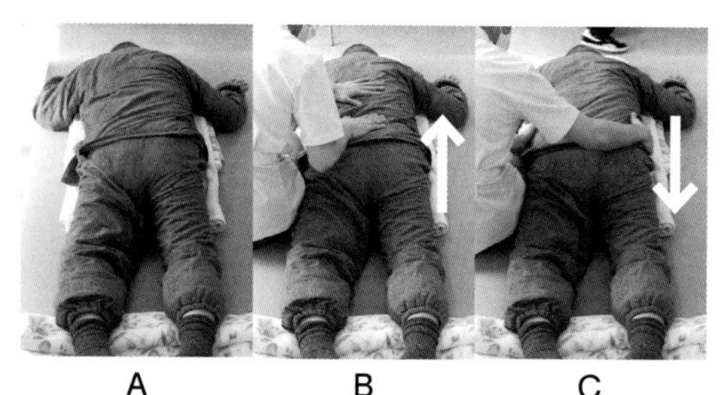

A. 身体全面が支持面と接触し，腰椎が過度に前弯しないように注意する.
B. 呼気の場合，仙骨が前傾し，腰椎側へ頷くように促す.
C. 吸気の場合，仙骨が後傾し，下肢側へのけぞるように促す.

〈図 9〉腹臥位での腹式呼吸

②肩甲骨の可動性を引き出す

両側肩甲骨を水泳のバタフライのように胸郭面で滑らせ左右対称や左右交互の運動を実施する〈図 10〉.

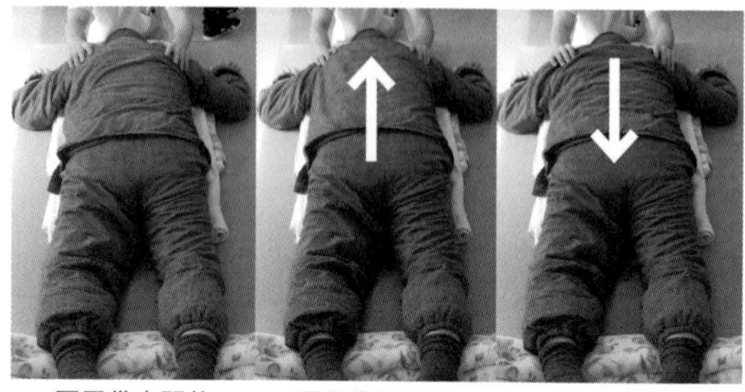

肩骨帯を中間位から挙上位・下制位へ動かす．水泳のバタフライのように肩甲帯を回すように左右対称の動きをして，可動制を引き出す.

〈図 10〉腹臥位での肩甲帯の可動性

③下肢の交互運動（爬虫類の歩行）〈図 11〉

下肢の交互運動では，腰椎の動きと下肢の運動に合わせた体幹のダイナミック・スタビライゼーション（動的な安定性）を促す．過度に骨盤が回旋しないよう，動かす下肢とは反対側の大腿前面への体重移動をサポートすると動かす側の下肢は屈曲しやすくなる．下肢の屈曲は吸気に合わせて実施することで，腹腔内圧の上昇に伴う腹部の安定，横隔膜との筋連結による大腰筋の起始部は安定して筋の出力も発揮しやすくなる．できれば，左右交互に繰り返すことで，体重移動や運動の切り替えの練習となる.

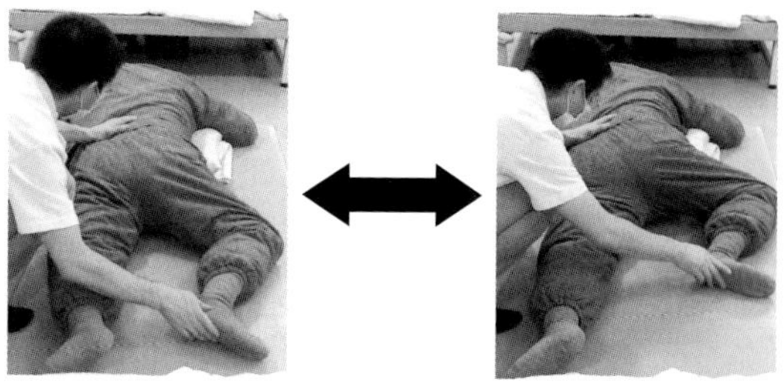

左大腿前面へ体重移動を行い，右下肢の屈曲と伸展の交互運動. 足部を把持，または膝を支持して行う.

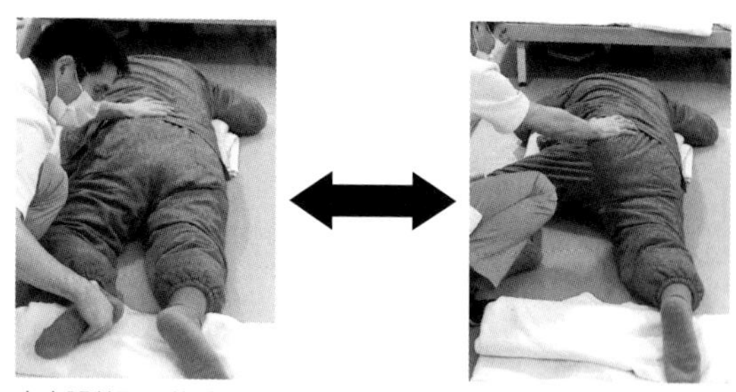

右大腿前面へ体重移動を行い，左下肢の屈曲と伸展の交互運動. 足部を把持，または膝を支持して行う.

どちらの方法も吸気に合わせて，下肢の屈曲を誘導する.

〈図 11〉腹臥位での下肢の交互運動

④上肢の負荷を軽減したパピー肢位〈図 12〉

呼気に合わせて頭部の伸展（伸び上がり）による脊柱の深層筋，表在筋の協調した運動．吸気に合わせて頭頸部を屈曲させて，腹部筋の活性化を図るなどし，動きの中で上肢を支持活動へ参加させる.

⑤上肢の負荷を軽減したパピー肢位で，ダイナミックな運動〈図 12〉

スライディングシートを利用して滑りやすくし，上肢支持のもと前後に動く．麻痺側上肢を支持活動に利用して，非麻痺側でのリーチ動作や物品操作を実施する.

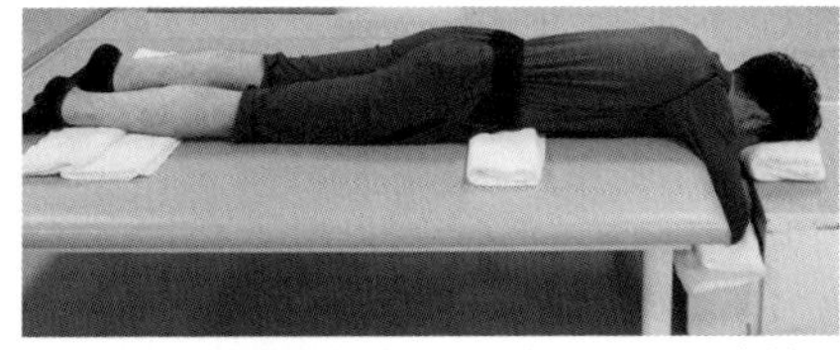

上肢への負荷を軽減した状態でのパピー姿勢

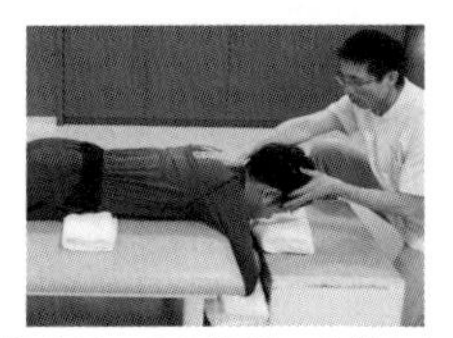

頭部伸展により胸郭で支持しながら脊柱への運動の広がりを促す

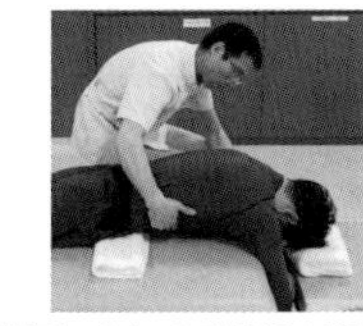

吸気に合わせて腹部を覗き込みながら腹部の挙上を促す

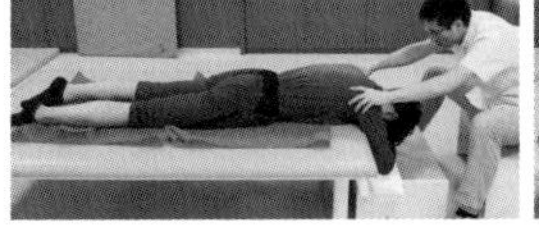

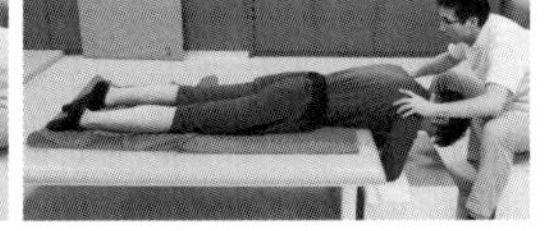

スライディングシートを利用して，上肢支持により前後に大きく動く．この際，麻痺側肩は療法士がホールドして安定させる．

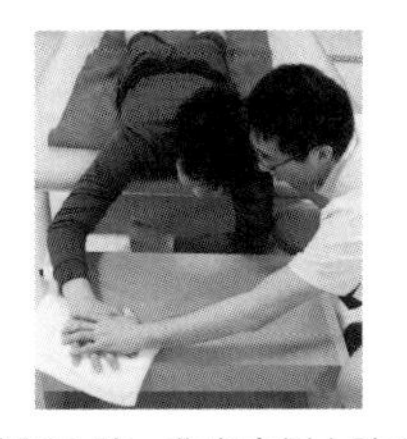

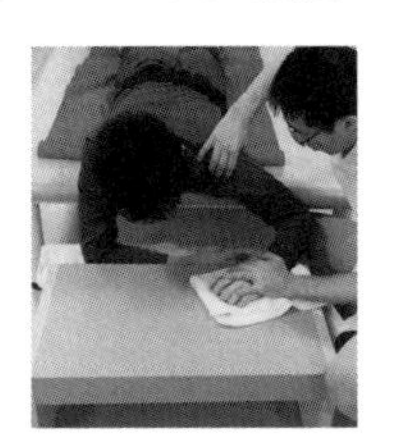

麻痺側上肢，非麻痺側上肢を支持機能として，ワイピング動作の実施．
写真は左片麻痺を想定し，麻痺側肩はホールドして安定性を確保している．

〈図 12〉上肢への負荷を軽減したパピー肢位での運動

⑥パピー肢位でのダイナミックな運動〈図13〉

腹部筋の活動を促すと共に，脊柱の可動性を引き出す効果を狙っている．上肢支持により閉鎖された状態での活動のため，拘束条件下で体幹内部の動きを引き出すことが可能である．

さらにスライディングシートで前後に動くことで，上肢の支持活動と体幹を安定させるための腹部筋の活動が高まる．

腹臥位，パピー肢位での運動のまとめとして，腹臥位での腹式呼吸により腹部筋が活性化し，体幹背部の表在筋の緊張は調整され，

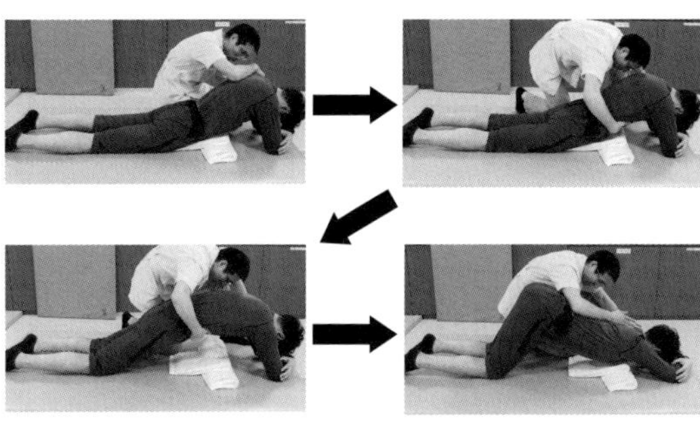

吸気に合わせて．頭部屈曲から運動が拡がり，下部頚椎を胸郭の中に引き込むようにして，頚椎から胸郭を屈曲させて腹部を持ち上げる運動を繰り返す．
可能であれば，腹部を持ち上げることをアシストして，胸郭の伸展活動まで実施できると脊柱の可動性を広げることができる．

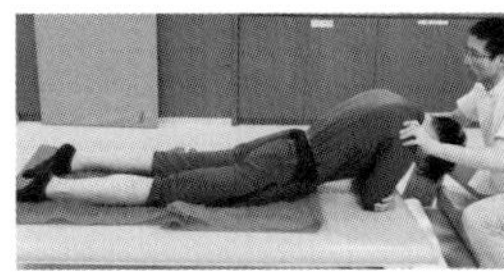

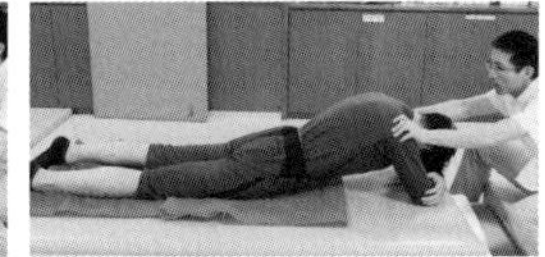

スライディングシートを利用して，上肢支持により前後に大きく動く．
この際，麻痺側肩は療法士がホールドして安定させる．

〈図 13〉パピー肢位でのダイナミックな運動

その後，呼吸に合わせた運動，体幹の深層筋，表在筋の協調した運動，パピー肢位での積極的な腹部筋の活性化により，脊柱を中心に体幹の安定性と可動性が引き出される．その結果，背臥位ではより身体と支持面とが接触した状態（パーキングファンクション）に近づく．起居動作では，頭頚部の屈曲に伴い体幹が分節的に可動して，前面の屈筋活動に合わせて，背部には適切な張力が加わり，起居動作に伴う臀部の回旋ができ，合目的な起居動作が実施しやすくなる．

また神経学的にも，前皮質脊髄路は脊髄で交叉して反対側の前角細胞に終始する線維と交叉せず，同側の前角細胞に終始する線維とがあり，上下肢近位部と体幹を支配している[11)-13)]．さらに前庭脊髄路，視蓋脊髄路，網様体脊髄路は体幹と近位筋（体幹に近い部分に存在する肢の筋）を支配し，姿勢調整に関与している．そのため，体幹の動きに合わせて，上肢を支持活動に使用する事で，柏木[7)]が述べているように本来の可動性と安定性を

得ることができ，麻痺側の機能回復の促通効果も図っている．

2床上動作

床上動作は，赤ちゃんの発達[14]からも分かるように，起居動作と座位や立位を繋げる姿勢変化である．能動的に動く事で環境と自己との相互作用を知覚し，腹臥位やパピー肢位での運動によって整った姿勢筋緊張と安定性と可動性を得た体幹を，抗重力位での姿勢調整に組み込む動作である．また，上肢を支持活動や両手動作に用いることにより，自律的な反応を引き出すこともできる．

①胡座

胡座では，支持面上で四肢・体幹が視覚に入り，触れることができる．支持面の変化と視覚的変化を協調でき，左右対称姿勢により無意識に正中軸の気づきにつながる．赤ちゃんは坐骨に体重が乗せられるようになり体幹の伸展活動が行えるようになる．ただ胡座で動くだけでなく，体幹背部の伸展活動や前方へのリーチの際には体幹背部筋の遠心性筋収縮を促すことが可能となる．

また，手で身体を擦る際に，麻痺側上肢を治療者がアシストする事で肩と肘の関係など上肢のパターン的な動き，手の構えやハンドヒールでの支持など無自覚に末梢部の活動を引き出す事も可能であると考えられる〈図 14〉．

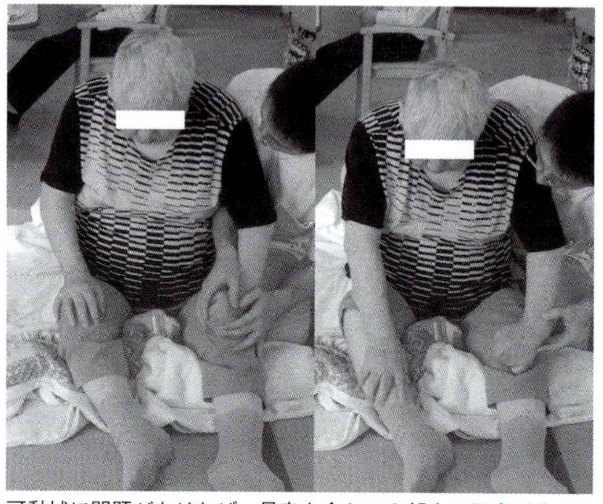

可動域に問題がなければ，足底を合わせた胡坐で正中が分かるようにしている．
両膝をさする．足部までのリーチ，腰部をさするなど左右対称性の運動を取り入れ，視て身体を触れる活動を実施する．

〈図 14〉胡座

②横座り

横座りでは，胡座や半腹臥位からの姿勢変換動作である．胡座からであれば，骨盤後傾から骨盤が前傾しつつ片側坐骨－股関節へ圧中心が移動し，支持面の変化を作りやすい動作である．姿勢変換時，力は必要とせず，重さの配分，骨盤の回旋により可能な動作である．片麻痺者自身ではあまり実施しない動作であるが，身体内部の動きや身体と支持面との相互関係が知覚しやすい動作である．この横座りを実施する際，過度な体幹の側屈により，側屈に関与する筋に痛みが生じる場合がある．無理をせず，できる範囲で左右への横座りを繰り返し，支持面を探索させる事が重要である〈図 15〉．

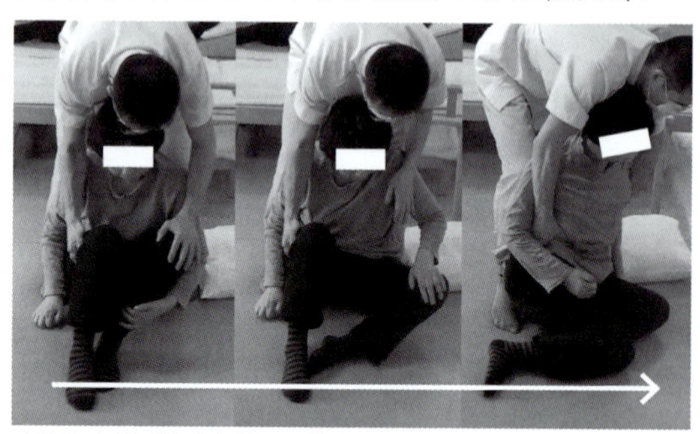

右片麻痺者が非麻痺側への横座りである．
移動する側の下肢を外旋して，骨盤を前傾させながら左へ移動する．移動後は，骨盤の前傾・後傾，円を描くように動くなどして，徐々に骨盤の上に積み上がるように促す．

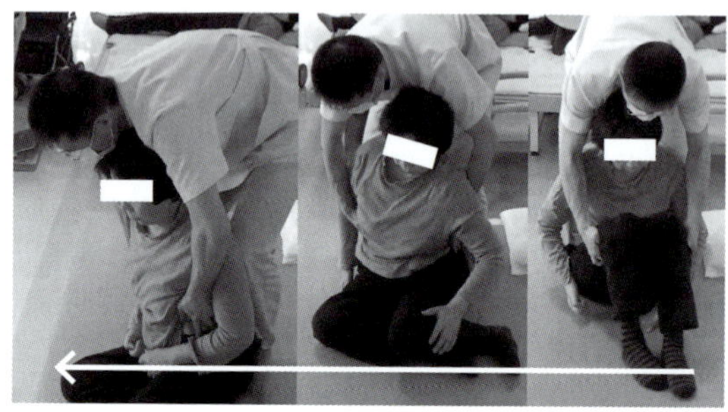

右片麻痺者が麻痺側への横座りである．
麻痺側へ姿勢変換するため，怖さを訴える方が多く，中央の写真のように，麻痺側の骨盤の上に体幹を積み上げることが難しい．
体幹を安定させて，無理のない範囲で繰り返すと，徐々に麻痺側の骨盤の上に体幹を積み上げていくことが可能となる．

〈図 15〉横座り

3 麻痺側上肢でのリーチ動作

麻痺側上肢でのリーチ動作では物品操作において，動作を意図してしまうと過剰な構えが出現し，多くは屈曲共同パターンの緊張に支配されてしまう．そのためにも今まで述べてきた動作を通じて，無自覚なうちに上肢を動作に取り込み積極的に使用することで，脳の可塑性により運動野における麻痺側上肢の支配領域の減少が抑制でき，誤った上肢の運動パターンではなく，望ましい上肢の運動のパターンを再建することができるのではないかと考えている．

まとめ

私たちは，片麻痺者の治療手段として，積極的に腹臥位での運動，床上動作を通じて片麻痺者に今ある身体状態で重力の世界に適応することを試み，運動を学習できる身体作りを図っている．これは，動作の背景である姿勢緊張を整え，体幹の安定性と可動性を引き出すことで，身体と支持面との変化を捉え，どの方向にでも動き出せ，抗重力位ではどの方向にでも運動を切り替えられる動的な安定性を得ることである．さらには動ける身体作りを通して，長崎[2)]が言っている誤った経路の抑制から望ましい経路へ誘導（正常パターンの促通）し，望ましい経路を学習することで，「動作の再建」も試みている．

謝辞：今回，写真の掲載に同意して頂けました方々に深く感謝申し上げます．また，執筆に関して，ご指導いただいた冨田昌夫先生には深く御礼申し上げます．

【引用文献】
1) ニコライ・A・ベルンシュタイン　佐々木正人・監訳：デクステリティ 巧みさとその発達．pp.132-203，金子書房，2003
2) 長崎浩：動作の意味論　歩きながら考える．雲母書房，2004
3) 中村隆一・他：基礎運動学 第6版．p.128，医歯薬出版，2009
4) Thomas W.Myers　板場英行・他・訳：アナトミー・トレイン　徒手運動療法のための筋筋膜経線 第2版．pp.49-68，医学書院，2012
5) 冨田昌夫：クラインフォーゲルバッハの運動学．The Journal of Clinical Physical Therapy 3：1-9，2000
6) 柏木正好：環境適応　第2版．pp.20-21，青海社，2007
7) 柏木正好：別冊柏塾ノート「肩甲帯・上肢」．柏塾，2013
8) 三好正堂：脳卒中片麻痺からの回復．臨床リハビリテーション脳卒中Ⅰ　脳卒中のみかた．医歯薬出版，1990
9) 冨田昌夫：動作の崩壊と再構築．理学療法 39：284-288，2012
10) 冨田昌夫：生態心理学的な概念を応用した運動療法．系統理学療法学 神経障害系理学療法学．医歯薬出版，2005
11) 中野隆：随意運動伝導路の機能解剖（6）．理学療法 20：1080-1084，2003
12) 山田深：片麻痺の回復パターンと同側性運動路の関与．臨床リハ 16：919-924，2007
13) Neil R.Carlson　泰羅雅登・他（訳）：第3版カールソン神経科学テキスト　脳と行動．pp.277-279，丸善，2010
14) Rona Alexander（編），高橋智宏（監訳）：機能的姿勢　運動スキルの発達．協同医書出版，1997

【参考文献】
1) 三嶋博之：エコロジカル・マインド―知性と環境をつなぐ心理学．日本放送出版協会，2000
2) 関西理学療法学会（編）：The Center of the Body 体幹機能の謎を探る．ipec，2005

04 感覚脱失へのアプローチ「体性感覚脱失でも知覚はできる―視床損傷の例を通して―」

社会福祉法人 琴の浦リハビリテーションセンター リハビリテーション部 理学療法士 中尾 和夫

はじめに

私たちが日常生活の中で周囲の環境に適応し安全安心に暮らしていくために感覚は重要である.

何らかの障害により,感覚（特に体性感覚）がまったくわからなくなった場合，人は環境に適応し，今までのような生活を続けることができるのであろうか？　そのような患者を担当した場合，理学療法士や作業療法士として，どういったことができるであろう？

下肢を切断した陸上のアスリートは，義足を使いこなし100メートルを数秒で駆け抜ける．頸髄損傷者は，臀部でその座面がわかっているかのように車椅子から車に移乗する[1]．脳血管障害によって視床を損傷した方は，どこを触っているのか，どのように動いているのかまったくわからない上肢で包丁を握りキャベツを千切りにする.

なぜこのような動作ができるのであろうか？

感覚脱失と知覚過程の潜在性

感覚は，体性感覚，特殊感覚，それに内臓感覚に分類できるが，一般に感覚障害という場合は体性感覚を指している．さらに体性感覚は表在感覚，深部感覚，複合感覚の３つに分けることができる．表在感覚に関しては，触覚では柔らかな毛筆などで皮膚に軽く触れて評価する．深部感覚の運動覚や位置覚は四肢の関節などを他動的に験者が動かし，どの方向に動いたかを答えさせたり，どの位置にあるかを模倣させたり答えさせるものである.

どの評価も他動的に験者側が与えた刺激に対して答えてもらう評価であり，意識に上る感覚刺激についての評価である.

この章で伝えたいことは「感覚脱失でも知覚はできる」ということである.

私たちが行為を行えるためにはどのような感覚が必要なのであろうか？

もう一つの視覚

メルヴィン・グッデイルとデイヴィッド・ミルナーは，視覚を例に意識することなく動作に関係する知覚の経路があることを紹介している[2]．多くを引用する形になるがここで紹介したい．ディー・フレッチャー（仮名：以下DF）は一酸化炭素中毒という不幸な事故により脳損傷をおってしまった．彼女の障害は視覚形態失認で，色や物体表面の「テクスチャー」の視覚体験は正常に近いが，純粋に物体の視覚的な形の認知はできないというものであった．日常生活では友人や親戚の顔がわからなくなったり,正方形や長方形といった図形の違いもわからなくなった．なので，一般的には彼女は盲と考えられ，どのような日常の動作にも介助が必要だと考えられた.

しかしDFはピクニックに行けば，険しい山道を視覚的に健常な人たちと同等に歩くことができ，食事もこなすことができたと言われている．

どうしてこのようなことができたのであろうか．

メルヴィンらは見本合わせ課題とポスト入れ課題でDFの視覚能力を証明している〈**図1**〉[3)]．

見本合わせ課題

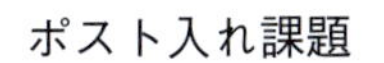

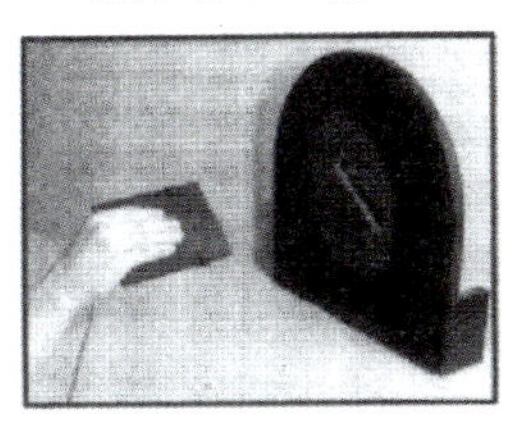

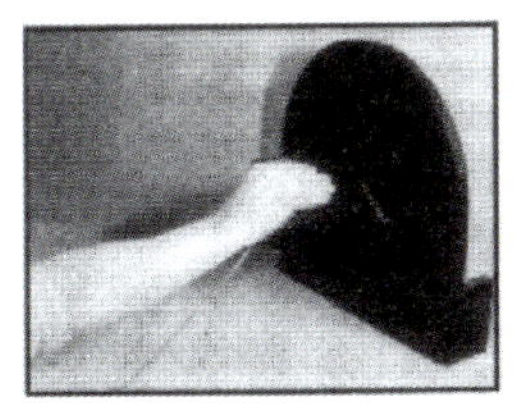

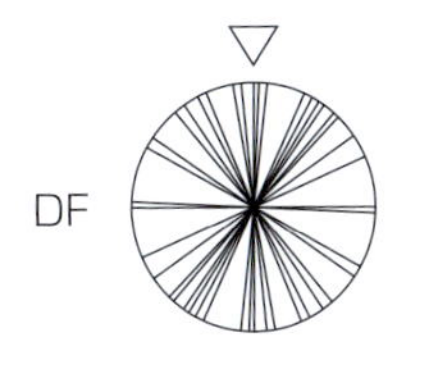

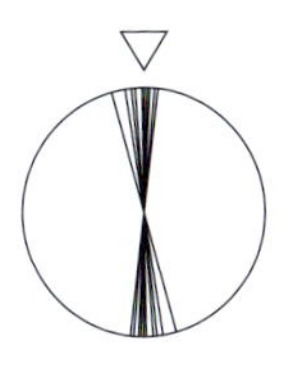

視覚健常者

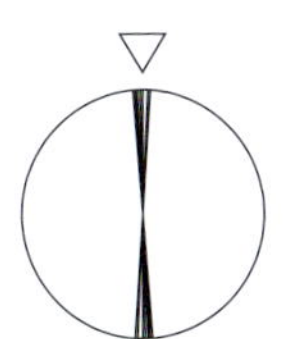

見本合わせ課題とポスト入れ課題．DFは，向きを変えられる投入口のついたポストを示された．「見本合わせ」課題では，手に持ったカードを（ポストには手を伸ばさないで）投入口と同じ向きにするように言われた．「ポスト入れ」課題では，手を伸ばして投入口にカードを「投函する」ように言われた．写真の下の図に示されているように，DFはポスト入れ課題では問題なくできたが，見本合わせ課題ではほぼランダムにカードを傾けた．もちろん視覚健常者は，どちらの課題も問題なくできた．（投入口は様々な向きで提示されたが，図では正解の向きを垂直にそろえて示してある．）

〈図1〉異なる視覚経路の証明

このDFの研究から，視覚については2つの異なる経路があるからだと考えられている．1つは行為を制御する視覚であり，もう1つは知覚表象を作り上げる視覚である．私たちが視覚でイメージするのは，知覚表象を作り上げる視覚のことを想像しがちであるが，実際の行為には行為を制御する視覚が重要な役割を果たしている．DFは一酸化炭素中毒によって，知覚表象を作り上げる視覚が損傷されたと考えられた．この経路については1982年アメリカの2人の神経学者レズリー・アンガーライダーとモルト・ミシュキンによって，人によく似た視覚脳と視覚能力を持つマカクザルによって発表されている〈**図2**〉[4)]．

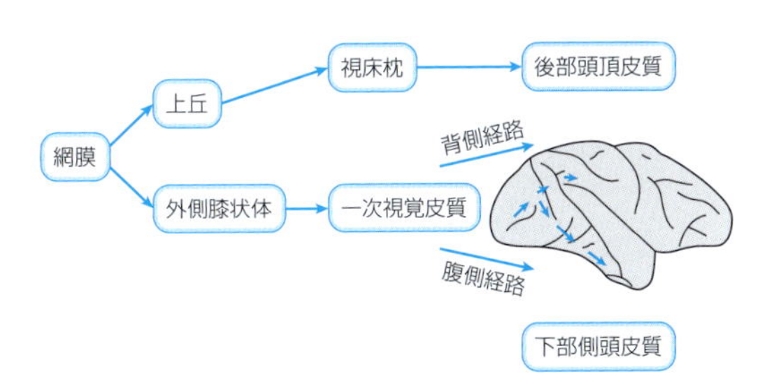

霊長類の大脳皮質における視覚情報処理の2つの経路についてのアンガーライダーとミシュキンのモデル（1982）を図式化したもの．脳の絵はマカクザルのものである．腹側経路はその入力のほとんどを一次視覚皮質（V1）から受け，V1は視床の外側膝状体背側核（LGNd）から入力を受けている．背側経路もV1から入力を受けているが，さらに視床のもうひとつの核である視床枕を介して上丘からも入力を受けている．

〈図2〉アンガーライダーとミシュキンモデルの図式化

このように，視覚の経路についてはwhat（腹側経路：知覚のための視覚）とwhere（背側経路：行為のための視覚）がある．意識できるのはwhat（腹側経路：知覚のための視覚）であり，実際に行為に必要なwhere（背側経路：行為のための視覚）は意識されない．

ここで，私たちが患者に対して評価しているのは，知覚表象を作りあげる感覚（表在感覚・深部感覚）の評価である．実際に日常の動作遂行に重要な「行為を制御する感覚」については評価できていない．

下肢の深部感覚が脱失に近い片麻痺の患者でも，視覚的な代償にたよらず歩行が自立されている方に出会うことはある．

また，感覚的には意識できない感覚情報が，人の動作に影響を与えるものとして，Leeの実験も参考になる〈**図3**〉[5]．

被験者は何もない小さな部屋に通される．部屋の壁は，被験者が気づかない程度に床から切り離されている．つまり，被験者が通された部屋は被験者が気づかない状態で，壁を動かすことが可能である．

この状態で壁を少し動かしてみる．被験者が気づかない程度に．すると，壁の動きに合わせて部屋の中の被験者が前後に揺れるというのだ．その動きに被験者は気づかない．

なぜこのようなことが起こるのであろう．これはGibsonが考えたオプティックフローによって説明される．壁が被験者のほうに接近すると，壁のきめや模様が拡大される．逆に壁が被験者から遠ざかると，壁のきめや模様が縮小される．このキメや模様の変化に合わせて，変化を検知し，大きな変化が起こらないように被験者は姿勢調整するというのである．

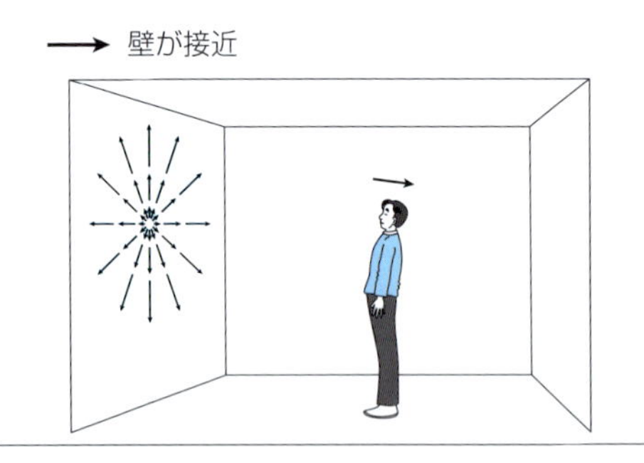

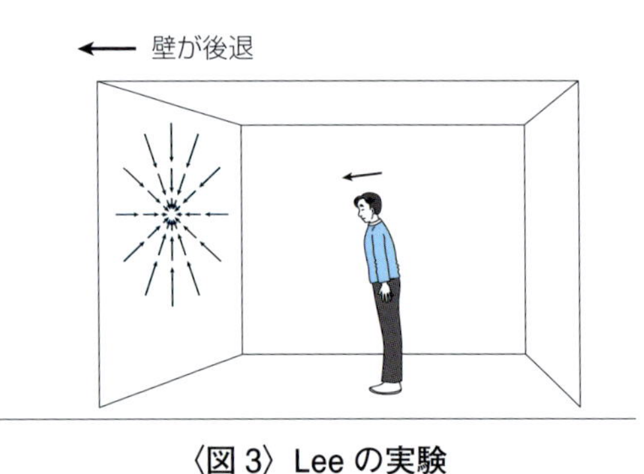

〈図3〉Leeの実験

これは従来考えられていた認知過程ではまったく考えにくい反応である．従来の認知過程では，まず感覚の入力に本人が気づく．つまり感覚が入力されたことに注意が払われ，感覚入力の検出が行われる．次に注意を向けた対象について，特徴の分析・抽出がされる．最終的に判明した特徴に関して中枢で意味の認知が行われて，一連の認知過程が終了する．中枢で認知できた情報に従って，運動のプランプログラムが作成され出力された情報によって動作が行われる〈**図4**〉．通常これらの検出から意味の認知に至る3段階の情報処理は，階層性をなしていると考えられてきた．入力の検出はいちばん低次なところでなされ，ついで特徴の分析が一つ高次なところで実行される．そしていちばん最後に最も高次な意味の認知が行われるという常識的な知覚の考え方である．ところが現実にはこのようになっていないことを示しているのがLeeの実験である．情報の検出と特徴抽出は生体内で互いに独立して行われ，並列的に働いている．これはまさに視覚についての2つの経路を表しており，ここでも知覚に対して従来考えられてきたように自覚を伴うとは言い切れない．

動作の中に，本人もアクセスすることができない意識過程（認知過程の潜在性）が存在すると考えることができる．

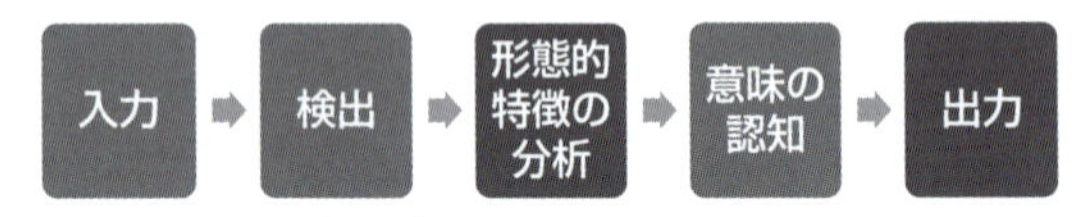

〈図4〉従来の認知過程

生態心理学的な概念と知覚循環

ここまで意識できる知覚と意識できない知覚があることを紹介してきた．さらに動作を行っていくことに必要な知識として生態心理学的な概念を紹介したい．

生態心理学とは，アメリカの心理学者ジェームス・J・ギブソン（1904-1977）が，20世紀半ば頃に創始した心理学の一つの新しい流れである．この新しい心理学では，世界を「心理的な世界」と「物理的な世界」－つまり「心」と「身体」－とに分けることはしない．唯一，人間や動物たちが生活し進化してきた場を「環境」と呼び，その「環境」が人間や動物にとってどんな意味を持っているのかについて考えていく[5]．「環境」が人間や動物にとって持っている意味がギブソンによって「アフォーダンス」と名づけられた．

ギブソンはこのアフォーダンスを知覚するために必要な要素として「知覚循環と知覚システム」という概念を提案している．

従来，知覚と言えば，「刺激を感覚受容器で経験する．感覚は感覚受容器に加えられた刺激で起こる求心性伝達であり，その単位を感覚印象と呼ぶ．青（色彩），甘い（味感）などが感覚印象であり，複数の感覚印象が結合して感覚となる．過去の経験を参照して感覚に意味づけする精神現象を知覚という．」[6]と定義されている．

しかしギブソン[7]は「押し付けられる知覚」「押し付けられる自己受容感覚」「獲得する知覚」「獲得する自己受容感覚」というふうに，押し付けられる（受動的）感覚・知覚と，獲得する（能動的）感覚・知覚を区別している．

私たちが感覚の評価として考えてきたのは，押し付けられた（動かされた）刺激に対して，わかるかどうかという評価である．しかし実際の動きの中で重要な感覚，知覚とはこのような受動的な刺激をわかることだけではなく，環境の中で能動的に動くことでわかる知覚が必要であると考えられている．「私たちは動くために知覚するが，知覚するためにはまた，動かなければならない．」[7]．知覚循環の概念である．例えば，大脳皮質がないカエルや鳥たちは，地球上の環境に見事に適応して生きている．実に見事にエサをとり，生殖して仲間を増やしている．しかし，感覚を意識して行為を行っているとは言いがたい．

もちろんこれらの生き物は人間とは違う．人間は多種多様なことを記憶し，創造し，人間にしかできない特別なことができる．しかし環境に適応して生きることを考えた場合，他の生き物とあまり違わないところで，獲得する（能動的に動く）知覚や自己受容感覚が重要になってくると思われる．

そこで，ギブソンは知覚システムという概念を提案している．知覚システムは，基礎定位システム，聴覚システム，視覚システム，触覚システム，味覚－嗅覚システムの5つに分類される．では知覚システムとはどのようなものであろうか．

まず受容器（解剖学的に最も低いレベルでは，機械的，化学的エネルギー，光に反応する単一の細胞のことで，おそらく常にいくつかの受容ユニットにまとまっている）は筋を持つことで器官となる．この器官は，他の身体部位，器官と相互に重なり合いシステムとなる．

例えば，1つの眼球は，すでに網膜像を鮮明に調節する水晶体と，光の強度を最適にするための瞳孔を持つ低次のシステムである．この眼球に筋がついたものが高次のシステムである．目が2つになるとより高次な二重システムが成立し，この両眼システムは動く頭部につくことで「眼－頭システム」として動作し，さらに移動する身体の上部に位置づけられることで「頭－眼－全身の姿勢」という視覚システムが成立する．

つまり知覚するためには，受容器だけではなく，身体そのものの多彩な動きが重要であると考えている．

ダイナミックタッチ

この知覚システムの一つ，触覚システムの中にダイナミックタッチがある．触覚と言えば通常は皮膚に触れられたかどうかといったことを想像するのではないだろうか．

しかしここで紹介したいのはもっと違う「触覚」，私たちの関節や筋や腱などの動きに伴う感覚，つまり私たちの身体の動きそのものの感覚である．それも他動的に動かされることによってわかる感覚ではなく，能動的に動かすことによってわかる感覚である．

例えば，重さや見た目は同じで長さだけが違う２本の棒がある．これらの棒の手前だけを見て判別することができるだろうか？　これらの棒を手元側だけが見える状態で握らせてもらって判別することができるだろうか？無理であろう．しかし，能動的に持ち上げたり，手に持って振ると棒を見なくとも長さを判別することができる．

これは，筋をはじめとする全身の組織の運動に伴う知覚で，棒のような物体の知覚だけに限らず，私たち自身の身体そのものの大きさや向き，重さがわかる．

ダイナミックタッチによって自分の身体や外部の物体がわかるためには，システムとして働く際の身体の動きが重要で，末梢の足や手の探索的な動きに伴って柔軟に固めることなく動くことができる近位関節や体幹が重要となる．

しかし，脳血管障害によって視床を損傷した方の場合など，自覚できる感覚がなくなり転倒・転落への不安といった情動から生じる自己保存の過剰な反応が，身体の中の一部を硬く固めたり，支持面に固定点を作り柔軟で探索的な動きができなくなる．

実際の評価

今まで述べてきたように，実際の行為を行っていくためには意識できる感覚がなければ動けないわけではないようである．無自覚的な知覚，身体の柔軟な動きを伴った能動的な知覚を動作の中で促していけば，感覚が脱失した身体で環境に適応した行為ができると考えられる．実際に視床出血右片麻痺の患者に行った評価を説明する．評価としては，一般的な関節可動域や筋力の評価のほかに姿勢・動作分析を用いる．

知覚システムとしての身体が，過度に姿勢筋緊張を高め可動性が低下している部分がないか，逆に姿勢筋緊張が低くなってしまい可動性が大きくなってしまっているところがないか．まずは姿勢分析からはじめ，クラインフォーゲルバッハ（Klein-vogelbach）の概念でいうところの身体の５個のパーツのアライメントを背臥位や端座位，立位の各姿勢で確認する〈図５〉．

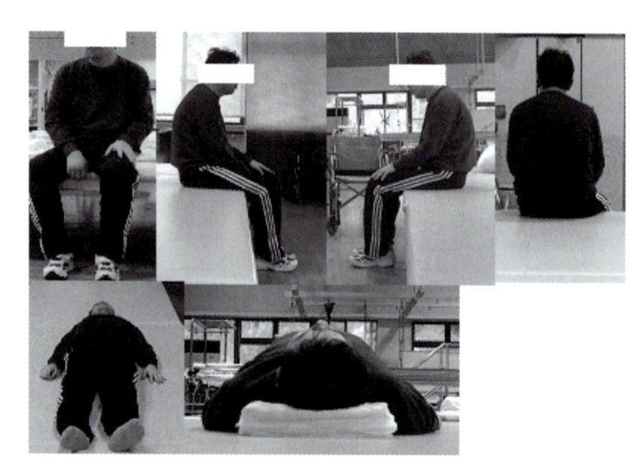

骨盤は後傾し，左側に荷重している．脊柱は屈曲し，端座位では右肩甲帯は前方に突出し，下制しているが，背臥位では右肩甲帯のほうが支持面にひかれている．左胸郭は右に比較し過剰努力によって端座位を保っているように見受けられる．これらのことから，左胸郭や右腸骨稜上部が緊張を高めているが右肩甲帯周囲は姿勢筋緊張が低い可能性が考えられる．

〈図 5〉 背臥位と端座位

次に可動性が変化していると考えられる部分の姿勢筋緊張を背臥位で確認する〈図６〉．

端座位で筋に負担がかかっていそうな所と，背臥位で可動性が低下している部分は一致した．この状態では，動的に安定した端座位はとれていない．

こういった身体状態では，知覚システムとして多様に動くことが困難となり，多様な知覚ができない．そのため動作も画一的になり姿勢を保持するためだけの姿勢となり，立ち上がりにつながりにくい．

このような姿勢分析をふまえた上で，寝返りや起き上がり，立ち上がり動作を誘導しながら一緒に動くと，動きに抵抗感があり，ある決まったパターンでしか動けないということが多い．

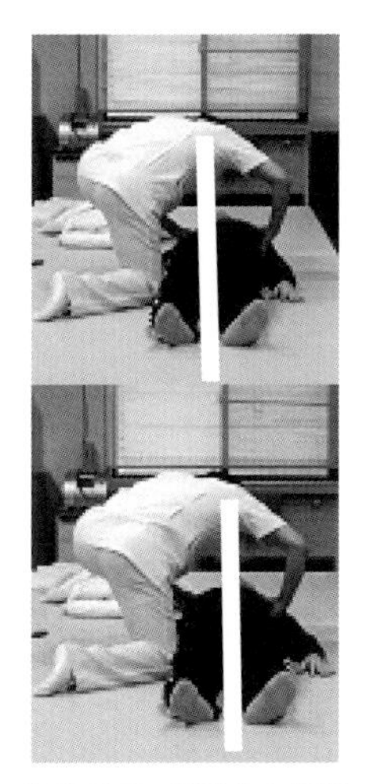

胸郭背面の可動性を評価している．患者の身体を支持面にそっと押し付け，背面の筋や皮膚といった軟部組織と床面とのズレを評価している．療法士はダイナミックタッチで左胸郭の背面が硬いと評価した．

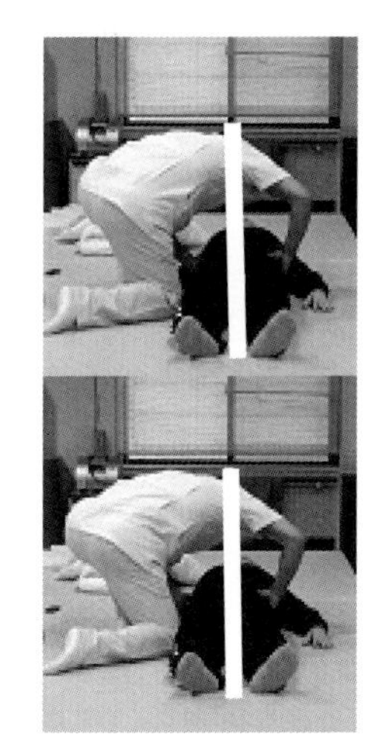

同様に腸骨稜頭側の軟部組織の可動性を評価している．右腰部が硬いと評価した．

〈図 6〉 姿勢筋緊張の確認（背臥位）

実際の治療

感覚脱失でも多彩な動作・行為が可能となっていくために，能動的で無自覚な知覚を促していくには，先の評価で確認したような可動性の低下が改善した身体で，多彩な動作を経験していく必要がある．まず，背臥位にてゆっくり長く吐く呼吸や，その後上下肢を連動的に動かすリズム運動を行う（p.120 参照）．これらの運動を行うことで，体幹にみられた姿勢筋緊張の偏りが軽減する．

この状態で寝返りや腹臥位でのパピー，胡坐や横座りなどいろいろな動作を誘導していく〈図7〉〈図8〉〈図9〉．

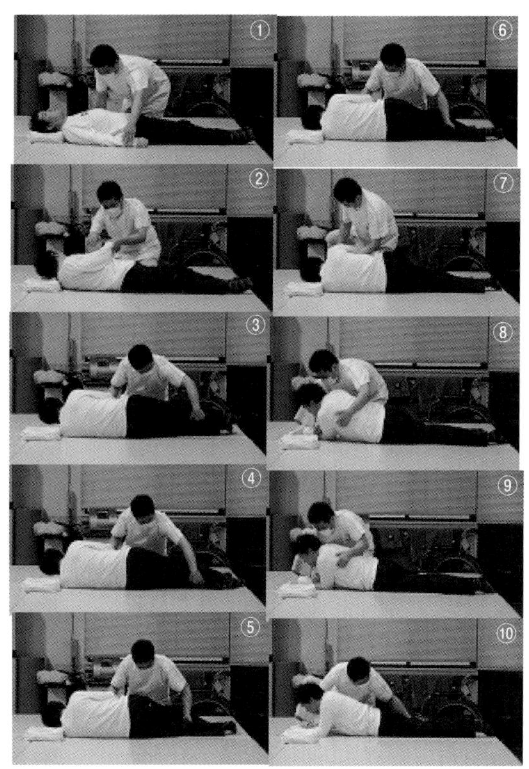

①②：療法士が麻痺側の上肢を誘導し頭部の屈曲を促す．
③：側臥位まで誘導し，麻痺側の下肢を非麻痺側の前に出す．非麻痺側の肩周囲や股関節周囲が脱力できないと，側臥位になりにくい．側臥位になりにくい場合，誘導に抵抗を示すところで，どこで押し返しているのか確認し，その部分の脱力を促したり，押し返してくる部分の動きを細かく繰り返したりして押し返しが少なくなるような工夫を行う．楽に動作をやりきれることが重要である．
④：下になっている，非麻痺側の膝を伸展位に誘導し寝返りに対して抵抗感がでにくいようにする．
⑤⑥：麻痺側の下肢を床につけた状態で，骨盤の回旋を少し促す．
⑦⑧⑨：骨盤帯が腹臥位に近づいている状態から麻痺側の肩甲上腕関節のアライメントを内外転・内外旋・屈曲伸展中間位に保持し腹臥位に誘導する．肩甲上腕関節に亜脱臼があっても炎症や熱感がなければ行うことは可能である．
⑩：麻痺側の下肢を伸展する．

〈図 7〉 寝返りと腹臥位でのパピー

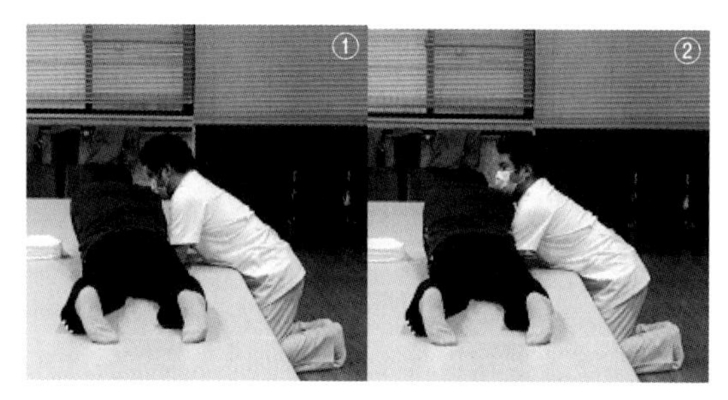

①パピーポジションになった場合，麻痺側上肢への荷重を避けるように左上肢で荷重し，非麻痺側臀部（左）の筋を緊張させている．右肘関節や右半身，右下肢前面で支持面を知覚していないと考えている．この身体アライメントと姿勢筋緊張の状態で，療法士が無理やり麻痺側である右肘に荷重するよう促しても，右肘で支持するような筋収縮は感じられない．
②右肩甲上腕関節のアライメントを療法士が保持し，上腕骨が支持面に対して垂直になっている状態で，左臀部や左肩甲帯周囲の脱力を促し正中位に近い状態で右上肢への荷重を促す．患者が右肘への荷重を意識できなくても，うまく荷重を促せれば肩甲上腕関節や肩甲胸郭関節に筋収縮を感じることができる．

〈図 8〉腹臥位でのパピー

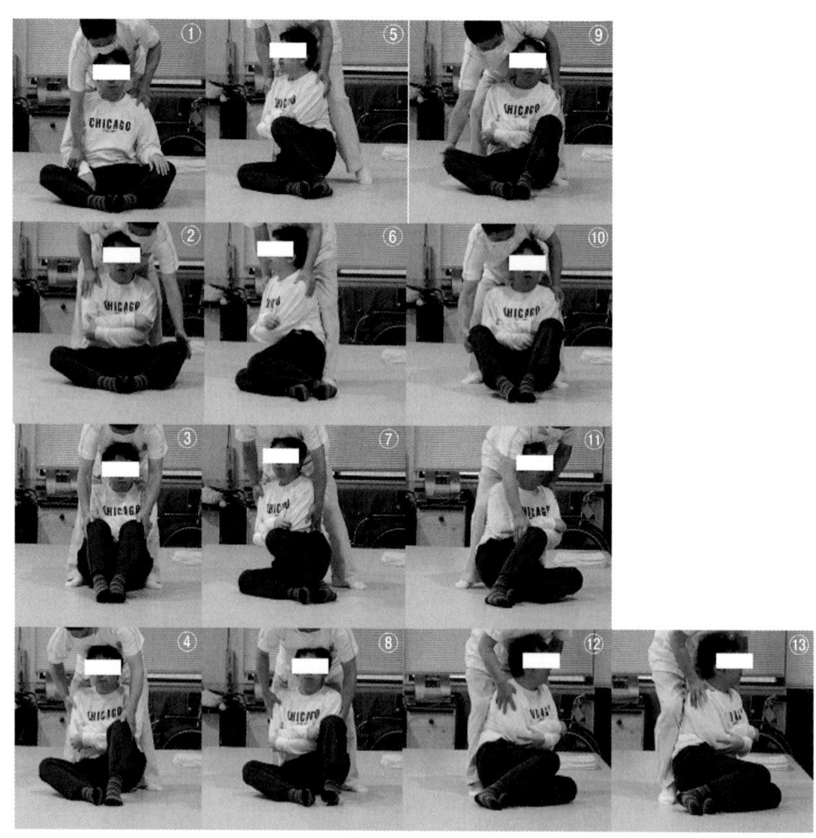

①②：両足底をあわせた胡座座位で療法士は後方から介助し，両肘を持ってもらう．
③：後方から両膝を立ててもらう．両股関節を内転位に誘導するのが困難な場合がある．特に非麻痺側の股関節外側の可動性が低下しており，内転が困難なことがある．両方の坐骨での荷重を促し，体幹と下肢で重みをつりあわせるような状態から開放されると下肢は容易に内転できることが多い．
④⑤⑥：麻痺側の下肢を外転外旋させ，麻痺側（右側の坐骨結節から右の大転子）の支持面に重心を移動していく．療法士は胸郭上部肩甲帯から支持面の動きをダイナミックタッチで感じつつ動作を誘導する．誘導している間の抵抗感に注意し，抵抗感があるところでは動きを往復させ細かく繰り返し行う．
⑦⑧⑨⑩：上部胸郭から誘導し，脊柱を正中位に戻していく．この時も誘導している時の抵抗感に注意しつつ動きを誘導する．麻痺側の下肢も内転内旋位に誘導していく．
⑪⑫：非麻痺側の臀部に重心を移動し，左下の横座りとなる．右側に比べて，左側にいくほうが抵抗感があった．右横座り（⑥）に比べて，左横座り（⑫）のほうが上になっている大腿部が脱力できていない．
⑫⑬：横座りに誘導していく時，体幹から誘導していく療法士が抵抗感を感じたところで，小さくいったりきたりを繰り返して，２回目に横座りを誘導すると⑬のように右下横座りに近い横座りが可能となった．支持面が探索できたことで，左胸郭を中心に体幹の可動性が改善し，右下肢が体幹への重みの提供から開放されたからであると考えている．

〈図 9〉胡座から横座りへの動作の誘導

今回紹介したような動作練習を続けていく中で,「少しわかる感じがでてきた」とのことであった. 運動機能的にはBr-stage Ⅱレベルで大きな変化はないが, 歩容は徐々に改善がみられてきた**〈図 10〉**.

当院での理学療法開始後の病日１ヶ月半後では, 非麻痺側・麻痺側立脚ともに支持側の下肢の上にうまく脊柱を乗せていくことが困難で遊脚側下肢の重みと立脚側胸部・上肢の重みでバランスをとった歩行となっている. 膝関節の支持性もみられずLLBを使用した歩行であった.

病日３ヶ月後, 両側支柱付きのSLBを使用した両腋下軽介助での歩行となっているが, 非麻痺側（左）での立脚時, 可動性の低下している左胸郭上部が重力に抗して伸び上がることができず, 非麻痺側の足部内での支持面を探索できていない状態であると考えられる.

病日５ヶ月後, 左胸郭上部の可動性も改善し, 非麻痺側での立脚時, 非麻痺側足部の上に体幹を乗せることができるようになり, 足部の支持面をうまく探索できるようになっていると考えられる.

動作誘導に抵抗感を示すと考えられる表在の大きな筋の姿勢筋緊張を改善し, 無自覚な

非麻痺側立脚

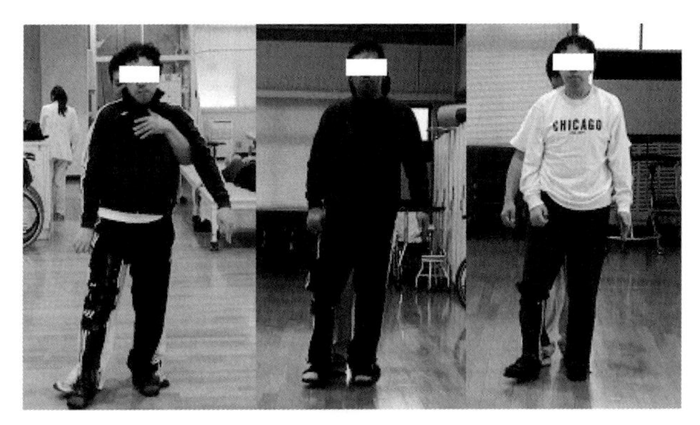

麻痺側立脚

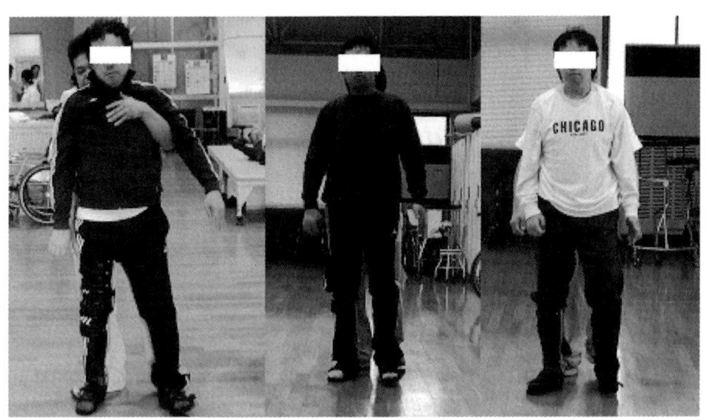

病日：１ヶ月半後 後方中等度介助	病日：３ヶ月後 後方腋下軽介助	病日：５ヶ月後 後方見守り

〈図 10〉 歩容の改善

知覚やダイナミックタッチを通して，自分の身体に気づけることが重要となる．冨田によれば[8)]，気づきとは，今行っている運動や動作の内容がわかり，それに関連して生じる身体や環境の変化がわかることである．わかる（知覚できる）ことで，動作を快適に行うことができる．さらに気づきは3つのレベルに分けて考えられている．①何かに注意を向ければいつでも意識できるような気づき②通常意識できないが，意識しようと思えば意識できる気づき③意識しようと努力しても意識できない気づきである．動作練習を行う場合，私たち治療者はつい口頭で動作の誘導を行ってしまう．しかしここで述べられているような①何かに注意を向ければ意識できるような気づきができる動作はほんの一部で，ほとんどの動作は②や③のように意識できない場合が多い．

自覚してもできないような動作の一場面に対して，口頭指示を行って意識的に動作を改善しようとしても困難であることが多い．そういった場合どのような動作練習を行えば良いのであろうか？

冨田は[8)]，「日常動作のスキルが論理的・分析的な知ではなくすべての人に共通した実践知であるということである．実践知は意識して学習するのではない．知的探索活動装置である身体が環境に働きかけ，環境の持つアフォーダンスを知覚し，それに基づいてさらに動くことを繰り返す知覚循環によってあらわになる言葉にできない無自覚な気づき（アウェアネス）である．」と述べている．

感覚が脱失している患者に対して，口頭で動作を誘導するのではなく，誰もが覚えていくような日常動作の誘導を通じて，実践知を通して気づきを促していく必要がある．

今回の症例でも，床上動作などを通じて体幹の多彩な動きを促すように誘導した結果，歩容の改善に至ることができたと考えている．

おわりに

感覚脱失でも身体全体の可動性を再獲得し，日常動作（床上動作）練習を丁寧に誘導しながら行うことで，現在の身体で動く能力を手に入れ基本動作の自立に至る可能性があると考えられる．

【引用文献】

1）冨田昌夫：クラインフォーゲルバッハの運動学．The Journal of Clinical Therapy 3：1-9，臨床理学療法研究会，2000
2）メルヴィン・グッデイル，デヴィッド・ミルナー（著） 鈴木光太郎・他 （訳）：もうひとつの視覚<見えない視覚>はどのように発見されたか．新曜社，2008
3）Goodale M.A,Milner A.D et al:A neurological dissociation between perceiving objects and grasping them. Nature 349:154-156,1991
4）Milner A.D,Goodale M.A.:the Visual brain in action chapter3:p.1081, Oxford University Press, 1995
5）三嶋博之：エコロジカル・マインド．p.9，日本放送出版協会，2000
6）中村隆一，斎藤宏・他：基礎運動学．p.154，医歯薬出版，2013
7）ジェームス・J・ギブソン著 佐々木正人・他 訳：生態学的知覚システム．pp.52-54，東京大学出版，2011
8）冨田昌夫：動作の崩壊と再構築．理学療法学 39：284-288，2012

05 覚醒および発動性低下・高次脳機能障害を含めた重症な運動麻痺を伴う脳損傷に対するアプローチ

日本赤十字社 舞鶴赤十字病院 理学療法士 真下 英明

はじめに

今日，脳卒中者へ早期からリハビリテーションが介入する重要性は言うまでもないが，覚醒や発動性の低下・高次脳機能障害を含めた重症な運動麻痺を有する患者では，早期からの介入に様々な障壁が伴い予後に悪影響をもたらす．しかしこれら問題が回復期にわたり残存すると，その後の機能予後だけでなく退院先などにも大きく影響を及ぼす要因となり，療法士はその関わりに頭を悩ませることとなる．

脳卒中者へのこれまでのリハは脳神経の蘇生はできないと考えられていたことから二次的な障害が起こらないようにするという保護治療に止まる印象があった．しかし近年では脳の可塑性メカニズムが解明されてきており，機能再興に向け積極的なリハ介入が多くなってきている．しかし一方では，発症後に本来脳損傷から脳を守るための自己保存の反応が過剰に働きすぎることで、弱った脳神経を逆に攻撃，破壊させてしまうため，過剰な働きを調節し，より損傷の少ない状態を獲得する脳低温療法が開発され効果を示している．この考え方をリハ場面へ持ち込むと，早期から積極的な介入を闇雲に行っても，過剰な自己保存の反応として起こる不安や恐怖による諦め，うつ，安定を求めた過度なバランス戦略を生じさせてしまい運動機能改善のみならず，覚醒や発動性の改善をも妨げてしまっている可能性がある．これらに対して報酬系の活性化も含めて新しい挑戦が必要となる．

本稿では，この覚醒および発動性の低下・重度な高次脳機能障害によって，自身の状態に気づくことができず，また外界へ能動的な働きがけができなくなった患者や重度の運動麻痺を呈した患者に対してどのように関わっていくことができるか，諸家の報告や自身の臨床経験などを含め考えていきたい．

覚醒および発動性低下・高次脳機能障害について

1 発症機序

1. 責任疾患

脳卒中や頭部外傷それに伴う脳ヘルニア，心停止や窒息、火災事故などによる低酸素脳症を原因とする脳の広範囲な損傷が生じると重度の運動麻痺の他，無言や無動，筋固縮など多様な症状が認められる．またその損傷が脳幹にまで及ぶと覚醒および発動性の低下が病態に加わる．経過とともに状態が回復に転じても，その後高次脳機能障害として，健忘，記銘力障害，失見当識，発動性の低下などを伴っている場合が多く重症な状態が長期に及ぶ．

2. 生体防御機構の過剰反応による脳損傷

重症な損傷を受けた脳は，生体が持つ自己保存の仕組みが機能し始める．しかしこれが過剰に作用すると，脳の高温化や神経細胞の低酸素状態を招き，正しい管理が行われないと海馬回や扁桃体の選択的ラジカル損傷を生じさせ，意識障害が重度化する．

3. 覚醒および発動性低下

未だ様々な見解が存在し，これまで言われている脳幹網様体にその中枢があるとする者と，上行性覚醒系として中脳橋被蓋から視床下部や前脳基底部などを含む広範囲のシステムで構成されているとする者との間で議論が続いている．いずれも覚醒に関わる領域であり，これらのどこが損傷を受けても覚醒および発動性に何らかの影響を生じるものと考える．

4. 高次脳機能障害

高次機能を司る脳の連合野は血管走行からみて脳血管の末梢部に位置し，血流動態の影響を真っ先に受ける．部分的な損傷ではあまりみられないが，広範な損傷により多くのモジュールの機能不全を呈すると発動性が抑制され，自発的な活動が困難となる．

2 覚醒および発動性低下の分類

覚醒および発動性が低下した状態は意識混濁に含まれ，その状態は外界の刺激に対する反応が低下している状態を指す．

発動性について大東[1]は「発動性というのは，例えばとりたてて新たに賦活しなければならないようなものではおそらくなくて，むしろ，われわれが覚醒状態にあってふつうに生きていれば，何らかの水準においておのずからたえず変化しつつ生成し続けているようなある種の創発性をさしている」と考えを示している．このように発動性の基盤に覚醒があり，どちらも機能していることで創造的な活動ができている．

リハ場面における特徴

意識障害を呈する脳卒中後のリハアプローチを行うにあたり様々な禁忌がある．特に患者は自覚症状を訴えることが困難なため，誤用症候群に十分注意して介入する必要がある．林は救急現場で重度の意識障害で運ばれた患者が一命を取り留めたあと，その時のことを知っているという経験から，意識を内意識と外意識の２つに仮説をたて，意識障害の中にも外からの刺激に応答できないだけで，内意識としては周囲で起きていることをしっかり理解できている可能性を報告している．救急現場では意識がない患者へ注射をする際にも必ず注射をすることを伝えてから行うなどの配慮がなされている．このことはリハ場面においても，療法士の言動が患者の心理的作用に影響し，回復の良し悪しを左右する可能性を示しているように感じる．

高次脳機能障害では，会話が疎通しない失語症や空間や身体に対する注意障害，目的の動作が思い通りに完遂できない失行や遂行機能障害など様々存在し，機能訓練や日常生活動作の介入を難しくしている．これらについては諸家の著書も多く発刊されており，様々な介入が紹介されているのでそちらも参考にしていただき，ここでは高次脳機能障害について環境とのインタラクションの視点から症状の解釈や介入を検討し紹介したい．

1 自律神経面での特徴

1. 呼吸

急性期でかつ重度の意識障害を有する患者では呼吸不全の合併が多く認められる．呼吸は浅く，胸郭は引き上がり動きはほとんど認められず，腹部が浅く動いている程度が多い．また自律神経の変調により潜在的な深呼吸も認められない．そのため呼吸機能の悪化による脳の二次的損傷や機能改善の阻害要素になるほか，呼吸苦に伴う筋緊張の亢進によって，運動は困難となり臥床による二次障害に結びつく．

2. 循環

脳卒中後から脳血流の自動調節能は障害されているため，姿勢変換には注意が必要である．特に収縮期血圧の下降を示す患者では，離床によって脳損傷部周囲のペナンブラの血流が減少すると梗塞範囲を拡大することにつながる．離床にあたっては疾患によって適正血圧が主治医によって設定されているので，よく相談してモニタリングをしながら実施することが必要である．

3. 睡眠

自律神経機能の変調は概日リズムに乱れを生じさせ，夜間まったく眠れないことや２日間にかけて眠り続けるなどの睡眠障害を呈する．そのため介入時に熟睡または傾眠傾向となり，自発性を必要とするような介入が困難なことが多い．そのためこれらの患者では他者が関わらないと不動となりやすく，身体機能の低下に加え脳の機能低下も生じてしまう．

4. 排泄

不動や寝たきり姿勢は，腸に対して腹圧による圧迫刺激や重力の作用が働かないために便秘となる．この便秘を起点にして食欲不振や嘔吐，誤嚥性肺炎などへ進行してしまう危険性を持っている．またこの便秘で貯留している便は酸性の軟便のため，少しずつ漏れ出て臀部を汚染し褥瘡を形成する要因となる．

2 身体面での特徴

患者は姿勢変化に対し，自律神経反応以外にも姿勢筋緊張の準備や身体を動かして環境と身体との適応を能動的に調整することができず，ほとんど同じ筋緊張の状態で過ごしていることが多い．そのため背臥位であっても，全身はリラックスできずに四肢は中心に向かう筋緊張を呈し，背面は接地面が感じられやすいところを支持面へ押し付ける様にして，支持面と向き合う面の筋群の収縮により反り返る様にして固定的になっている〈**図１**〉[2]．介助で起こす際にも頭頸部や体幹の屈曲が生じにくく，反り返る板を起こす様な感じで座位姿勢となることが多い．

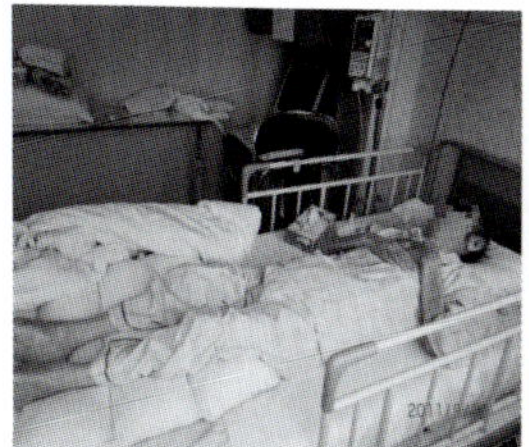
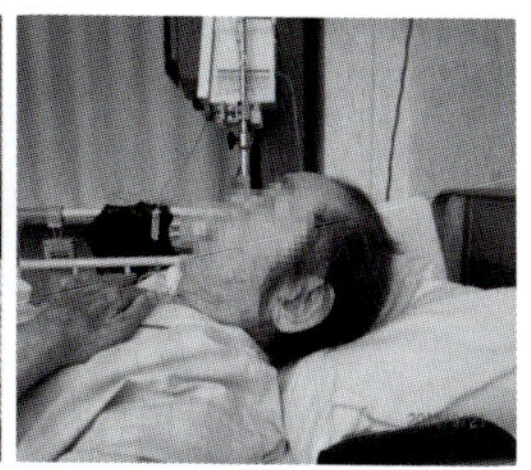

左：胸郭の平坦化，全身が一つの塊のように硬く筋を緊張させて寝ている
右：後頭部を枕へ押し付け，表在筋群による頸部・肩甲帯の強い固定を認める

〈図１〉活動性の低下した患者の背臥位姿勢

中脳に疾患が及ぶと眼球運動に障害が認められ，視覚的情報が乏しくなり頭部を動かす運動までもが減少している．視覚的変化は自身の動きを伝えるほかに，動くための環境の情報をピックアップし行為への発動性を生む重要な情報である．そのため発動性の低下の原因の一つに視覚変化の欠乏と運動麻痺の併発が考えられる．

3 高次機能障害と環境とのインタラクションエラー

人が動作や行動を起こす時，必ず環境から必要な情報を潜在的にピックアップし利用している．例えば，地面の上を歩くが水面は歩かない（歩こうとはしない）．人を取り囲む環境情報は無限に存在し，人の動作や行動の文脈によってある一定の選択がなされていく．人が途中で動作や行動を変えたとしても情報は無限に存在しているので，その用途を自由に変化させて利用することができる．しかしその基盤となる注意機能に支障をきたすと無限に存在する情報は姿を変えたり消えたりして，人の動作や行動にエラーを生じさせてしまう．

半側空間無視は，一側の視空間に対する不注意や無視に留まらず，周囲の環境に対する無関心，疾病に関する無頓着あるいは病態失認，意欲，情動の障害など多彩な周辺症候を呈し，脳卒中をはじめとする疾病のリハビリテーションの重大な阻害因子となっている．

車椅子に乗っている左半側空間無視の患者を左右どちらかへ360°回転させてみると，右回転では時々何かを確認するかのように頭が回転方向と逆に動くのを確認できるが，左回転ではまったくそのような反応を示さなかった〈図2〉．光学的流動に対しても環境に対する無関心が認められ，移動において右に寄っていったり，右回転しかしないなど，環境情報は右から流れてくるものに頼る傾向はこういった反応からも確認できる．失行症状は，対象が持つ利用価値の意味の捉え違いと，行動の文脈において抑制すべき情報を抑えきれないといった症状として捉えることができる．

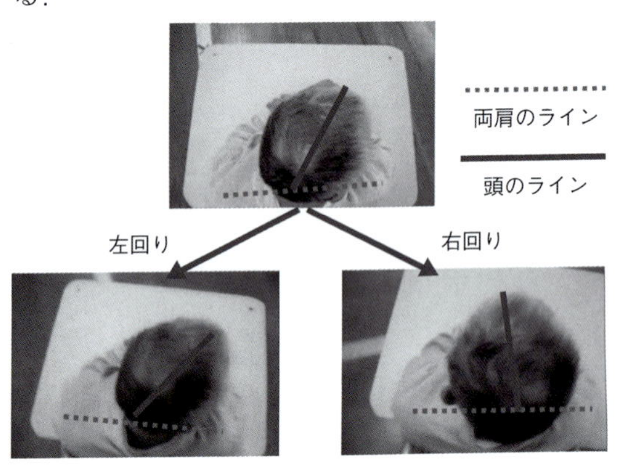

上：開始位置
左下：左からの光学的流動に頭部は運動を生じない
右下：右からの光学的流動には，何度も対象に視点を合わせ流れに沿って頭部を回旋する

〈図2〉左半側空間無視患者の光学的流動に対する反応

重度運動麻痺患者に対するリハの考え方

1 離床を進めるにあたり

意識障害を有する脳卒中者は自発的な活動が抑制されているためリハの時間が終わるとまた不動の状態となりやすく，自発的に動くことができる患者よりも廃用が進行してしまう傾向にある．またほとんどの姿勢を背臥位姿勢で過ごしていると思われる．廃用を予防する目的で慎重に離床を進めることは脳卒中治療ガイドラインでも勧められているが，しかしこれら患者では離床に対する身体的な準備は不足しており，その介入自体が身体面や心理面へ大きな負担としてのしかかる．さらにこれら患者はその負担に対して何も訴えることができない．よってこれら患者に対し離床を進めるには，身体が重力に適応できる状態を準備しつつ離床を進めていくことが必要となる．

2 背臥位からの脱却

背臥位による不動が長期間続くと様々な弊害が生じる．頭部は迷路性の刺激に反応し，支持面へ押し付けて頸部を過剰に伸展する．胸郭は重力に押しつぶされるように平坦化を呈し，浅い呼吸により胸腔内圧は変化が乏しく可動性が減少していく．腹部の緊張も低下し胸郭下部を抑えられなくなり引き上がる．内臓は重力方向へ落ち込み背面に近い臓器が順に圧迫され血流の低下などから機能不全を呈する．これらの予防は非常に重要である．

3 抗重力筋群の準備

抗重力位に姿勢を保つにはまずそれを支える骨，関節の安定性が必要である．その一つ一つの安定的な定位をもとに，頭部や四肢が体幹を基に連結し姿勢が構築される．しかし動物の身体は，深部の細かな連結をつながずとも，表在にある大きな筋群を収縮させることでも姿勢を作ることができる．しかしこの姿勢は表在筋が持つ伸張性を欠くため，姿勢変化を作ることが困難となり動作が一様になってしまう．またこの一様な状態が局所にストレスを生じさせ痛みなどにつながる．抗重力姿勢を考えるにあたり，まずは骨・関節をつなぐ深部筋群と頭部や四肢との連結を持つ表在筋群との適応的な協働が生じるように準備を進めていくことが必要である．

4 行動や動作と環境情報

日常生活における運動や動作，行為は周囲にある環境の持つ特性を利用して生起されている．環境に内在する自身にとっての価値は，自身が環境へ働きかけることで必要なものをピックアップしていく．臨床においても患者が周囲とどのように関係していっているのかに着目し，環境自体の設定や誘導を行っていくことで，患者が環境に対して自分を定位し，動くきっかけを見つけていけるようになれば，そこを突破口として発動性の改善に向かうことができると考える．

5 報酬系の賦活

意識と関連の深い海馬や扁桃体は情動と強く関連している．扁桃体は特に嫌悪感や恐怖感と関連し，それら刺激が持続的に入力されると意識の機能低下を生じさせ，覚醒や意識の低下ならびに改善の妨げとなる．これに対し，心地良い刺激が与えられると側坐核の機能が高まりドーパミンが放出され，覚醒や意識の向上や神経可塑性にも好影響をもたらす．

アプローチ

1 安楽な姿勢を準備する（パーキングファンクションに基づいたポジショニング）

パーキングファンクションとは支持面に接した身体部分がそれぞれに筋活動で結合されずに独立した重心をもって支持面から支えられている状態をいう．ここでの筋活動とは，動こうとする時にすぐに動作につながる準備の状態を意味し，弛緩の状態ではない．覚醒や発動性の低下・重度な高次脳機能障害を有する患者では，中枢性または廃用性に身体の緊張が亢進し，頭部や四肢は表在筋群によって連結され身体の様々な部位が支持面から浮き上がり硬くなっている．まず浮いた部位を徒手的に支持面へ接触させていくか，タオルなどを差し入れて支えるなどし，浮いた部位に生じるモーメントを打ち消して緊張の軽減を図る．

2 深呼吸を利用した全身調整

深呼吸は心身の緊張をほぐす場面でよく利用される．潜在的にこの行為がそのような効果があることを知っているからである．ただ患者が行う深呼吸は健常者が行っているものとは質的に異なる．特に身体的な硬さや随意筋の作用，さらには注意力などによって身体に影響を与えるまでの深呼吸が行いにくくなっている．

求める深呼吸は，まず背部が支持面から浮いている部位（特に胸椎下部から腰椎部）が支持面と接地するよう，枕の下にタオルやクッションを入れ頭を高くしておく．呼吸方法は，最大吸気から口すぼめの状態で呼気を行う．これは胸腔内圧を高め横隔膜や腹部筋群へ刺激を伝える目的で行う．療法士は吸気の長さや量を伝えるのに，同じように呼気を行い，呼気音や患者が嫌でなければ患者の腕などにその呼気を当てるなどして非言語的に伝えるようにすると患者もうまく行える．また呼気が確認できるようにティッシュなどが見えるところに持って行き揺れを視覚的に確認させるなども有効である．これを数回実施することで腹部の低緊張が改善され胸郭の可動性が高まり，背面の表在筋群は緊張を緩めるのを確認できる．

自発的に深呼吸ができない患者でも，呼吸介助にて呼気を補助し吸気を増やすことはすでに行われている．また長期間口から食事をしていない患者では，口周りの筋群が低下しており閉口が困難なため，酸素吸入用マスク〈図3〉の空気の出口を医療用テープで塞ぎ，ペン先などで穴を開け，呼気に抵抗をかける（PEEP）工夫をしている．介入時にはパルスオキシメーターを用いて，呼吸状態に注意を払いながら実施すること。

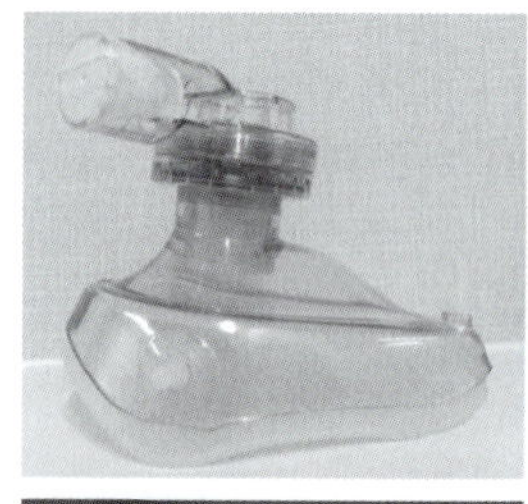
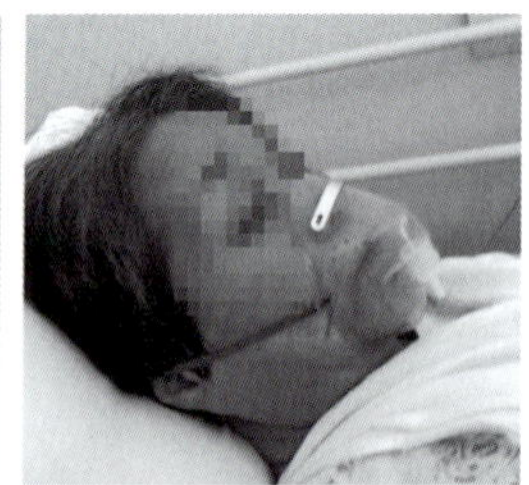
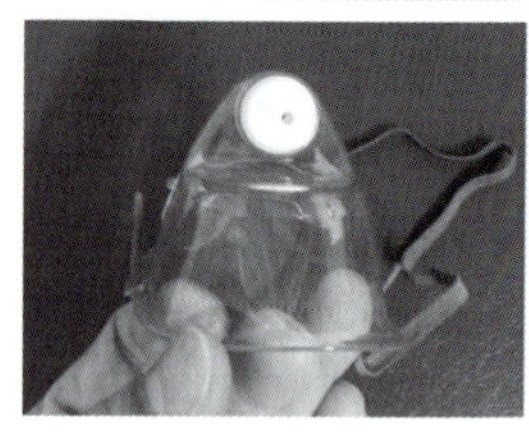
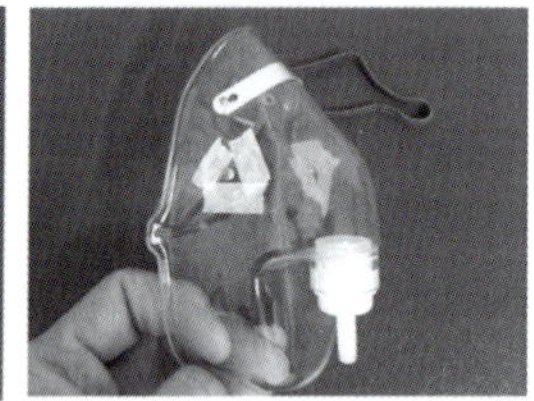

左上：アンビューマスク（空気の出入り口をテープで塞ぎ穴を開けた状態）
右上：使用状況
下：HP2000（ホスピタルサービス社製）

〈図 3〉 深呼吸時に用いた酸素マスク

3 上下肢のリズム運動により体幹の安定筋を活性化する

脳卒中のどの患者においても左右均等な筋緊張でいることはなくそれが側弯や痛み，片肺の機能不全などによる慢性的な肺炎症状などを引き起こす原因となる．左右の筋の状態を調整するには左右均等な筋への刺激が必要となる．

ここでは，背臥位で行う方法を紹介する．患者は自身の両腕の肘をつかむようにして胸の前に準備，片麻痺の場合は非麻痺側で麻痺側の肘を持ち非麻痺側の前腕の上に麻痺側を乗せる．準備した両上肢を左右へ振るが，その際に両肩が大きく浮き上がり，胸郭が回旋するのではなく，上肢のみが揺れている状態が望ましい．下肢は膝を 90 度程度に曲げた状態から,片側ずつ伸展と屈曲を交互に行う．麻痺側の上下肢ともにわずかでも随意的な運動が行えるのであれば不足分は療法士が補助しながら行っていくので良い．左右で動く量が異なる場合，はじめは小さいほうに合わせて，小さかったほうを大きくするように伝える．その変化に合わせて左右の動きを同調させていく．

自発性がなく運動自体が困難な患者では，これらの動きを他動で行えば良い．筋に変化が生じることで筋緊張は変容を示し，循環の改善にもつながる．〈図 4〉[3)]

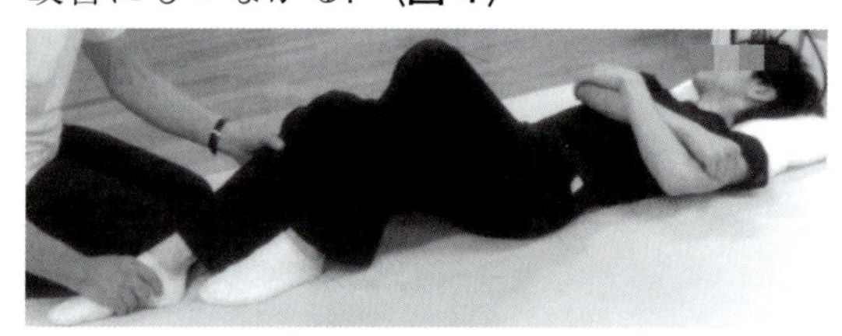
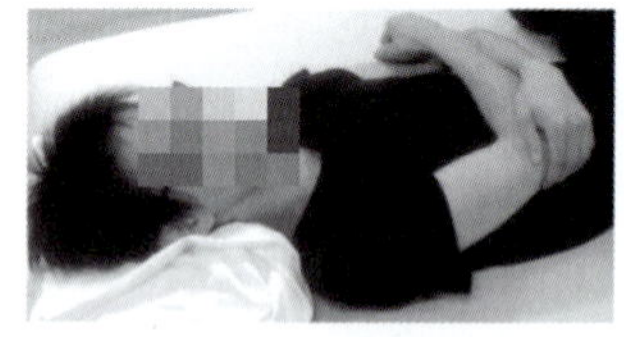
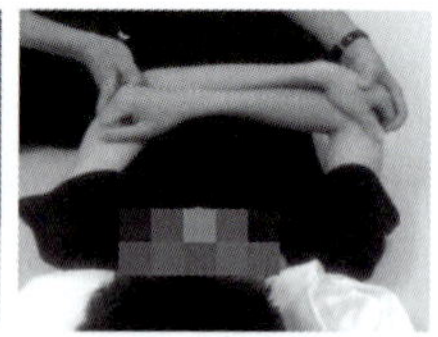
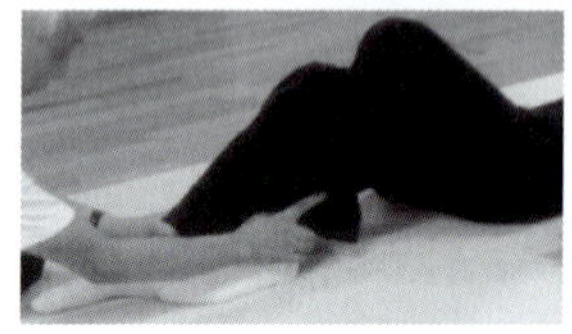
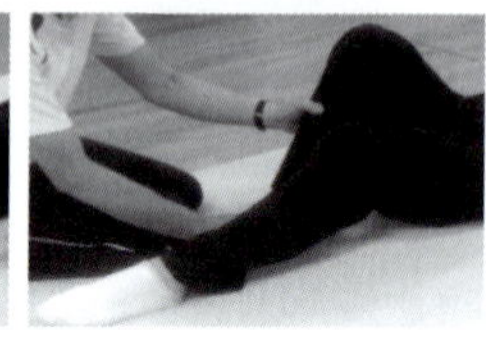

〈図 4〉 上下肢のリズム運動による体幹安定筋の活性化

4 基本動作による環境情報の知覚

意識障害の患者に対し覚醒刺激として座位姿勢をとることが推奨されている．座位姿勢では，臀部と大腿後面以外は支持面から離れ，空間に支持面より上の身体を定位させることを要求されている．視覚的情報は広がり，前庭や体性感覚は常に動揺を受け，上肢が視野の中に入ることで主体的対象として意志に沿った動きが可能であることを経験する．これら背臥位では得られない多くの情報に満ちている．起き上がり動作では，頭部が持ち上がることで脊柱が後弯し支持面から浮いていた背面が接点を作り，動作が進むにつれてその接点は臀部方向へ移動する．動作中に生じる身体の変形に伴う前庭系や体性感覚，視覚における光学的流動の変化など，統合的に関係性を知覚することが期待される．基本動作を利用して，より多くの刺激を覚醒や発動性の中枢へ送れるように療法士は配慮し誘導していくことが求められる．そして外環境に自身にとって価値のある情報を探せるよう，能動的な身体の動きを誘導していく．まずは自身の身体，次に地面や壁など基礎的な定位の関係性を知覚し，空間に存在する手すりや机などの高さのある支持面から，座位や立位の可能性に触れ，視覚や嗅覚から情動にも働きかけるなど，多様な情報を提示しそれに向かう能動性を支援していくことが覚醒や発動性の低下した患者への介入と考える〈図5〉[2]．

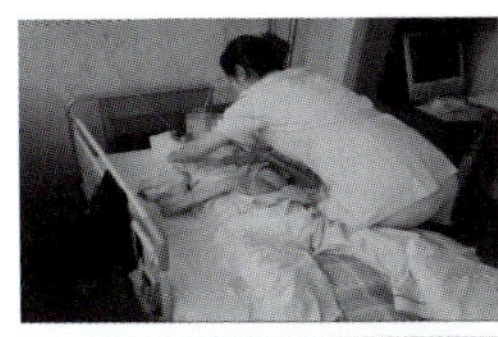
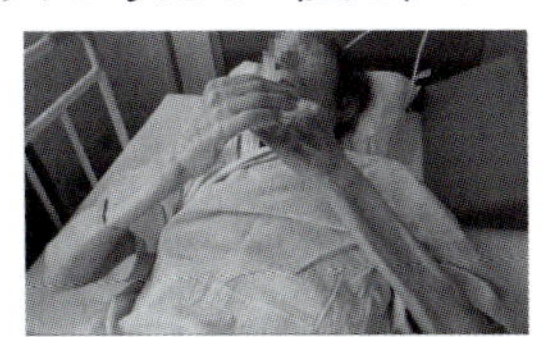
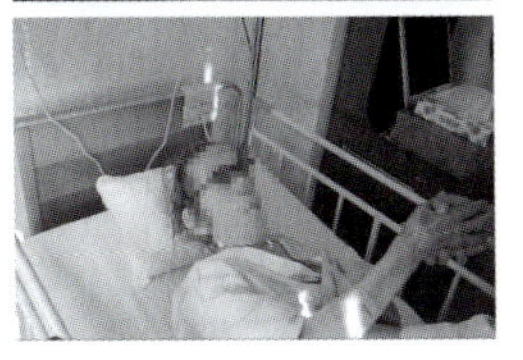
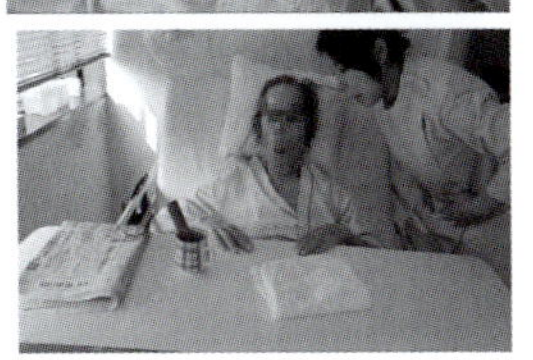

左上：支持面と身体との関係を，はじめは療法士の助けを借りながら知覚する
右上：自分自身で自分の身体を触り，四肢が主体的な対象物であることを捉え直す
左下：寝返りや起き上がりを通して視覚・前庭・体性感覚など様々な変化を知覚する
右下：本人の興味があるものを目の前に配置することで能動性を引き出す（アフォーダンスの利用）

〈図 5〉環境とのインタラクション

5 さらに重症な患者に対して

長期に臥床が続いた患者では全身が丸まる様に四肢を屈曲内転した姿勢となる．腹部の筋緊張は低下して，下肢がどちらかに倒れるのに追従する形で回旋している（風に吹かれた股関節変形）．全身の筋は萎縮し収縮力も低下しているが，脊柱や胸郭は硬く可動性がほとんどない．そのため頭部を持ち上げることも困難となり，周りを見回すなどの活動もほとんどみられなくなり，じっと天井を見ているだけになっていることが多い．また関節不動化による疼痛も身体を動かすことを抑制してしまう要因となる．廃用性の予防のために療法士により他動的に動かされるたびに重力に潰されそうな重さや関節の痛みなどに耐えている．これでは離床に対して患者は嫌悪感を抱き離床を援助しようとするものが来るたびに鬱々とした心理状態を招いてしまいかねない．こういった患者へ介入に対し冨田は「患者がやる気を出せるとすれば，それは苦痛や痛みが緩和して呼吸や身体が楽になったと感じられる時ではないだろうか」と考えを示している．療法士はエビデンスやマニュアルを遵守しすぎて，残存機能を強化するという考えにこだわり，患者のこういった心情に盲目となっている可能性が少なく無い．離床を行うにも，本人の疲労に注意し，はじめは頻回に離床を繰り返すなどによって起きることへの拒否感を減らし，バスタオルや毛布で包み，療法士が包むようにして起こしたり移動することで恐怖感を減らす．ただし介助者への配慮も必要であり，こういった介入の計画は療法士の義務だと考える．

関節不動化の疼痛軽減にはストレッチングが有効であるとする研究結果が示されている．疼痛軽減に向けたストレッチングは30分以上の持続伸張が必要であると示されているが，重度運動麻痺の患者では全身性に関節の不動化を呈しているため，各関節を1つずつ動かしていては訓練時間がいくらあっても足らない．有限な時間を有効に利用する目的で，我々は病室での腹臥位（うつぶせ）を取らせる方法を提案している〈図6〉．

腹臥位をとることは患者にとってもはじめはとても不安を感じているはずなので，常に介助者は患者に接して転落などの不安を省き，先行して動きを伝えることや動きをゆっくりするなど，心情への配慮をもって行わなければならない．

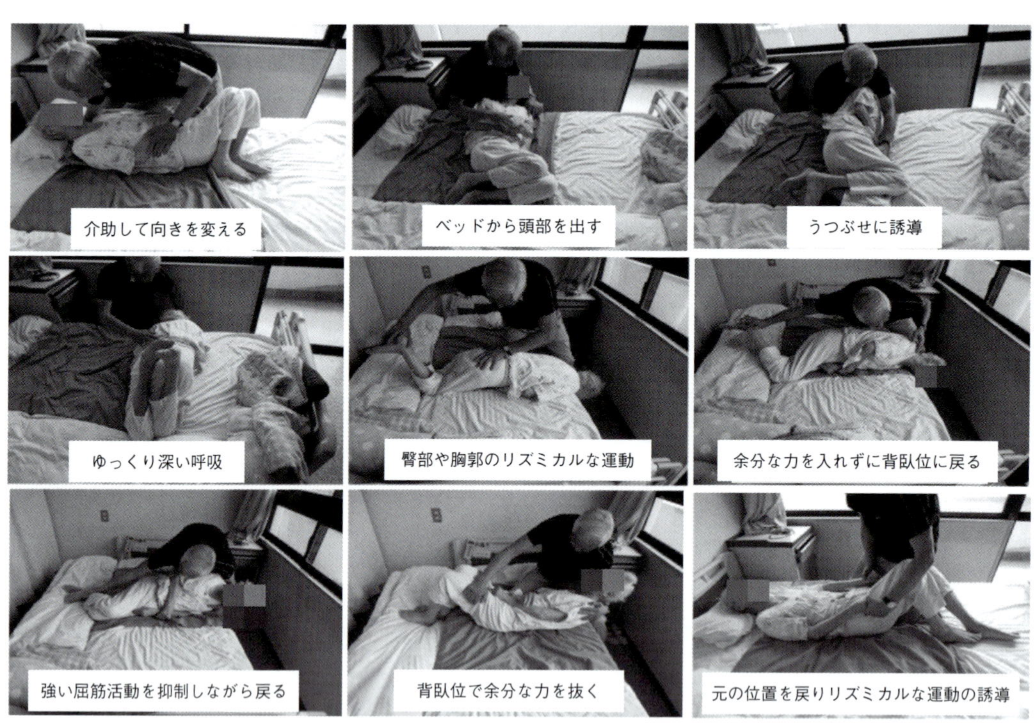

〈図 6〉 うつぶせへの誘導[2)]

おわりに

覚醒や発動性の低下・高次脳機能障害により，自身や環境への能動的な働きかけが困難な患者への関わりは，まさに失われた自身や環境への働きかけを援助することだと考える．動けなくなるはじめの原因は覚醒や発動性の低下であっても，期間とともに改善してきた時に身体が動きを引き出せなくなっていては，能動的な働きかけが生じてこないのも当然である．そのためにも，常に動きを経験しておくこと，環境と接しておくことを提供し続けることが必要であると考える．ただ介入には本人の心身の状態に細心の配慮をもって関わる必要がある．活発な精神は，それを支える身体が必要である．環境へ向かう身体の準備なくしてそれは達成されない．ベッド上で動けなくなっている患者こそ，療法士の援助を最も必要としていると考える．

【引用文献】
1) 大東祥孝：発動性障害の病理を探る．高次脳機能研究 24：184-189，2004
2) 冨田昌夫：生態心理学的概念を導入した運動療法—動作分析—．日本理学療法士協会　第 10477 回理学療法士講習会（応用編）講義資料．2015
3) 鎌田優子，真下英明：嚥下障害を有する脊髄損傷者の活動性に着目した治療介入．生態心理学研究 6：73-75，2013

【参考文献】
1) 吉尾雅春（編）：理学療法 MOOK 1 —超早期から急性期のリハビリテーション．p.46，三輪書店，1998
2) 林成之：脳の力の大研究．産経新聞出版，2006
3) 森岡周・他：不動による脳の可塑的変化（Trend & Topics ペイン・リハビリテーション）．Practice of Pain Management4：30-34，2013
4) 並河正晃：老年者ケアを科学する—いまなぜ腹臥位療法なのか．医学書院，2002
5) J.J.Gibson　佐々木正人・他（監訳）：ギブソン生態学的知覚システム　感性をとらえなおす．東

京大学出版会，2011
6）小嶋知幸：アフォーダンスと失行．作業療法 19：538-541，2000
7）沖向雄也・他：不動化に伴う筋萎縮は疼痛発生に影響を与えているか ―モデル動物に対する萎縮抑制介入から探る―．下呂温泉病院年報 37：3-5，2012
8）肥田朋子・他：関節不動化による関節可動域制限と疼痛発生に対するストレッチングの効果：名古屋学院大学論集　医学・健康科学・スポーツ科学篇 1：1-9, 2013
9）柏木正好：アフォーダンスと臨床（ボバースアプローチ）―片麻痺者の視知覚と身体反応（移動）に関連して．作業療法 19：2000
10）樋口貴広，森岡周：身体運動学　知覚・認知からのメッセージ．三輪書店，2008

第5章

ADL改善のための，ゴール設定と対象者との協働

01 リハビリテーションにおける目標設定の意義と効果

吉備国際大学 保健医療福祉学部 作業療法学科 准教授 作業療法士 竹林 崇

リハビリテーションにおける目標の意義

私たち療法士が対象者に提供している“リハビリテーション”という言葉は，「全人的復権」を意味している．全人的復権とは，【障害をもった人が身体的・精神的，社会的・職業的・経済的に能力を発揮し，人間らしく生きる権利を復権すること】と定義されている．つまり“リハビリテーション”は，対象者が行動する際に生じ得る障害（能力障害）を反復的に，また自発的，教育的に解決していく過程であり，目標設定（Goal setting）はそういった問題解決における中心的役割を果たしている[1]．

目標設定は，対象者とその援助者（医師，看護師，療法士，社会福祉士など）がリハビリテーションで介入すべき活動の内容やその達成方法，達成時期について話し合い，それらに関する対象者の意思決定を明らかにする過程とされる[2][3]．『対象者中心（および家族中心）のリハビリテーション（Patient-centered（Family-oriented）rehabilitation）』が全人的復権を目指す上で最も重要と考えられているが，これは目標設定を通して対象者が自らの生き方を表現し，援助者とともにそれらを実現していくプロセスに他ならない．援助者は，対象者・家族中心のリハビリテーションを実施するために，対象者の価値観に沿った活動を目標に掲げてリハビリテーションを計画すべきである[4]．

目標とは？

ここ数十年のリハビリテーションにおいて目標設定は，「リハビリテーションに必須の要素[5]」，「効果的なリハビリテーションの基盤[6]」，「対象者を主体的に参加させるために最も必要な専門的視点[7]」，「足並みのそろったチームワークの礎[8]」など様々な目的を包含し表現されている．前章ではリハビリテーションの倫理的観点から対象者・家族中心のリハビリテーションにおける目標設定の重要性を論じた．本項では，そもそも目標設定が対象者の何に影響を与えるかについて述べる．

疾患や病期を問わず，対象者の理学療法・作業療法・言語療法に対する「意欲（動機付け）」は，対象者・家族中心のリハビリテーションを効果的に進めるための重要な因子となる．内発的動機付け理論[9]や帰属理論[10]，自己効力感理論[11]は，これまでに提唱された動機付けに関わる諸理論である．これらの理論は，自らがある特定の課題遂行において主体的に関わっていることを認知することや，好奇心や興味のある課題に取り組むこと，自己効力感（ある特定の課題の観察や擬似場面の体験による実場面における自己能力の確からしさを認知すること）や有能感などを動機付けの条件として挙げていた．つまり，動機付けはある特定の課題（好奇心や興味のある課題）に主体的に取り組むことで高められると考えられている．さらに，Wigfield ら[12]は，課題に対する行為者の主観的な解釈（嗜好）が，実際の課題における遂行量や持続性，選択に影響を及ぼすと述べている．このことから動機付けは，「何らかの目標を設定することで喚起される認知的なプロセス」であると考えられる．

目標設定は，動機付けという「目標に向けて特定の行動を引き起こし，目標達成するまでその行動を持続させる心理的なエネルギー」といった目に見えない因子に変化をもたらすことを上記に述べたが，「目標」とはどのように定義され，人の何に影響を及ぼしているのだろうか．Locke ら[13]は，「目標は人の価値が特定の状況に特化した形態である」と定義した．彼らは，行為者が特定の状況下での目標に対してどのような価値を付与するかがその者の行動価値を予測するために重要であり，目標設定は行動に影響を及ぼすことを指摘した．加えて，彼らは目標設定が行動に及ぼす影響について言及し，1）個人が価値を置く目標は，行為者の注意と行動を目標の達成に集中させ，行動の優先順位や方向性に影響を与える．2）目標の価値は，目標達成のための行動力とそれに付随した感情に影響を与える．3）価値の高い目標は，行動の持続性に影響を与える，と表現した．これらから目標設定は，対象者が行っている活動や事象に対する価値を明らかにすることであり，オーダーメイドな訓練・学習計画を立案する上で欠かせないプロセスであると考えられる．

参考：動機付けについて

動機付け（モチベーション）は，非常に複雑な機能とされる[14]．その理由に Dunnette らは，1）動機づけは直接的に観察しづらく，対象者の主観的な解釈や観察などから類推するしかないこと，2）動機付けには多くの欲求や期待が併存しており，それらの変化によってお互いが影響を受けること，3）抱いている欲求や期待に対する価値の強さや行動の選択は人によって大きく異なり多様であること，4）目標達成自体が，動機付けとなりその後の動機付けに影響を与えることもあること，を挙げている．Steers ら[15]は，動機付けの議論には通常，1）行動の活性化，2）行動の（特定の課題に対する）方向付け，3）行動の維持・持続，の3つの要因が含まれるとしており，これらの観点から特定の課題に対する動機付けの現状や強さを測定するよう推奨している．

目標設定に関する理論

次に，目標設定に関わる主要な理論である「目標設定理論」を概説し，どのような目標が人の行動に良い影響を与えるかを考えたい．

「目標設定理論」は，心理学者である Locke[16]によって体系化された手法である．その理論におけるポイントを以下に示す．

1 難しい課題は，より大きな成果に結びつく

従来は，目標と成果の関係は「逆U字型」であり〈図1〉，目標が易しすぎても難しすぎても成果に結びつかないとされていた[17]．しかしながら，Locke ら[18]は，目標と成果の関係が「直線関係」にあることを示し，より難しい目標がより大きな成果を生み出すと主張している（目標の難易度とパフォーマンスの関係は直線関係にあり，双方間の相関係数は 0.82 と非常に高い）[19]．

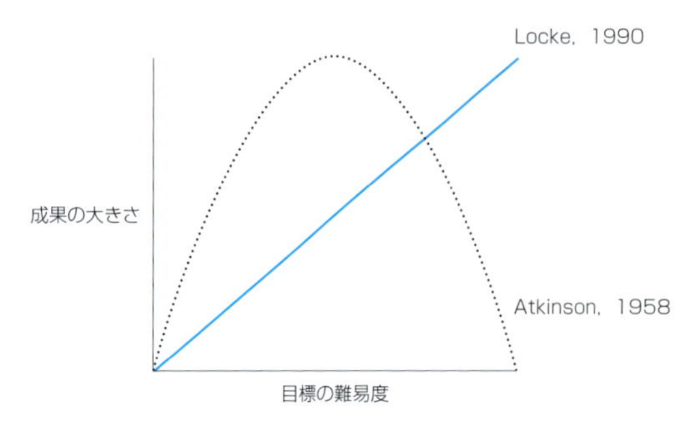

〈図 1〉目標設定と成果の関係性
Atkinson らと Locke らの見解の違い

❷特異的で明確な目標は，簡単で一般的な目標よりもパフォーマンスの向上をもたらす

具体性の高い目標は，より優れたパフォーマンスと結果をもたらすと考えられている．

❸具体的かつ難易度が高い目標はより良いパフォーマンスをもたらす

具体的かつ難易度の高いゴールを設定したほうが，目的と難易度が曖昧な目標（「最善を尽くしなさい」といったアドバイスを与えるのみ）を設定するよりも高いパフォーマンスを引き出せると多くの研究が報告している．Locke ら[13]は，質の高いゴール設定がパフォーマンスを 8.4 ～ 16% の範囲で改善させると報告している．

❹目標が具体的かつ難易度が高いと，目標達成に向けた献身的な行動が強くなる

簡単な目標は，行動に対して献身的に取り組まずとも達成できてしまう．また曖昧な目標は，行動を重ねるうちに目標が変動してしまい，その結果パフォーマンスが低調となる可能性が大きい．これらの理由から，具体的かつ難易度の高い目標設定がそれの達成に向けた献身的行動を強めると考えられている．

❺高いゴールへの献身的な行動がなされる条件

1．設定した目標が重要であると対象者が合意・同意している

目標設定における個人の合意・同意の重要性は，会社組織を対象に調査されている．Latham ら[20]は組織において，上長だけでなく一般職員も職場における業務目標の設定に関わった場合や，上長から一般職員へ「なぜその業務が重要なのか」が理論的に説明された場合は，それらの過程がなく業務を遂行した場合よりも，一般社員は目標達成に向けて献身的に行動したと報告した．特に一般職員が目標設定に参加し，自ら目標設定を行うことが，目標の達成[21]，および目標達成に関わる知識の教育[22]に効果的であった．

このように，目標の達成に直接関与する担当者が目標を設定する過程に関わったり，それに関連した知識を習得したりすることの重要性が示唆されている．また，担当者自身がそういったプロセスを踏むことによって，担当者に必要な知識・スキル，ならびに目標達成後に還元される価値が明確になり，内発的動機付けを生むと述べている[23]．実際，Gollwitzer ら[24]は，目標設定への参加やその目標を達成するためのスキルや知識の習得を強く認識させた群は，それらをあまり強く認識させなかった群に比べて，目標達成に関連した自発的行動が多かったと述べている．

参考：自己決定理論について

本文の目標設定理論において，目標設定に実際に行動をとる対象者が加わり，「自己決定」することの重要性が内発的動機付けにつながる可能性を述べている．この点については，Deci ら[25]が公表している「自己決定理論」でも同様に述べられている．内発的動機付けに関わる要素として，1) 自律性（自己選択），2) 有能性（環境との効果的な関連性），3) 関連性（他者との効果的な関連性）と言われており，自己決定は行動における内発的動機付けに関わる要素として重要なことがわかる．このように，目標設定に関わる理論では目標設定段階での主体的な対象者の参加を推奨しており，リハビリテーションにおける目標設定場面においても，この点を担保することが重

要となるだろう.

2．対象者自身が設定した目標を達成できると判断している

また，人は「自身の能力を持ってすればその目標が達成できる」と判断すると，その目標設定を受け入れ，行動を起こしやすいと考えられている． Bandura[26] は，対象者の行動を起こすために，1）設定する目標は対象者が持つ能力の範疇に収まるようにする，2）訓練や経験によって対象者の能力の限界を高める，3）対象者が抱いている自身の能力に対する限界（あるいは価値観）を，実場面における成功体験を通して変容させる，ことが必要だと述べている．つまりこのことは，対象者がある目標を達成できると同意するには，対象者に合った目標設定とそれに向けた適切な難易度調整（short step）が不可欠であることを示している．これらの事象は，目標設定に関わる重要な概念とされる「自己効力感（Self-efficacy）」によって説明できる.

参考：自己効力感について

Bandura[27] が提唱した Self-regulatory（自己統制）理論によると，人はある行動を起こすにあたって，自己の能力に対する見積もり（自己効力感：Self-efficacy）と行動した結果の予測（報酬期待）との相互を予測した上で行動を判断しているとされる．自己効力感とは，「自分が（ある特定の活動［設定した目標など］を）達成できる」という自信や信念のことを指している．自己効力感を高める方法としては，1）成功体験，2）モデリング：他者が遂行している状況を見て，イメージすること，3）言語的説明・暗示，4）情緒的安定，などが挙げられている.

参考：主体性に関する理論 ［Locus of control］

Locus of control は，Rotter[28] が提唱した概念であり，邦訳では「統制の所在」などと訳される．この概念は，ある事象の原因が対象者自身にあるのか（内的統制：internal locus of control），対象者以外にあるのか（外的統制：external locus of control）という原因帰属の意識が個人の行動に深く関わることを示している．内的統制は，自己管理が必要な医療的介入において特に重要と考えられている．一方，外的統制は医療的介入における援助者（医師や療法士）への依存や信仰を起こしやすいことから，長期的には症状の悪化や能力の低下を招くと考えられている[29]．医療的介入における対象者の主体的な参加を得るには，内的統制または外的統制のどちらかに偏りすぎない環境が望まれる.

統制のバランスが取れたリハビリテーションを提供するには，1）対象者中心のリハビリテーションを行うこと，2）対象者自身の能力や取り組む課題に対する知識を与えること，3）隔たりのない情報を提示した上で自己決定を促すこと，4）セルフモニタリング（記録）による自己管理を促すことが必要と考えられている．Locus of control の概念は，リハビリテーションにおける目標設定に重要な示唆を与えている.

これらの知見が，リハビリテーションの目標設定に多くの示唆を与えていることは明白であり，医療・介護分野でも目標設定に関する研究は近年増加している．しかしながら，Siegert[30] は，リハビリテーションに前述の理論をそのまま適用することに警鐘を鳴らしている．01 項の目標設定に関する理論の多くは，産業・組織心理学を中心的なフィールドとして発展してきたものであり，個人に対する目標設定とは色合いが異なる．目標の難易度とパフォーマンスの関係といった視点は，反復訓練のようなルーチンワークに当てはめることはできるが，社会参加のような複雑で複数の因子が絡み合うような目標設定には対応しづらい．健常者と異なり，疾患の重

症度や身体・認知障害の程度が目標の実現度に大きく関わることも考えられる．私たちはこれらの限界を十分に考慮した上で，対象者とともに目標を設定していく必要がある．

目標設定に立脚した訓練「課題指向型訓練」

近年，前記で示した対象者中心のリハビリテーションを行うために必要な「目標」に立脚した訓練体系が注目を浴びている．この訓練方法は，「課題指向型訓練（Task-oriented training）と言われている．この手法は，別名で「課題特異的訓練（Task-specific training）」や「目的指向型訓練（Goal-directed training）と呼ばれている．

課題指向型訓練は，対象者が主体的に障害部位を用いて問題解決行動を図り，障害部位を用いた身体活動において，新たな運動スキルを獲得していくことをコンセプトにしている[31) 32)]．この訓練体系は，1970～1980年代にかけて主流であった神経筋促通手技としばしば対比し説明されることが多い[33)]．神経筋促通手技は，運動制御における反射・階層理論や神経生理学的知見，発達学的理論を背景としており，主に対象者の機能に焦点を当てたボトムアップアプローチの様相が強い介入である．一方，課題指向型訓練は対象者が選択した意味のある活動（目標）上の問題点を主体的に解決し，新たな運動スキルを獲得していく過程を，機能改善と同様に重要視している。つまり，能力制限を改善することに焦点を当てたトップダウンアプローチの様相が強い介入である．

また，課題指向型訓練は，理学療法および作業療法における介入モデルであり，一概に課題（目標）といっても，寝返りや立ち上がりといった基本動作から対象者それぞれの趣味的活動まで幅広く考えられている．その中で，最も成果を上げている課題指向型訓練として，上肢に対する機能訓練であるConstraint-induced movement therapy（CI療法）が挙げられる．この手法は，1）麻痺手に対する集中的訓練（非麻痺手の使用をミトンなどで拘束），2）麻痺手に対する反復的・課題指向型訓練，3）訓練で獲得した麻痺手の機能を生活活動に転移するための行動戦略（Transfer package）という3つの主要な要素から成り立っている[34)]．CI療法は訓練を行う際に，麻痺手の活動に焦点を当てて介入するため，ミトンや三角巾といった道具を用いて非麻痺手の使用を拘束しながら介入を行う．多くの研究者や臨床家は，この「非麻痺手の使用に対する拘束」に効果があると考えている．しかしながら，この治療法の開発元であるUniversity of Alabama, Birmingham（アラバマ大学）のTaubら[35)]によると，「非麻痺手に対する拘束は，麻痺手を使用するためのお守りにすぎない」と発言しており，拘束に大きな意味がないことを示唆している．加えて，同大学のMorrisら[34)]は，CI療法の最も重要な目標の一つは，訓練によって改善した機能を実際の生活活動に結びつけることである，と述べている．つまり，対象者にとって意味のある実際の活動において，麻痺手を用いることがこの訓練の本質の一つであるということができる．すなわち，CI療法とは，対象者にとって意味のある目標を設定し，その目標を実現するために，目標動作に近しい作業課題を設定し，対象者の能力に合わせた難易度調整を施し，最終的に目標を達成する訓練形態である．

リハビリテーションにおける目標設定の効果

Levackら[36)]は，一般的なリハビリテーションにおけるゴール設定の効果について，目標設定が，健康関連Quality of life（QOL）や活動能力，リハビリテーションに対する対象者の能動的な参加，自己効力感に与える影響について報告している．

1 健康関連 QOL

8 つの研究[37)-44)]に参加した 446 名の対象者において，目標設定が健康関連 QOL および主観的な情動の状態に与える影響を調べた．その結果，目標設定を行った群は目標設定を行わなかった群に比べ，健康関連 QOL と主観的な情動の状態が増加していた（標準化平均差 [Standard mean difference] 0.53, 95% 信頼性 [95% confidence interval]0.17 ～ 0.88）．なお，この統計学的解析から目標設定が健康関連 QOL と主観的な情動の状態に与える影響は中等度の効果量とみなされた〈表 1〉．

2 活動能力

5 つの研究[39) 42) 44)-46)]に参加した 223 名の対象者において，目標設定が活動能力に与える影響を調べたところ，目標設定を行った群と目標設定を行わなかった群の間に有意差を認めなかった（標準化平均差 0.04，95% 信頼性 − 0.22 ～ 0.31）〈表 2〉．

3 リハビリテーションに対する対象者の能動的参加

9 つの研究[39) 40) 45)-51)]に参加した 369 名を対象に検討した結果，リハビリテーションに対する対象者の能動的参加の程度は，目標設定を行った群と行わなかった群の間に有意差

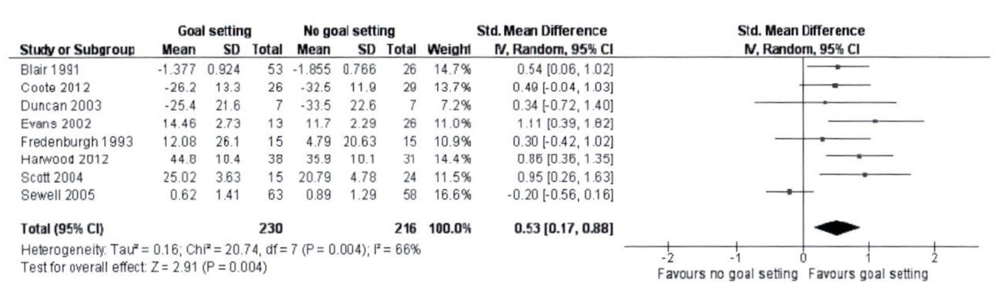

Study or Subgroup	Goal setting Mean	SD	Total	No goal setting Mean	SD	Total	Weight	Std. Mean Difference IV, Random, 95% CI
Blair 1991	-1.377	0.924	53	-1.855	0.766	26	14.7%	0.54 [0.06, 1.02]
Coote 2012	-26.2	13.3	26	-32.5	11.9	29	13.7%	0.49 [-0.04, 1.03]
Duncan 2003	-25.4	21.6	7	-33.5	22.6	7	7.2%	0.34 [-0.72, 1.40]
Evans 2002	14.46	2.73	13	11.7	2.29	26	11.0%	1.11 [0.39, 1.82]
Fredenburgh 1993	12.08	26.1	15	4.79	20.63	15	10.9%	0.30 [-0.42, 1.02]
Harwood 2012	44.8	10.4	38	35.9	10.1	31	14.4%	0.86 [0.36, 1.35]
Scott 2004	25.02	3.63	15	20.79	4.78	24	11.5%	0.95 [0.26, 1.63]
Sewell 2005	0.62	1.41	63	0.89	1.29	58	16.6%	-0.20 [-0.56, 0.16]
Total (95% CI)			**230**			**216**	**100.0%**	**0.53 [0.17, 0.88]**

Heterogeneity: Tau² = 0.16; Chi² = 20.74, df = 7 (P = 0.004); I² = 66%
Test for overall effect: Z = 2.91 (P = 0.004)

〈表 1〉 目標設定（設定目標を達成するための戦略の有無にかかわらず）を行った群 VS 目標設定を行わなかった群
アウトカム：健康関連 Quality of life もしくは主観的な情動の状態

Study or Subgroup	Goal setting Mean	SD	Total	No goal setting Mean	SD	Total	Weight	Std. Mean Difference IV, Random, 95% CI
Duncan 2003	1,474.7	159.3	7	1,409.3	374.4	7	6.3%	0.21 [-0.84, 1.26]
Harwood 2012	17.9	4.3	38	18	3.3	31	31.2%	-0.03 [-0.50, 0.45]
O'Brien 2013	465	171	13	499	91	6	7.4%	-0.21 [-1.18, 0.76]
Sewell 2005	40.63	131.9	63	29.18	98.8	58	55.1%	0.10 [-0.26, 0.45]
Total (95% CI)			**121**			**102**	**100.0%**	**0.04 [-0.22, 0.31]**

Heterogeneity: Tau² = 0.00; Chi² = 0.54, df = 3 (P = 0.91); I² = 0%
Test for overall effect: Z = 0.32 (P = 0.75)

Std. Mean Difference IV, Random, 95% CI
-1 -0.5 0 0.5 1
Favour no goal setting Favours goal setting

〈表 2〉 目標設定（設定目標を達成するための戦略の有無にかかわらず）を行った群 VS 目標設定を行わなかった群
アウトカム：活動能力

Study or Subgroup	Goal setting Mean	SD	Total	No goal setting Mean	SD	Total	Weight	Std. Mean Difference IV, Random, 95% CI
Bassett 1999	70.73	22.28	45	79.57	17.07	21	13.3%	-0.42 [-0.94, 0.10]
Bell 2003	346.2	166.1	30	254.9	166.1	33	13.6%	0.54 [0.04, 1.05]
Coppack 2012	13.7	1.58	16	12.36	1.58	32	11.9%	0.83 [0.21, 1.46]
Cross 1971	0.5864	0.184	15	0.4753	0.184	15	10.5%	0.59 [-0.15, 1.32]
Duncan 2003	59.6	10.6	7	41.2	9.7	7	5.6%	1.70 [0.41, 2.98]
Evans 2002	79.62	11.98	13	70.56	15.82	26	11.2%	0.60 [-0.08, 1.28]
Iacovino 1997	27.4	28.5	22	31.3	23.5	24	12.5%	-0.15 [-0.73, 0.43]
Mann 1987	-101.1	45.1	19	-96.6	39.6	19	11.8%	-0.10 [-0.74, 0.53]
O'Brien 2013	4.5	0.4	16	4.6	0.9	9	9.5%	-0.16 [-0.97, 0.66]
Total (95% CI)			**183**			**186**	**100.0%**	**0.30 [-0.07, 0.66]**

Heterogeneity: Tau² = 0.19; Chi² = 21.62, df = 8 (P = 0.006); I² = 63%
Test for overall effect: Z = 1.59 (P = 0.11)

Std. Mean Difference IV, Random, 95% CI
-2 -1 0 1 2
Favours no goal setting Favours goal setting

〈表 3〉 目標設定（設定目標を達成するための戦略の有無にかかわらず）を行った群 VS 目標設定を行わなかった群
アウトカム：リハビリテーションの期間

を認めなかった（標準化平均差 0.30，95% 信頼性－ 0.07 ～ 0.66）〈**表 3**〉.

4 自己効力感（Self-efficacy）

3 つの研究[40) 45) 48)] に参加した 108 名を対象に検討した結果，目標設定を行った群のほうが行わなかった群に比べて，有意な自己効力感の増加を示した（標準化平均差 1.07，95% 信頼性 0.64 ～ 1.49）．なお，この分析から自己効力感に与える影響は大きな効果量とみなされた．

前記のように，Levack ら[36)] は，目標設定によって健康関連 QOL と自己効力感が有意に変化することを示している．このように，一般的なリハビリテーションの訓練において，目標を設定することは QOL や自己効力感に良好な影響を与えることを示している．同様に，Rosewilliam ら[52)] も，脳卒中のリハビリテーションにおけるメタアナリシスにおいて，目標設定が回復，身体的なパフォーマンスや目標達成率を改善することと，リハビリテーションへの積極的な参加および自己のセルフケアに関する能力に対する自己効力感が進むと報告している. 他にも, Gagneら[53)] のように, 目標設定とその目標に焦点を当てた介入を行った結果，それを行わなかった群に比べ，有意な Functional independence measure（FIM）における改善を認めたといった報告も認められる．

一方，脳卒中後の上肢麻痺に対する課題指向型訓練においては，上記のように目標設定の有無のみで比較検討を行ったものは見当たらない．しかしながら，CI 療法における目標設定に近しい概念である行動契約（療法士と対象者が，麻痺手を特定の活動で用いるかについて議論し，使用を決定する手法）とそれらをなし遂げるための他のいくつかの手法を含んだ行動戦略である Transfer package の有無によって比較検討した研究はいくつか認められる．Taub ら[54)] は，CI 療法において Transfer package を実施した群は，実施しなかった群に比べて，訓練前後および訓練から 1 年後において有意な実生活における麻痺手の使用頻度の改善を認めた〈**図 2A，B**〉．加えて，麻痺手の上肢機能においても有意な機能改善を認めた〈**図 2C**〉．また，Takebayashi ら[55)] の研究でも，同様の結果を認めている〈**表 4**〉．さらに, Gauthier ら[56)] は，Transfer package を実施した際に，生活活動における麻痺手の使用頻度の向上に起因する脳の質量の変化も認めたと報告している〈**図 3**〉．この結果からも，脳卒中後の上肢麻痺に対するリハビリテーションにおいても，目標設定とそれらをなし遂げるために派生した方略の重要さを理解することができる．

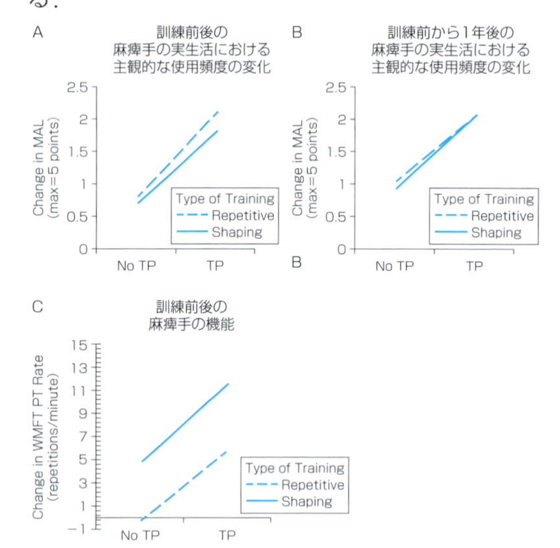

Transfer package を含む CI 療法のほうが，生活における主観的な使用頻度も上肢機能も有意に向上している
TP:Transfer package, MAL:Motor Activity Log, WMFT:Wolf motor function test

〈図 2〉Behavioral contract を含む Transfer package の有無による実生活における主観的な使用頻度と上肢機能

	Transfer package group (n = 11)	Control group (n = 10)		[b]effect size (d)
	mean (SD)	mean (SD)	[a]P value	
Fugl-Meyer Assessment				
pre	48.6 (7.8)	49.1 (5.5)	0.79	0.07
post	55.7 (4.5)	53.3 (4.9)	0.250	0.51
six months	59.0 (3.6)	52.8 (6.0)	0.009	1.27
Amount of Use score of Motor Activity Log				
pre	1.33 (0.55)	1.18 (0.70)	0.810	0.24
post	2.12 (0.55)	1.61 (0.54)	0.047	0.94
six months	2.79 (0.98)	1.65 (0.68)	0.007	1.34

上肢機能は訓練前後では両群間にて差がなかったが、６ヶ月後に有意な差を認めた
実生活における主観的な麻痺手の使用頻度は訓練後と６ヶ月後ともに両群間で有意な差を認めた
Transfer package group: Transfer package を行った CI 療法群
Control group：Transfer package を行わなかった CI 療法群

〈表 4〉 Transfer package を実施した CI 療法と実施しなかった CI 療法の訓練前後, 訓練後 6 ヶ月における比較

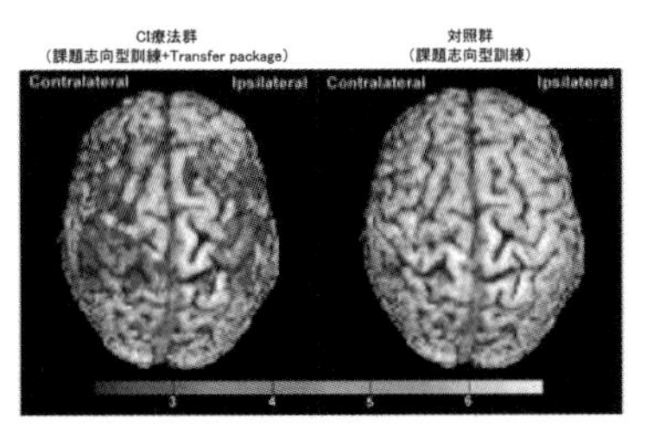

Transfer package の有無は，訓練直後には上肢機能には影響を大きな影響を与えないが，生活における使用頻度に大きな影響を与える．さらに，Trasnafer package によってもたらされた行動変容は脳皮質の質量にも影響を与える可能性がある

〈図 3〉 Transfer package の有無による灰白質の質量の違い 4）より改変

【引用文献】

1）Wade DT, de Jong BA : Recent advances in rehabilitation. BMJ 320 : 1385-1388, 2000
2）Wade DT : Goal setting in rehabilitation: an overview of what, why and how. Clinical Rehabil 23 : 291-296, 2009
3）American Physical Therapy Association : The guide to physical therapist practice. Second edition. Washington, DC : APTA, 2003
4）Ozer MN, Payton OD et al CE : Treatment planning for rehabilitation: a patient-centered approach, second edition. Connectincut : McGraw-Hill, 2000
5）Varnes MP, Ward AB : Textbook of rehabilitation medicine. Oxford : Oxford University Press, 2000
6）Lawler J, Dowswell G et al : Recovering from stroke: A qualitative investigation of the role of goal setting in late stroke recovery. Journal of Advanced Nursing 30 : 401-409, 1999
7）Wade DT : Evidence relating to goal planning in rehabilitation. Clinical rehabilitation 12 : 273-275, 1998
8）Schut HA, Stam HJ : Goal in rehabilitation teamwork. Disability & Rehabilitation 16 : 223-226, 1994
9）Deci EL : Intrinsic Motivation, New York : Plenum Press, 1975
10）Heider F : The psychology of interpersonal relations. New York : Wiley, 1958
11）Bandura A : Socoal learning therapy. New York : General Learning Press, 1977
12）Wigfield A, Eccles JS : Expectancy - value thepry of achievement motivation. Contemporary Educational Psychology 25 : 68-81, 2000
13）Locke EA, Latham GP (ed) : New developments in goal setting and task performance, New York : Routledge, 2013
14）Dunnette MD, Kirchner WK : Psychology applied to industry, New York : Appelton-Century-Crofts, 1965
15）Steers, R. M. Porter, L. W. : Motivation and work behavior, New York : McGraw-Hill, 1991
16）Locke EA : Motivation through conscious goal setting. Applied & Preventive Psychology 5 : 117-124, 1996
17）Atkinson JW, Van Nostrand : Towards experimental analysis of human motivation in terms of motives, expectancies and incentives : Motives in fantasy, action & society, 1958
18）Locke EA, Latham GP : A theory of goal setting & task performance. Englewood Cliffs, NJ : Prentice Hall, 1990
19）Locke EA : The idea of a short work period and multiple goal levels. Journal of Applied psychology 67 : 512-514, 1982

20）Latham GP, Erez M et al : Resolving scientific disputes by the joint design of crucial experiments by the antagonists: Application to the Erez-Latham dispute regarding participation in goal setting. Journal of Applied Psychology 73 : 753-772, 1988
21）Locke EA, Smith KG et al : The effects of intra-individual goal conflict on performance. Journal of Management 20 : 67-91, 1994
22）Scully J, Kirkpartrick S et al : Knowledge as a determinant of the effects of participation on performance and attitudes. Organizational Behavior & Human Decision Processes 61 : 276-288, 1995
23）Lee T, Locke EA et al : Explaining the assigned goal-incentive interaction. The roke of self-efficacy and personal goals : College of Business & Management, University of Washinton Seattle, 1996
24）Gollwitzer PM, Heckhausen H et al : From weighing to willing: Approaching a change decision through pre- or post-decisional mentation. Organizational Behavior and Human Decision Processes 45 : 41-65, 1988
25）Deci E, Ryan R : Intrinsic Motivation and Self-determination in Human Behavior : Springer, New York, 1985
26）Bandura A : Social foundations of thought and action: A social cognitive therapy : Prentice-Hall, Inc, 1986
27）Bandura A : Self-efficacy: Toward a unifying theory of behavioral change. Psychological Review 84 : 191-215, 1977
28）Rotter, J.B. : Generalized expectancies for internal versus external control of reinforcement. Psychological Monographs: General Applied 80 : 1-28, 1966
29）Wallston KA, Wallston BS et al : Who is responsible for your health: the construct of health locus of control. Social Psychology of Health and Illness : Lawrence Erlbaum & Associates, pp.65-95, 1982
30）Siegert RJ, Levack WMM (ed) : Rehabilitation Goal Setting: Theory, Practice and Evidence : CRC press, Florida, 2014
31）Shumway-Cook A, Woollacott M : A conceptual framework for clinical practice. In: Motor Control. Translating Research Into Clinical Practice, Philadelphia : Lippincott Williams & Wilkins, pp.136-153, 2007
32）Carr JH, Shepherd RB : Stroke Rehabilitation. Optimizing Motor Performance : Butter- worth-Heinemann, 2002
33）大橋ゆかり：セラピストのための運動学習 ABC. 文光堂, 2004
34）Morris DM, Taub E et al : Constraint-induced movement therapy: characterizing the intervention protocol. eura medicophys 42 : 257-268, 2006
35）Taub E, Uswatte G et al : Constraint-induced movement therapy: a new family of techniques with broad application to physical rehabilitation. A clinical review. J Rehabil Res Dev 36 : 237-251, 1999
36）Levack WMM, Weatherall M et al : Goal setting and strategies to enhance goal pursuit for adults with acquired disability participating in rehabilitation : The Cochrane library 7, 2015
37）Blair CE : Effect of mutual goal setting and behavior modification techniques on self-care behaviors of nursing home residents. Austin, USA : University of Texas, 1991
38）Coote HM, Macleod AK : A self-help, positive goal-forcused intervention to increase well-being in people with depression. Clinical Psychology and psychotherapy 19 : 305-315, 2012
39）Duncan K, Pozehl B : Effect of an exercise adherence intervention on outcomes in patients with heart failure. Rehabilitation Nursing 28 : 117-122, 2003
40）Evans, Hardy L : Injury rehabilitation: a goal setting intervention study. Research Quarterly for exercise and sport 73 : 310-319, 2002
41）Fredenburgh L : The effect of mutual goal setting on stress reduction in the community mental health client. New York, USA, D' Youville College, 1993

42) Harwood M, Weatherall M et al : Taking charge after stroke : promoting self-directed rehabilitation to improve quality of life- a randomized controlled trial. Clinical Rehabilitation 26 : 493-501, 2012
43) Scott LD, Setter-Kline K et al : The effect of nursing interventions to enhance mental health and quality of life among individuals with heart failure. Applied Nursing Research 17 : 248-256, 2004
44) Swell, Singh SJ, Williams JEA et al : Can individualized rehabilitation improve functional independence in elderly patients with COPD? Chest 128: 1194-1200, 2005
45) O' Brien D, Bassett S et al : The effect of action and coping plans on exercise adherence in people with lower limb osteoarthritis: feasibility study. New Zealand Journal of Physiotherapy 41 : 49-57, 2012
46) Bassett SF, Perie KJ : The effect of treatment goals on patient compliance with physiotherapy wxercise programmes. Physiotherapy 85 : 130-137, 1999
47) Bell M, Lysaker P et al : A hebavioral intervention to improve work performance in schizophrenia: work behavior inventory feedback. Journal of vocational rehabilitation 18 : 43-50, 2003
48) Coopack RJ, Kristensen J et al : Use of a goal setting intervention to increase adherence to low back pain rehabilitation: a randomized controlled trial. Clinical rehabilitation 26 : 1032-1042, 2012
49) Cross JE, Parsons CR : Nurse-teaching and goal-directied nurse-teaching to motivate change in food selection behavior of hospitalized patients. Nursing Research 20: 454-458, 1971
50) Iacovino V : A randomized comparison between agoal setting and a videotape and discussion intervention to improve return to work and quality of life among cardiac patients. Ottawa, Canada: University of Ottawa, 1997
51) Mann KV, Sullivan PL : Effect of task-centered instructional programs on hypertensives' ability to achieve and maintain reduced dietary sodium intake. Patient Education and counseling 10 : 53-72, 1987
52) Rosewilliam S, Roskell CA et al : A systematic review and synthesis of the quantitative and qualitative evidence behind patient-centerd goal setting in stroke rehabilitation. Clin reha 25 : 501-504, 2011
53) Gagne DE, Hoppes S : The effect of collaborative goal-focusd occupational therapy on self-care skills: A pilot study. J Am Occup ther57 : 214-219, 2003
54) Taub E, Uswatte G et al : Method for enhancing real-world use of a more affected arm in chronic stroke: transfer package of constraint-induced movement therapy. Stroke 44: 1383-1388, 2013
55) Takebayahi T, Koyama T et al : A 6-month follow-up after constraint-induced movement therapy with and without transfer package for patients with hemiparesis after stroke: a pilot quasi-randomized controlled trial. Clinical rehabilitation 27 : 418-426, 2013
56) Gauthier LV et al : Remodeling the brain: Plastic structural changes produced by different motor therapies after stroke supplemental material. Stroke 39 : 1520-1525, 2008

02 訓練における目標設定の神経科学的解釈

吉備国際大学 保健医療福祉学部 作業療法学科 准教授 作業療法士 竹林 崇

課題指向型訓練

課題指向型訓練とは，リスク，代償，そして利得を伴う．特になんらかの障害を抱え，その後の全人間的復権を目指すリハビリテーションにおいては，様々な困難がつきまとう．例えば，脳卒中後の上肢麻痺に対するリハビリテーションにおいて，今までに行ったことのない頻度や強度で訓練を行えば，麻痺手を目標とした生活活動において使うことができるかもしれない．しかしながら，その目標とした生活活動の難易度や訓練の強度によって大きなストレスや失敗体験といったリスクを受ける可能性もある．つまり，課題指向型訓練とは，これらのリスクを考えた上で，訓練後に得られる利得を見積もりながら，目標設定およびその目標を指向した訓練を実施しなければならない．その過程において，リスクを最小限にするための目標や訓練の難易度調整とならんで，対象者の利得となる報酬による刺激が重要になる．この利得となる報酬には訓練初期の目標の設定が少なからず関連すると思われる．Taub ら[1]は，脳卒中後の上肢麻痺に対する課題指向型訓練である CI 療法と報酬（正の強化）との関係を〈**図 1**〉に示している．この図は，麻痺手を使わないことを学習した（Learned non use：学習性不使用）慢性期脳卒中者が CI 療法を受ける際，彼らは，目標となる活動に近しい訓練が含まれる課題指向型訓練を通して，成功体験や正のフィードバックをシステマティックに受ける．それによって，麻痺手を積極的に使用し，最終的には学習性不使用を克服することを示している．この図からもわかるように，課題指向型訓練において，報酬とは非常に大きな役割を担っていることがわかる．

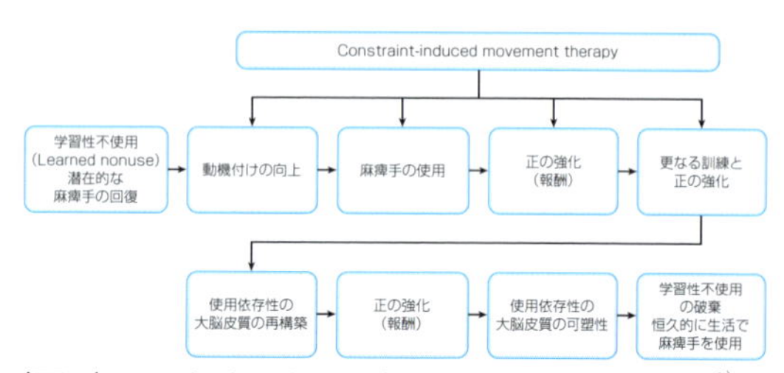

〈図 1〉CI 療法と報酬（正の強化）の関係性[1]

報酬とは？

報酬とは，ポジティブ（正）・ネガティブ（負）な価値を有する物体・刺激・活動・体験といった内発的および外発的動機付けに関わる有形・無形のすべてのものを指すと筆者は考えている．したがって，先行研究で用いられた報酬の種類も様々であった．例えば，動物実験で使用される飲食・飲水・温度制御行動といった生理学的不均衡に反応する生理的欲求に関わるものであった．一方，高度な社会性を有した人の場合，金銭・名誉・名声・業績・個人の目的達成など様々なものを用いていた．これらからも，報酬は報酬（目的達成）を得るための行動学習に最も重要な因子の一つであるということがわかる．

例えば，行動学習における報酬のメカニズムについて，Olds ら[2] のドーパミン作動系の自己刺激試験は大きな示唆を与えてくれる．彼らは，ラットの中脳腹側被蓋野に電極を差し込み，ラットが目の前のレバーを操作すると穿刺部位が刺激される装置を用い実験を行った．その結果，ラットは1時間に7000回もの猛烈なスピードでレバーを押し続けた．また，このラットは丸一日経飲食させたにもかかわらず，摂食や飲水などの最も強いとされる生理的欲求ですら無視し続け，さらにはレバーに近づくと足部に電気刺激が流れる負の報酬（罰）を与えても無視してレバーを操作し続けたと報告した〈**図2**〉．

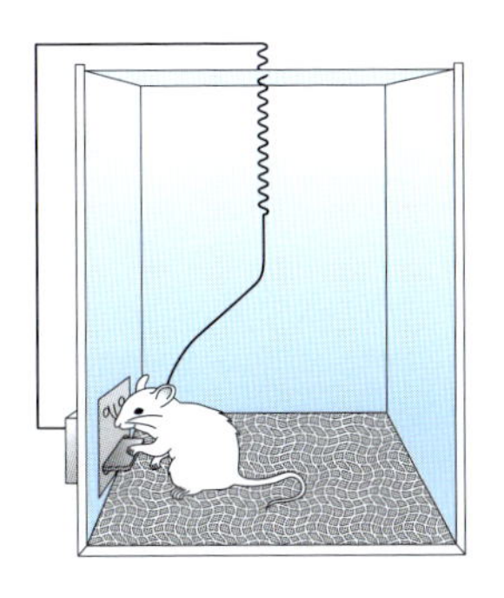

ラットがレバーを押すと，脳内（中脳腹側被蓋野）に埋められた電極に短い電流が流れる

〈図2〉ラットによる自己電気刺激[3]

また，Heath と Moan ら[4) 5)] は，人でも同様の試験を実施し，性的刺激についてラットの研究と同様の成果を得たと報告している．また，この実験では電極除去の際に対象者は電極の除去を拒み，その刺激の幸福感に満足していたと述べている（最終的には電極は除去されている）．これらの実験においては，探索的にレバーを押すことによって，得られた快楽刺激を得ることが繰り返される施行の中で目的（目標）となり，それらを達成し続けるためにレバーを押し続けるという行動に献身的に従事したとも考えられる．

なお，報酬と深い関連を持つドーパミンだが，近年の研究でドーパミンの分泌は，単純な快楽刺激が入力された瞬間に起こるのではなく，快楽刺激を予測した瞬間に分泌が起こることが Schultz ら[6] の研究で明らかになった〈**図3**〉．この実験では暗室の中に設置された椅子にサルを固定し，前方にシグナルを設置する．なんらかのタイミングでシグナルが提示された際に，手部に設置されたボタンを押せば，サルにジュースが与えられるといった実験設定である．この実験では，当初は実際にジュースが提供された瞬間にドーパミン細胞の賦活が認められたが，行動学習を重ねるとシグナルが提示された際に，ドーパミン細胞が賦活したことが報告されている．つまり，報酬を予測できた時に，行動学習に重要な役割を持つ物質であるドーパミンの分泌が促進されることがわかった．同時に，正の報酬を予測したものの，それらが得られない場合には，ドーパミン細胞の反応が減退することが明らかにされている〈**図3**〉．さらに，彼らはドーパミン細胞が行動を起こす際に予測される報酬量と，実際に行動を起こした後に得られる報酬量の誤差に応じて，シナプスの伝達効率を向上させることも報告した[7]．

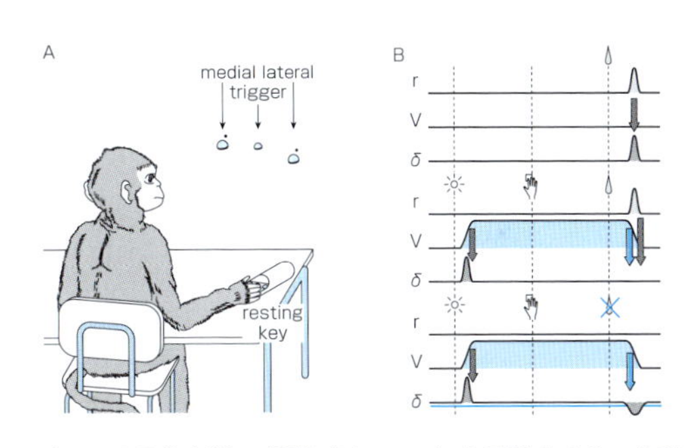

シグナルを予告刺激に報酬（ジュース）を予測するサルを用いた実験風景

Ⅰ）予告刺激から報酬を予測できなかった場合，報酬が与えられた後にドーパミンニューロンの興奮性が向上

Ⅱ）予告刺激から報酬を予測した場合，予測時にドーパミンニューロンの興奮性が向上し，報酬が与えられた時には既に低下している

Ⅲ）報酬を予測していたにもかかわらず，報酬が与えられなかった場合，予測時にドーパミンニューロンは一時興奮するが，その後減少する

〈図3〉Schultz らの実験風景と結果

行動学習と報酬の関連性

02項において，行動学習と報酬の関連性にドーパミンが関連することを示した．中脳腹側被蓋野のドーパミン作動性ニューロンは，意欲に関連する側坐核（腹部線条体の主要構成要素），尾状核頭の腹内側部（背側線条体内），前脳基底部と前頭前野に投射される**〈図4〉**．これについて，一説では行動変容に深く関わる強化学習において，新たなアルゴリズムを学習する際に「大脳皮質の興奮」，「大脳皮質から線条体にスパイクが起こること」，「中脳腹側被蓋野のドーパミン作動性ニューロンから線条体に対してドーパミンが分泌されること」が3つの必要な条件であると仮説を述べている[8]．実際，Samejimaら[9]は，2つの行動選択肢から1つを選んで実行する課題を訓練し，その間の線条体の神経活動を記録した．試行ごとに得られる報酬は確率的に与えられ，その確率は一定試行ごとに変動された．結果，サルはより多くの報酬が得られるような行動選択を行った．その際の神経活動を分析すると，サルの行動選択直前の行動選択に関わる活動は少なく，行動ごとの報酬予測，すなわち行動価値（行動をとった後の結果を事前に予測する）に相関する細胞が多いことを見出した．これらの結果は，1）線条体において行動価値が表現される，2）表現が大脳基底核の下流に送られることによって行動選択が起こる，3）報酬予測誤差を表現する中脳ドーパミン細胞からの線条体への投射によって行動価値が学習される，という大脳基底核 - 強化学習仮説を支持したと結んでいる．また，Bernら[10]は，単純に中脳の腹側被蓋野のドーパミンニューロンが興奮し，側坐核とシナプス結合が起こると快情動が生じるとした．

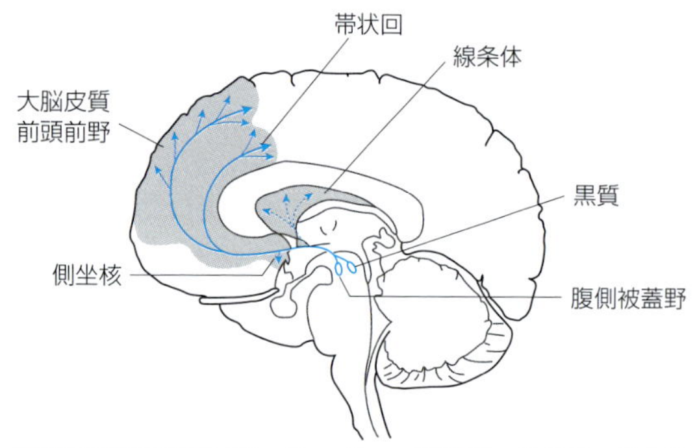

腹側被蓋野の興奮に伴いドーパミンが前頭葉，帯状回，側坐核，線条体に分泌される

〈図4〉腹側被蓋野および黒質からのドーパミン作動系

報酬は実際に技能や行動を変えるのか？

前記の様々な基礎研究から，行動学習と報酬に伴うドーパミンの関連性や，ドーパミンの照射部位である線条体の役割を示した．ここで，実際の学習を要する課題を実施した際の報酬（外発的動機付け）による効果や行動学習について，先行研究の結果を用いて示す．

Wachterら[11]は，健常人に対して，ある学習課題を実施した．対象者は，「報酬群：学習課題の成績が，前施行を上回った場合のみ金銭を与え，下回った場合は何も与えない群」と「罰群（負の報酬群）：学習課題の成績が，前施行を上回った場合は何も与えず，下回った場合にのみ罰金を払わせる群」，「対照群：成績に関わらず何も与えない群」の3群に無作為に割りつけられた．この研究の結果は，報酬群は罰群および対照群に比べ良好な差を認めた．さらに，報酬群は他の2群に比べ，functional magnetic resonance imaging（fMRI）において，線条体，扁桃体，前頭前野において有意な興奮性を認めたことを報告した**〈図5〉**．さらに，Abeら[12]は，Wachterらと同様の割りつけで短期的だけでなく，6時間後，24時間後，30日後の長期的な学習効果についても言及している．この研究でも，報酬群のみ他の2群よりも有意に技能の向上と保持が認められたと報告している**〈図6〉**．また，Bongら[13]は，健常人に対して，ある学習課題を実施する際に，「報酬群：学習課題の成績が，前施行を上回った場合のみ金銭を与え，下回った場合は何も与えない群」，「罰群（負の報酬群）：学習課題の成績が，前施行を上回った場合は何も与えず，下回った場合にのみ罰金を払わせる群」，「混合群：学習課題の成績が，前施行を上回った場合は金銭を与え，下回った場合に罰金を払わせる群」の3つの群に割りつけた．この研究の結果は，報酬群は罰群と混合群に比べて，有意な技能の向上を認めた．さらに，Jiangら[14]は，Bongら[13]と同等の設定で研究を行った結果，報酬群は他の2群に比べて，腹側線条体（側坐核，嗅結節），扁桃体の賦活が多かったと述べている**〈図7〉**．

これらの研究の結果を総括すると，罰（負の報酬）は報酬（正の報酬）技能獲得に献身的に従事する行動を抑制する意味があるように思われる．また，これらを混合することも報酬（正の報酬）のみを提示した場合に比べると行動は抑制される傾向にある．

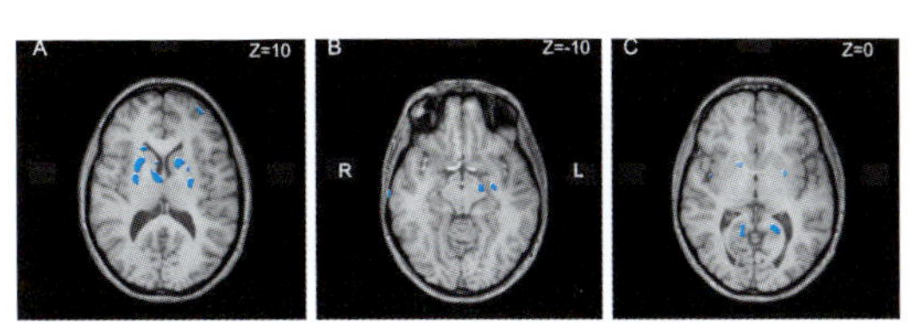

A），B）報酬群における脳活動　　C）罰群における脳活動

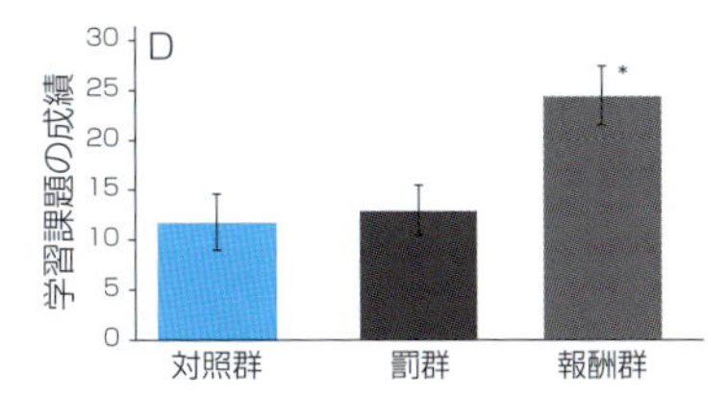

A）報酬群において，両側の線条体で活動性が増加
B）報酬群において，左側の側坐核で活動性が増加
C）両側の線条体の活動性は低下し，両側の島皮質で活動性が増加
D）報酬群が，他の2群よりも有意に学習課題の成績が改善した

〈図5〉報酬群と罰群における脳活動と学習課題の違い [11]より改変

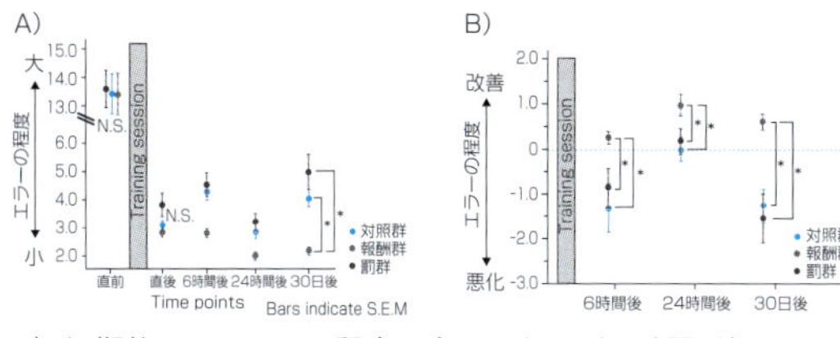

A）短期的にはエラーの程度は変わらないが，時間が経つにつれ，報酬群に有意に学習の持続がみられる
B）報酬群は罰群，混合群に比べ，長期的にみると改善度合いが継続して認められる

〈図6〉報酬群と罰群，対照群の学習効率と持続の違い [12]より改変

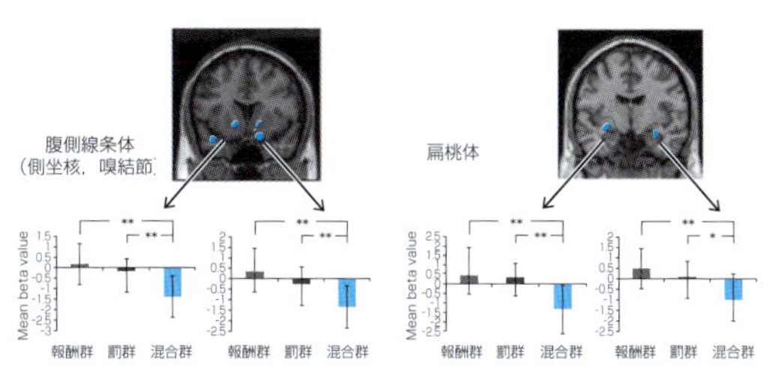

報酬群が，罰群，混合群に比べ，腹側線条体および扁桃体の活動量が有意に増加している

〈図7〉報酬群と罰群，混合群における脳活動と学習課題の違い [14]より改変

報酬の種類によって技能や行動に差があるか？

Hubnerら[15]は，健常人に対してある注意課題を実施した．対象者は，「報酬群：実験に拘束された時間分の時給と学習課題の成績に応じて出来高で金銭を与えられる群」と「対照群：実験に拘束された時間分の時給学習課題の成果に応じた（課題内で設定された）ポイントを与えられる群」の2群に無作為に割り付けられた．この研究の結果は，報酬群は対照群に比べ，有意に注意課題の成績が向上したと報告した．これらは，対象者にとって価値の比較的高い外発的動機付けである「金銭」と価値が比較的低い外発的動機付けである「（課題内で設定された）ポイント」といった報酬の価値の差によって生じた技能の差である可能性がある**〈図8〉**．

報酬の有する価値において，性別や肥満と

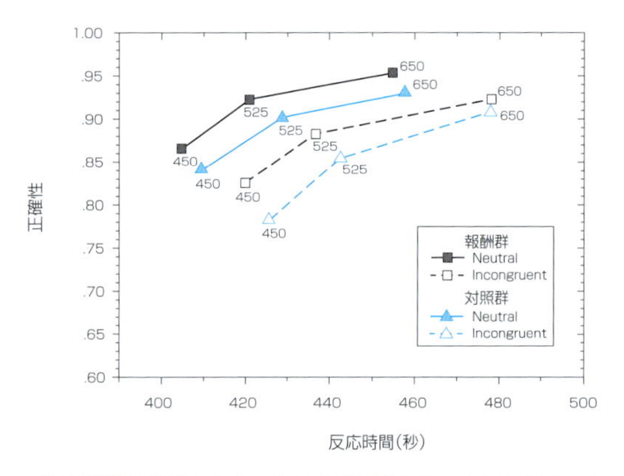

注意課題の成績に応じた出来高が報酬とゲーム内のポイントで支払われた群のパフォーマンスの差

2種類の異なった注意課題の設定の両方において，報酬群のほうが対照群に比べて，正確性に優れている

〈図 8〉 報酬群と対照群の注意課題の差 [15]

いった生活習慣的要素が報酬に対する反応性について検討した研究もある. Zhangら[16]は，一般女性と肥満女性（BMI>30）の連合学習成績を比較した．結果，肥満女性は食べ物（peanut M&M）を報酬とした場合，一般女性よりも成績が低かった〈**図 9**〉．しかしながら，金銭を報酬とした場合は，一般女性と成績は同等であった〈**図 9**〉．また，同研究にて，BMI値と肥満女性の食べ物を報酬とした場合の連合学習の成績は負の相関が認められた．なお，この反応は男性では認められず，生活習慣的要素や性差によって，報酬への反応性が変化する可能性が示唆された．この事実は，生活習慣的要素や性差といった環境因子によって報酬の持つ意味，すなわち報酬価が異なることを示唆しているのかもしれない．

注意の探索能力における学習も報酬の影響を受けると言われている．Malhotraら[17]は，BITの星印抹消試験の星を「報酬設定：金貨の絵」と「対照設定：金属製のボタンの絵」に置き換えて，10名の左側半側空間無視を呈する症例に実施した〈**図 10**〉．すると，1度目の施行ではどちらの条件でも大きな差は認めなかったが，2度目の施行において，報酬設定が対照設定に比べ，全空間における探索数および左空間における探索数が有意に向上したと報告した．さらに，報酬設定に反応が少なかった2名から報酬設定に反応した

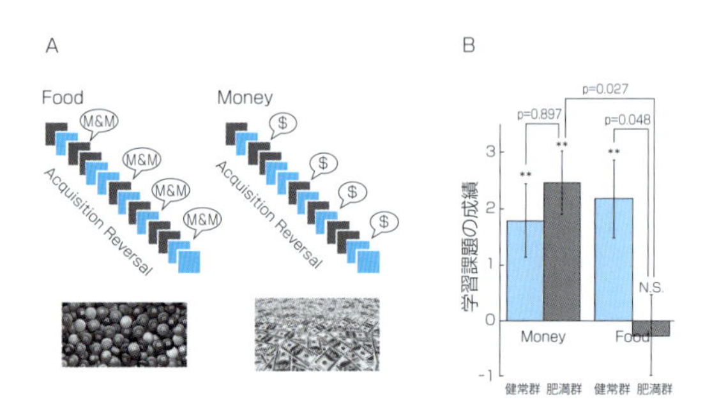

A）本実験における学習課題に対する報酬の設定

B）金銭を報酬とした際にはBMI>30の肥満群 BMI<30の健常群において有意な差を認めないが，チョコレートを報酬とした際には，肥満群と健常群の結果の間に有意な差を認めた．さらに，金銭を報酬にした場合と，チョコレートを報酬にした際の，肥満群の学習課題の結果にも有意な差を認めた．

〈図 9〉 肥満と非肥満の報酬の違いによる学習課題の成績 [16]

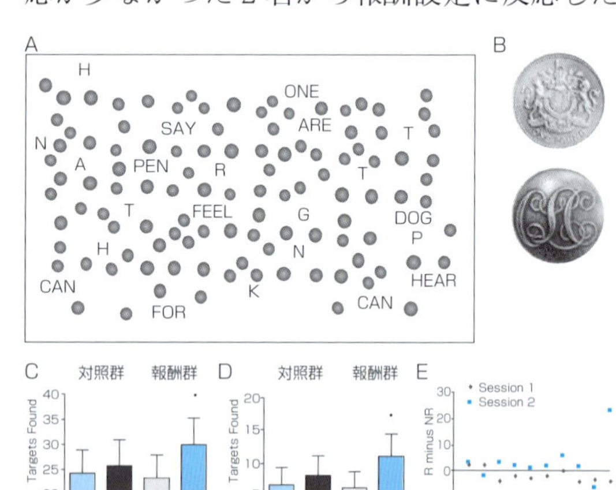

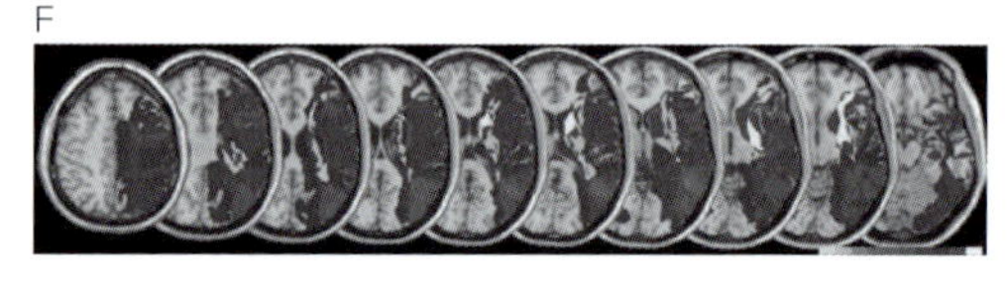

A）探索課題の設定．BITの星印抹消試験の星を金貨，およびボタンに変更．B）刺激に用いた金貨（ポンド）とボタン．C）1度目の施行では報酬群，対照群の間に大きな差を認めないが，2回目の施行後に報酬群に有意な差を認めた．E）グレイのダイアモンドはセッション1における報酬群と対照群の検索数の差を示している．青いダイアモンドは第2セッションの報酬群と対照群の差を示している．F）報酬に反応した8名としなかった2名の差を損傷領域で比較した．もっとも異なる部位は，反応しない群は線条体の損傷を有した．

〈図 10〉 報酬による注意課題における学習の違い [17]

8名の損傷領域を除算した結果，最も違った部分は線条体の損傷であったと報告した．この結果も，報酬の種類（金貨：外発的動機付けにおいて比較的価値のある報酬，ボタン：外発的動機付けにおいて比較的価値のない報酬）によって学習効果に差がでる可能性と，その価値の認識に線条体が関わる可能性を示唆した．

参考：複数の種類の報酬を与えた場合は？

Izuma ら[18]は，社会的な信頼（表情）による報酬が，金銭などと同様に，線条体をはじめとした報酬に関わる領域において，活動性が認められたと報告している．Jiang ら[14]は，健常人に対して，ある学習課題を実施する際に，「報酬群：学習課題の成績が，前施行を上回った場合のみ金銭を与え，下回った場合は何も与えない群」，「罰群（負の報酬群）：学習課題の成績が，前施行を上回った場合は何も与えず，下回った場合にのみ罰金を払わせる群」，「混合群：学習課題の成績が，前施行を上回った場合は金銭を与え，下回った場合に罰金を払わせる群」の3つの群に割りつけた．彼らは，追加条件として，笑顔（正の報酬）でフィードバックを行う設定と，しかめっ面（負の報酬）でフィードバックを行う設定を追加した．結果，笑顔（正の報酬）でフィードバックを行った場合，正の報酬は，金銭的な報酬や罰のみの設定よりも，報酬群と罰群の腹側線条体（側坐核，嗅結節）の活動性が増加した．また，混合群においても，活動性の減退幅が減少した．一方，しかめっ面（負の報酬）でフィードバックを行った群は，腹側線条体（側坐核，嗅結節）の活動性は，金銭的報酬だけの時に比べ，すべての群で減退したと報告した**〈図11〉**．学習上必要な失敗体験の与え方（笑顔で提示するなど）にも，この結果をふまえると少し配慮が必要だと思われる．

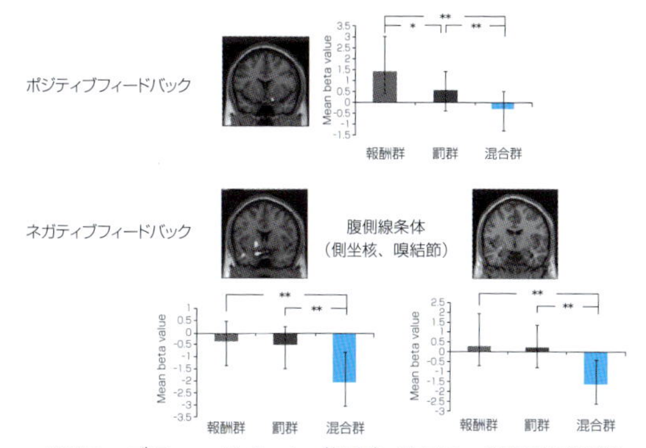

ポジティブフィードバック（笑顔）時には，報酬群が罰群，混合群に比べ，腹側線条体と扁桃体の活動は良好であった
ネガティブフィードバック（しかめっ面）時には，報酬群と罰群が混合群に比べ，腹側線条体と扁桃体の活動が良好であった

〈図11〉報酬群と罰群、混合群における金銭以外の報酬（表情）と脳活動の違い[14]

外発的動機付けと内発的動機付けどちらが良いか？

ここまで，基礎研究の結果を示した．これらの内容では，報酬は金銭や飲食物，名誉，他者との関係性といった外発的動機付けに関わるものが用いられていた．しかしながら，実際のリハビリテーション場面において，これら外発的動機付けが訓練の目標となり得ることは非常に少ない．それでは，リハビリテーションにおける目標とは，どのようなものが目標となるのだろうか．

Emmons ら[19]は，「リハビリテーションにおける目標は，対象者の生活を意味のあるものにする経験が含まれていること，対象者の生活を意味や価値のあるものとして解釈するプロセスに貢献することが不可欠である」と述べている．したがって，リハビリテーションにおける目標設定は，対象者の生活における対象者にとって意味のある活動といった内発的動機付けに関わるものが圧倒的に多いと思われる．

リハビリテーションの目標設定においても，現実的に内発的動機付けが重要であることは明らかだが，実際に外発的・内発的動機付けはどのように関連するのだろうか．これについては，アンダーマイニング効果という現象が報告されている．アンダーマイニング効果とは，「外発的なモチベーションが，内発的なモチベーションに対して，負の影響を与えること」を指す．これらについて、Deci[20]やLepperら[21]が実験にて明らかにした．さらに，Murayamaら[22]は，アンダーマイニング効果が生じた際の脳活動の変化について報告した．彼らは，健常人に対して内発的動機付けが生じるであろう非常に楽しめる・没頭できる学習課題を提供した．この課題における対象者の目標とは，非常に楽しめる・没頭できる学習課題における技能の向上が挙げられる．そこで，対象者を第1セッションで，「報酬群：学習課題の成績に応じて金銭を与える群」と「対照群：学習課題終了後に参加費として定額の報酬を支払う群」に割りつけた．第1セッションの結果は，両群ともに前頭葉および線条体の活動性の向上を認めた．その後，3分間の休憩を挟み，第2セッションを開始する際に報酬群に対して，「第2セッションでは，学習課題の成果にかかわらず報酬を支払わない」ことを告げ，セッションを開始した．結果は，報酬群では脳活動が低下したのに対し，対照群では1回目と同様の脳活動を示したと報告した〈図 12〉．さらに，3分間の休憩時間の行動を観察すると，密室内で主体的に課題の訓練に従事した回数は，対照群が報酬群に比べて有意に多かった〈図 13〉．この結果からも，主体性や動機付けの保持期間などの観点からも目標設定による内発的動機付けに関わる報酬系統の設定の必要性が考えられる．

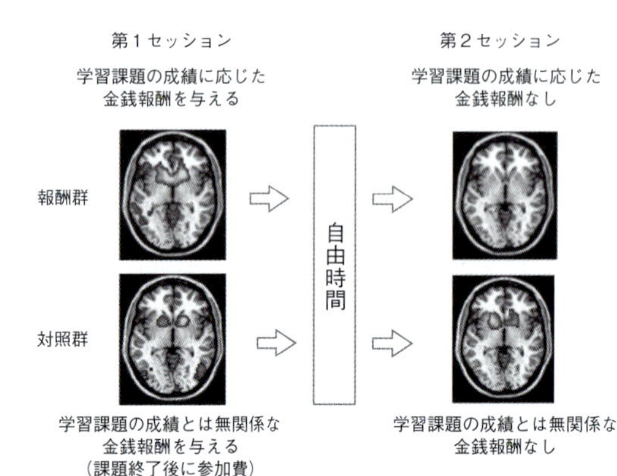

第1セッションでは報酬群が対照群に比べ，有意な線条体の活動を認めた．しかしながら，第2セッションでは報酬群は対照群に比べ，線条体の活動性は有意に低く，かつ報酬群の線条体の活動性にも有意な変化がみられなかった

〈図 12〉外発的動機付けと内発的動機付けにおける脳活動の違い[22)より改変]

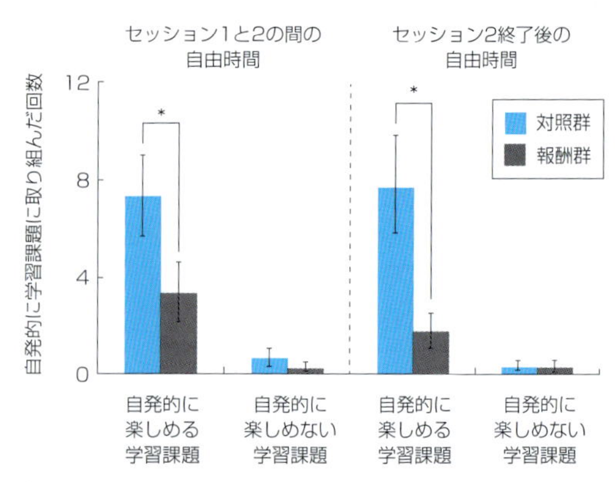

対照群は報酬群に比べ，課題そのものに興味を示し，スキルの向上を目指し訓練をこなしたことを示している

〈図 13〉外発的動機付けと内発的動機付けにおけるモチベーションの違い[22)]

目標設定の難易度

先に示したが，行動変容に大きな役割を果たす中脳の腹側被蓋野のドーパミンニューロンの活動は，報酬予測誤差（予測した報酬 － 実際の報酬）に依存する．例えば，行動学習に深く関わる強化学習モデルは，1）行動をとった後の結果を事前に予測する（行動価値），2）それらを比較してより良い行動を選択する（行動選択），3）選択した後の結果（報酬）と予測の差分（報酬予測誤差）によって行動関数を更新する，という3つのプロセスによって報酬に基づく意思決定と学習を説明している．

例えば，Bern ら[10]は，健常人を対象に，「ルーチン群：ジュースと水を決まった順番で提供する群」と「ランダム群：ジュースと水をランダムな順番で提供する群」に割りつけた．結果は，ランダム群のほうがルーチン群に比べ，両側の腹側線条体ドーパミンに照射に関連する領域が大きく活動していた．これは，人の動機付けは，予測と報酬の誤差に関連するものであることを示している．つまり，負の誤差は動機付けの低下を，正の誤差は動機付けの向上を見出すとしている**〈図14〉**．負の誤差の強化により，動機付けが低下する現象を学習性無力感という．さらに，彼らの研究によると，正確に結果を予測できた場合，誤差が生じないため，正の強化がなされず，動機付けが低下する可能性がある．

A

■WATER ■JUICE

予測可能群

10s

予測可能群

B

予測不可能群ー予測可能群

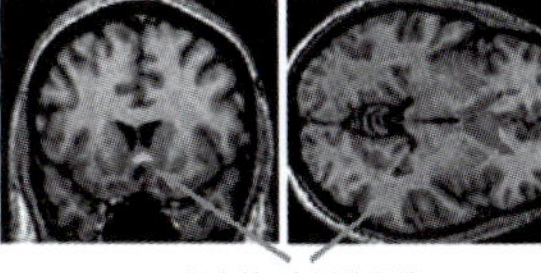
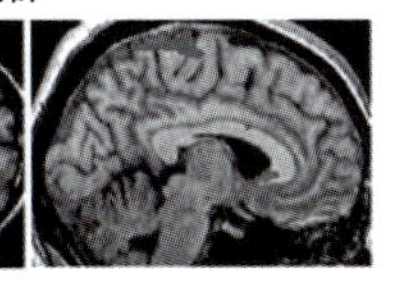

側坐核/腹側線条体

A）課題の提示方法の違い
B）予測不可能群は予測可能群に比べ，側坐核と線条体における活動性が高かった

〈図 14〉報酬に対する予測可能群と予測不可能群の脳活動の違い 10) より改変

目標設定においても，この報酬予測における誤差といった考え方が重要であると筆者は考えている．例えば，難易度が非常に高い目標を設定した場合，その目標に近しい課題指向型訓練を経験する中で，身体や麻痺手の変化を対象者が鑑みた上で，設定した目標の実現可能性を予測した場合，予測と実際の成果（報酬）の負の誤差が大きすぎて，対象者の動機付けは徐々に低下することが考えられている．逆に，難易度が非常に低い目標設定をした場合，課題指向型訓練を経験する中で，完全にその成果を予測し，達成してしまうと予測と実際の成果（報酬）の差はほとんどなく，学習はそこで終了し，動機付けは徐々に減退することが考えられる．これらは，学習性無力感と呼ばれている．

これらの観点から，脳卒中後片麻痺患者に対する目標設定は，対象者の状況に合わせた様々な難易度のものを複数設定し，確実性と不確実性，多様性を兼ね備えた挑戦的な環境を常に継続して用意することが重要であると思われる．

目標設定と報酬の解釈に関する限界

本項では，学習と報酬に関わるメカニズムについて解説した．学習において報酬は重要な役割を呈していることがわかる．しかしながら，これらの知見に用いられた学習課題は注意課題や認知課題が中心となっている．さらに，心理学の分野でも目標設定は対象者の価値を示し，内発的動機付けに関わると報告されているものの，直接的に目標設定対象の活動を成就させた際の基礎研究などは見当たらない．また，実施しようとしても様々な因子が交絡するため非現実的であると予測される．このような事実からも，あくまで筆者の主観や推論も多分に含まれる．実際に読者の方々がこれらの知識を利用する際は，リハビリテーションにおける目標設定にすべてが直接的に当てはまるわけではないということを認識した上で，実施してもらいたい．

【引用文献】

1) Taub E, Uswatte G et al : New treatments in neurorehabilitation founded on basic research. Nat Rev Neurosci 3 : 228-236, 2002
2) Olds J et al : Positive reinforcement produced by electrical stimulation of septal area and other regions of rat brain. J Comp Physiol Psychol 47 : 419-427, 1954
3) Bear MF, Conner BW et al : [加藤宏司, 後藤薫, 他・訳] : 神経科学－脳の探求－. 西村書店, 2007
4) Heath RG et al : Pleasure and brain activity in man: Deep and surface electroencephalograms during orgasm. J Nerv Ment Dis 154 : 3-18, 1972
5) Moan CE, Heath RG et al : Septal stimulation for the initiation of heterosexual activity in a homosexual male. Journal of Behavior ther and experimental Psychiatry 3 : 23-30, 1972
6) Schultz W et al : Predictive reward signal of dopamine neurons. J Neurophysiol 80 : 1-27, 1998
7) Schultz W et al : Behavioral dopamine signals. Trends Neurosci 30 : 203-210, 2007
8) 銅屋賢治 :「計算神経科学への招待」脳の学習機構の理解を目指して. サイエンス社, 東京, 2007
9) Samejima K, Ueda Y et al : Representation of action-specific-reward value in the stratum. Science 310 : 1337-1339, 2005
10) Bern GS, McClure SM et al : predictability modulates human brain response to reward. J Neurosci 21 : 2793-2798, 2001
11) Wachter T, Lungu OV et al : Differential effect of reward and punishment on procedural learning. J Neurosci 29 : 436-443, 2009
12) Abe M, Schambra H et al : Reward improves long-term retention of a motor memory through induction of offline memory gains. Current Biology 21 : 557-562, 2011
13) Bong, M, Kim S et al : "Korean students' reactions to perceived learning environment, parental expectations and performance feedback," in Research on Sociocultural Influences onMotivation and Learning: Vol. 6 : Effective Schools, eds D.McInerney, M.Dowson and S. Van Etten (Greenwich. CT: Information Age), 235–262. Breiter, 2006
14) Jiang Y, Kim S et al : Effects of reward contingencies on brain activation during feedback processing. Front Hum Neurosci. eCollection, 2014
15) Hübner R, Schlösseret J et al : Monetary reward increases attentional effert in the flanker task. Psychon Bull Rev 17 : 821-826, 2010
16) Zhang Z, Manson KF et al : Impaired associative learning with food rewards in obese women. Current biology 24 : 2015
17) Malhotra P, Soto D et al: Reward modulates spatial neglect. J Neurol Neurosurg Psyshiatry 84 : 366-369, 2013
18) Izuma K, Saito DN et al : `Rocessing of social and monetary reward in the human striatum. Neuron 58 : 284-294, 2008
19) Emmons, Robert A et al : Personal goals, life meaning, and virtue: Wellsprings of a positive life. Keyes. Flourishing: Positive psychology and the life well-lived : American Psychological Association, Washington, p.107, 2003
20) Deci EL : Effect of externally mediated rewards on intrinsic motivation. Journal of Personality and social psychology 18 : 105-115, 1971
21) Lepper MR, Green D et al : Undermining children' s intrinsic interest with extrinsic rewards: A test of the overjustification hypothesis. Journal of personality and social psychology 28 : 129-137, 1973
22) Murayama K, Matsumoto M et al : Neural basis of the undermining effect of monetary reward on intrinsic motivation. Proc Natl Acad Sci USA 107 : 20911-20916, 2010

03 目標設定の実際

吉備国際大学 保健医療福祉学部 作業療法学科 准教授 作業療法士 竹林 崇

いつ目標設定を行うのか？

基本的に目標設定は，学習行動を行う前に実施するものとされている．リハビリテーションを行う際にも同様で，比較的初期に実施するべきと報告されている[1]．上肢における課題指向型訓練であるCI療法において，Morrisら[2) 3)]は，目標設定については，初日の最初もしくは，1度麻痺手を使った訓練を実施した1日目の最後に実施すると述べている．これからもわかるように，できるだけ早期に実施することが望まれる．

どのような目標を立てるのか？

01項においても説明したが，Lockeら[4]は設定する目標は具体的であるべきだと主張している．この主張に加えて，一般的な目標設定は「SMART」であることが求められている．SMARTとは，S（Specific：具体的），M（Measurable：測定可能性），A（Attainable：達成可能性，もしくはAgreed upon：本人が同意している），R（Relevant：本人に関係性が深い），T（Timely：適時性，Time bound：達成までの期間）の頭文字をとって，示されている〈**図1**〉．目標設定を行う際の最低条件として，これらを満たしていることが重要であると考えられている．

Specific	具体的
Measurable	測定可能性
Attainable	達成可能性
Relevant	本人に関係性が深い
Timely	適時性
Time bound	達成までの期間

〈図1〉SMARTの頭文字の意味

例えば，リハビリテーション場面の目標設定にSMARTを用いると「筋力がつくようにがんばります」ではなく，「(筋力をつけるために）本気で（A：本人の納得，同意）腕立て伏せ（S：具体的な活動）を10回（A：測定可能性，達成可能性および本人の同意［いきなり100回だと，現実的ではないが，10回ならば，本人が同意した上で可能］），毎日（T：適時性）やります」となる．しかしながら，この場合目的が「筋力をつける」といった対象者の生活活動にどのように関わるものかが不明なので，R（本人に関係性の深い）は満たしていない．次に，脳卒中後の上肢麻痺に対する訓練における目標において，対象者の方がよく口にする，「手を元にもどしたい」を例に挙げてみる．SMARTを軸に考えると，「手を元にもどしたい」ではなく，「健側な手だけで，食事を食べるのが本当に苦労するので（A：本人の納得・同意，R：本人に関係性が深い），麻痺手で箸を持って（S：具体性），一品（A：測定可能性，達成可能性および本人の同意［いきなり完食は現実的ではないが，一品ならば，本人が同意した上で可能]）を訓練期間中の2週間以内に（T:適時性，達成までの期間）達成したい」と変換される．

この2つの例に代表されるように，本人に関連の深いものを探索する必要性がある．仮に対象者が機能の向上に固執し，それが非常に大事なものであったにせよ，目標設定が持つポテンシャルを最大限に生かすためには，できるだけ対象者の生活に関連の深い活動に落とし込む必要があると思われる．そこで，本人に関連の深いものの探索と，目標達成への具体性をより明確にするために用いる方略が，5W1Hの方略である．5W1Hとは，Who：誰が，Why：なぜ，What：何を，When：いつまでに，Where：どこで，How：どのように，である**〈図2〉**．この中でも，特に対象者との関連性の深さを強調するためには，Whyを強調することが必要となる．Whyとは，対象者の生活において，動作や活動を行う意味，目的，そして価値を示すと言われている．これは，対象者にとって，同じ活動が同じ意味や価値を持つわけではないという思想からきている．例えば，「料理を両手で作ることを実現したい」といった対象者がいる際に，「なぜ？　料理が好きなのか？」ということを考えた時，「料理そのものが大切な活動であり，料理をすることが目的」，「料理を作って家族の笑顔を見ることが目的」，「料理をはじめとした主婦的役割が大切な目的」など様々なWhyが挙げられる．この例では，最初に挙げた「料理そのものが目的」以外の目的で，料理を選択しているならば，目標は料理にこだわる必要がないのかもしれない．家族を笑顔にできる他の活動や，主婦としての役割を担える他の活動を目標に設定しても対象者の真の同意を得ることができるかもしれない．その場合は，料理という活動にこだわることなく，対象者の身体状況に応じて達成可能な目標を対象者と十分に話し合い，決定することも一つの手段となり得る可能性がある．こういった側面からも，Lockeら[4]が，「目標とは，人の価値が状況に特化した状態」と定義したことが理解できる．

Who	誰が
Why	なぜ
What	何を
When	いつまでに
Where	どこで
How	どのように

〈図2〉5W1Hの意味

目標設定における対象者の意思決定

療法士と対象者の目標設定に関わる意思決定には，「パターナリズムモデル」，「インフォームドコンセントモデル」，そして「シェアードデシジョンメイキングモデル」などの意思決定のモデルが存在する[5]**〈図3，表1〉**．

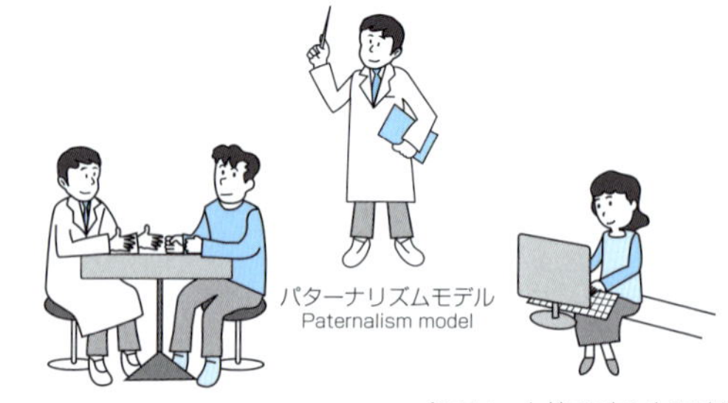

〈図3〉意思決定に関する3つのモデル

まず，第一にパターナリズムモデルは従来からの療法士と対象者における意思決定のモデルとされていた．このモデルは，療法士が対象者にとって価値のある目標と判断したものを提供し，対象者は受け身的な役割を担うモデルである．このモデルでは，療法士の独断で対象者にとって良いと思われる情報を提示し，目標設定やそれをなし得る練習方法を

	パターナリズムモデル	シェアードデシジョンメイキングモデル	インフォームドコンセントモデル
医療従事者の役割	主体的：医療従事者が選択した情報を対象者に提供し，医療従事者が対象者に最も適したと考える治療を選択する．	主体的：対象者に対応できるであろう療法の情報を提供する．その上で，医療者の意見として推薦はできるが，治療方針の決定は対象者と相談の上，行う．	受動的：対象者に対応できるであろう療法の情報を提供する．その上で，医療者の意見は差し控え，意思決定は行わない．
対象者の役割	受動的：医療者の提案を据えて受け入れる．対象者の回復には，対象者自身の協力が義務付けられる．	主体的：すべての情報を受け取ることができる．対象者は提示された療法の利益と害を鑑み方針を決めることができる．対象者の希望の方針の是非について医療従事者と相談できる．治療方針の決定も医療従事者と相談の上，行う．	主体的：すべての情報を受け取ることができる．対象者は医療従事者の意見に左右されず，独自の考えのみで提示された選択肢の中から治療方針を決定する．
情報	一方向性 医療従事者→対象者	双方向性 医療従事者⇄対象者	一方向性 医療従事者→対象者
審議	医療従事者一人 複数の医療従事者	医療従事者と対象者 （可能ならば家族などの他の人も）	対象者 （可能ならば家族などの他の人も）
誰が決定するか？	医療従事者	医療従事者と対象者	対象者

〈表 1〉シェアードデシジョンメイキングモデルと他のモデルの違い [8) 9)]

設定していく．このモデルにおいては，対象者の意思は反映されにくく，療法士主導でリハビリテーションが進んでいく．しかし，一方で意思決定が困難な症例（重度の認知症患者，精神病患者，発達障害児）においては，パターナリズムモデルは完全に否定されるものではなく，対象者の自己決定能力に応じたパターナリズムモデルの選択が必要とされている．

次に，インフォームドコンセントモデルはパターナリズムモデルとは明確な違いをもってして提唱された．このモデルでは療法士は，対象者に対して，十分な情報を提示してそれに対する同意を得る過程を必要とする．前田ら[6)]は，インフォームドコンセントモデルの定義として，①患者が同意能力を備えていること，②医療従事者が対象者に十分な説明を行うこと，③患者が②の十分な説明を理解すること，④対象者が（実施される）医療行為に同意することの4点が挙げられている．一般的な医療現場では最も行われている同意を得るための経過である．しかしながら，インフォームドコンセントモデルでは，特定の医療従事者から十分な情報を提供されることと同時に，対象者は特定の療法士以外からも広く情報を収集し，最終的に自己決定を行うモデルである．この点において，パターナリズムに比べ対象者の意思決定が反映される利点はあるものの，対象者の決定に対する責任が重すぎる点が問題点として挙げられた．

最後に，インフォームドコンセントモデルを内に含む形で提唱されたのが，シェアードデシジョンメイキングモデルである[7)-9)]．シェアードデシジョンメイキングモデルにおいては，特定の療法士は，提供する情報を制限せず，対象者が意思決定するための情報を偏りなく提供する．ここでのポイントは「偏りなく」という点である．つまり，療法士が優先して伝えがちな「利点」だけでなく，「リスク」についても情報を提供し，そのリスクなどを補う他の複数の選択肢も用意することが望ましいとされている．その上で，医療従事者と対象者が話し合いを重ねて，目標の設定とそれを達成し得る訓練方法について選択し「合意」する．

これらの意思決定のモデルの中で，どれが最も望ましいかといえば，明確に提示されているわけではない．対象者としては，意思決定の仕方にも様々なモデルがあることを知り，自分にあったモデルを探求することが必要である．しかしながら，療法士との信頼関係を築く上で，コミュニケーションが必要となる．この事実からも，最近では療法士と対象者がコミュニケーションをとりながら一緒に目標設定や訓練方法を決定するシェアードデシジョンメイキングモデルへ移行している．

参考：シェアードデシジョンメイキングモデルの過程

Charles ら[7] はシェアードデシジョンメイキングモデルを用いた意思決定について以下の過程を述べている．

1.disclosure to the patient that a decision needs to be made
2.formulation of equality of partners
3.presentation of treatment options
4.informing on the options, benefits and risks
5.investigation of understanding and expectations
6.identification of both parties' preferences
7.Negotiation
8.shared decision
9.arrangement of follow-up

シェアードデシジョンメイキングモデルによる意思決定の効果

シェアードデシジョンメイキングモデルを用いて目標設定を実施した際の効果については，Joosten ら[10]のシステマティックレビューが挙げられている．この研究では，様々な疾患に対する医学的治療における方針決定時にシェアードデシジョンメイキングモデルを用いた群と，そうでなかった群を比較している．この研究では，12 の研究を採用しており，そのうちの5つの研究においては，シェアードデシジョンメイキングモデルを用いた群(SDM 群)とその他のモデルを用いた群(対照群)を比べて，大きな効果の差を認めなかったと報告している．本システマティックレビューでは，この5つの報告が，結果につながらなかった理由をコミュニケーションや評価不足（1 度のコンサルテーションによる1つの意思決定もしくはアウトカムを用いた介入）を暗示している．一方，それ以外の6つの研究においては，SDM 群が対照群に比べ，有意な効果を認めたと報告している．以下に6つの研究の内訳を記す．

① Van Roosmalen ら[11] は，乳がんおよび卵巣に対する外科術を受けた BRCA1/2 遺伝子変異陽性症例に対して，SDM 群は対照群に比べ，外科術前後の短期的な効果は認めなかったが，術後慢性期における長期的な効果として，有意な侵入的想起（不快な考えや記憶が日常において頻繁に想起され，それ以外考えられなくなる現象）やうつ傾向の減少，全体的健康感の向上を認めた．
② Morgan ら[12] は，心疾患において SDM 群と対照群では，SDM 群のほうが，疾患に関する知識，血管再建術の件数の低下，Quality of life（QOL）に関わらない範囲での対象者の治療に対する主体性が向上した．
③ Murray ら[13] は，前立腺肥大の対象者を SDM 群と対照群に分け介入した結果，SDM 群のほうが意思決定に対する葛藤が減少し，主体的な治療参加を認めた．
④ Malm ら[14] は，統合失調症を呈した対象者を SDM 群と対照群に分け介入した結果，SDM 群は対照群に比べ，主体的な意思決定と治療への参加が Minimum Clinically Important Difference（臨床上の最小変化）を超える改善を認めた．
⑤ Von Korff ら[15] は，うつを呈した対象者を SDM 群と対照群に分け介入した結果，SDM 群は対照群に比べ，健康関連 QOL は有意ではなかったが社会的・職業的能力が大きく改善した．

⑥ Ludman ら[16] は，うつを呈した対象者をSDM 群と対照群に分け介入した結果，有意なうつ症状を管理する能力に対する自己効力感の向上，うつ症状の改善，うつ症状の悪化兆候に対する初期モニタリングの改善，リスクに対する対処行動の改善を認めた．

前記のように，疾患も様々で，リハビリテーションにおける目標設定とは直接関与しないものも多々ある．しかしながら，従来法に比べ，シェアードデシジョンメイキングモデルを利用した意思決定によって疾患に対する知識（自己管理能力を含む），自己効力感，治療への主体的参加，うつ症状の改善などが認められている．また，別の研究では，シェアードデシジョンメイキングモデルを用いた意思決定は，決定に対する満足感を仲介し，最終的には治療の受け入れに影響を及ぼすといったものもある〈図 4〉[17]．これらからは，リハビリテーションにおける目標設定においても，シェアードデシジョンメイキングモデルを用いた意思決定を積極的に用いることが望ましいと思われる．

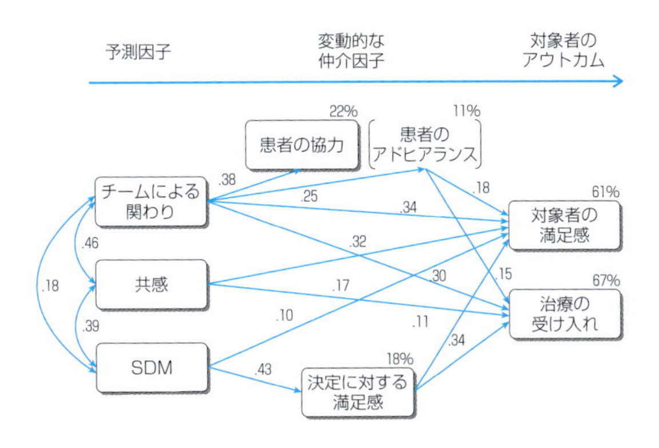

決定事項に対する満足感を経由して、治療の受け入れに貢献している

〈図 4〉リハビリテーション医療においてシェアードデシジョンメイキングと対象者のアウトカムの関係[17]

シェアードデシジョンメイキングモデルによる意思決定をより明確にするエイドの利用

シェアードデシジョンメイキングモデルを用いた意思決定は推奨されている．しかしながら，対象者にとって最も適当な療法の決定や，適切な療法に関わるオプションの選別は非常に困難とされている．そこで，この問題を解決するために，エイドの利用が推奨されている[18]．エイドとは，療法の選択肢をまとめたビデオディスク・ブックレット・コンピューターサポートシステム・カードなどが挙げられている[10]．シェアードデシジョンメイキングモデルを用いた意思決定にエイドを用いた際の利点について，1）意思決定に関わる疾患および治療に関わる知識の向上**〈表 2〉**，2）（対象者の価値が不明瞭および知識がないことに起因する）対象者の意思決定に関する葛藤が減少する**〈表 3-1 ～表 3-6〉**，については強いエビデンスが示されている．次に，3）対象者の意思決定や療法への主体的参加，4）正確なリスクに対する理解の促進，については，中等度のエビデンスが示されている．最後に，5）対象者の価値と選んだ療法の意味の一致率の向上については，弱いエビデンスが示されている．いずれにしても，シェアードデシジョンメイキングモデルを用いた意思決定の特徴を最大限に引き出すためには，エイドの存在が必要不可欠であるということがわかる．

Study or subgroup	Decision Aid N	Mean(SD)	Usual Care N	Mean(SD)	Weight	Mean Difference IV,Random,95% CI
Allen 2010	291	66 (35.48)	334	60 (29.24)	2.6 %	6.00 [0.86, 11.14]
Arterburn 2011	75	72 (12)	77	65 (17)	2.6 %	7.00 [2.33, 11.67]
Barry 1997	104	75 (45)	123	54 (45)	1.6 %	21.00 [9.25, 32.75]
Bekker 2004	50	74 (14.5)	56	71.5 (16)	2.5 %	2.50 [-3.31, 8.31]
Bernstein 1998	61	83 (16)	48	58 (16)	2.4 %	25.00 [18.95, 31.05]
Bjorklund 2012	182	77 (17)	204	71 (20)	2.7 %	6.00 [2.31, 9.69]
Frosch 2008	155	81.4 (18.7)	151	72.4 (19.7)	2.7 %	9.00 [4.69, 13.31]
Gattellari 2003	106	50 (18.4)	108	45 (15.9)	2.6 %	5.00 [0.39, 9.61]
Gattellari 2005	131	57.2 (21.3)	136	42.2 (16.7)	2.6 %	15.00 [10.40, 19.60]
Green 2001a	29	95 (7)	14	65 (21)	1.7 %	30.00 [18.71, 41.29]
Hanson 2011	127	88.4 (21.64)	129	79.5 (21.64)	2.5 %	8.90 [3.60, 14.20]
Hess 2012	101	51.43 (18.2)	103	42.86 (18.3)	2.6 %	8.57 [3.56, 13.58]
Jibaja-Weiss 2011	44	61.22 (20.38)	39	43.59 (26.61)	1.8 %	17.63 [7.33, 27.93]
Johnson 2006	32	92.6 (11)	35	85.2 (15.6)	2.4 %	7.40 [0.98, 13.82]
Krist 2007	196	69 (33.21)	75	54 (33.21)	2.0 %	15.00 [6.16, 23.84]
Laupacis 2006	53	83 (19.5)	53	67.4 (17)	2.3 %	15.60 [8.64, 22.56]
Leighl 2011	100	72.5 (26.86)	100	60 (26.86)	2.2 %	12.50 [5.05, 19.95]
Lerman 1997	122	68.9 (19)	164	49 (21.7)	2.6 %	19.90 [15.17, 24.63]
Lewis 2010	93	45.1 (34.01)	107	46.7 (34.01)	1.9 %	-1.60 [-11.05, 7.85]
Man-Son-Hing 1999	137	75.91 (15.72)	136	66.46 (16.07)	2.7 %	9.45 [5.68, 13.22]
Mann E 2010	273	64.14 (21.86)	134	41.29 (21)	2.7 %	22.85 [18.45, 27.25]
Mathieu 2010	113	73.5 (27.6)	189	62.7 (27.6)	2.4 %	10.80 [4.37, 17.23]
McCaffery 2010	77	81 (23.51)	71	72 (23.51)	2.2 %	9.00 [1.42, 16.58]
Montgomery 2003	50	75 (17)	58	60 (18)	2.3 %	15.00 [8.39, 21.61]
Montgomery 2007	196	69.7 (18)	202	57.5 (18.5)	2.8 %	12.20 [8.61, 15.79]
Montori 2011	49	63.3 (29.61)	46	43.3 (29.61)	1.6 %	20.00 [8.09, 31.91]
Morgan 2000	86	75 (32.04)	94	62 (32.04)	1.9 %	13.00 [3.63, 22.37]
Mullan 2009	48	63.5 (24.4)	37	53 (18.2)	2.0 %	10.50 [1.44, 19.56]
Nassar 2007	98	88 (19)	90	79 (18)	2.5 %	9.00 [3.71, 14.29]
Protheroe 2007	54	59.7 (18.4)	54	48.8 (19.6)	2.3 %	10.90 [3.73, 18.07]
Schroy 2011	223	89.17 (15)	231	71.67 (22.5)	2.8 %	17.50 [13.99, 21.01]
Schwalm 2012	76	60 (30)	74	40 (26)	2.0 %	20.00 [11.02, 28.98]
Schwartz 2001	191	65.71 (14.29)	190	57.14 (15.71)	2.8 %	8.57 [5.55, 11.59]
Shorten 2005	99	75.33 (15)	92	60.53 (17.07)	2.6 %	14.80 [10.23, 19.37]
Smith 2010	357	54.17 (27.83)	173	34.17 (14.25)	2.8 %	20.00 [16.42, 23.58]
Steckelberg 2011	785	53.75 (28.75)	792	31.25 (15)	2.9 %	22.50 [20.23, 24.77]
Thomson 2007	53	62.91 (14.26)	56	62.35 (14.1)	2.5 %	0.56 [-4.77, 5.89]
van Peperstraten 2010	123	62 (28.3)	132	43 (20.5)	2.4 %	19.00 [12.90, 25.10]
Vandemheen 2009	70	74 (27.07)	79	49 (23.33)	2.1 %	25.00 [16.83, 33.17]
Volk 1999	78	48 (21.6)	80	31 (18.8)	2.4 %	17.00 [10.68, 23.32]
Whelan 2003	82	80.2 (14.4)	93	71.7 (13.3)	2.7 %	8.50 [4.37, 12.63]
Wong 2006	154	85 (26.7)	159	60 (21.7)	2.5 %	25.00 [19.60, 30.40]
Total (95% CI)	**5524**		**5318**		**100.0 %**	**13.34 [11.17, 15.51]**

Heterogeneity: $Tau^2 = 41.04$; $Chi^2 = 292.37$, df = 41 ($P<0.00001$); $I^2 = 86\%$
Test for overall effect: Z = 12.06 ($P < 0.00001$)
Test for subgroup differences: Not applicable

-50 -25 0 25 50
Favours Usual Care　Favours Decision Aid

42の試験を対象とした分析において，通常のケア群に対して、対象者の意思決定に際してエイドを用いた場合、エイドを用いた対象者においてより高い知識の獲得が可能であった

〈表 2〉疾患に関わる知識：エイドを用いたシェアードデシジョンメイキングモデルを用いた意思決定群　VS　通常のケア群[18]

Study or subgroup	Decision Aid N	Mean(SD)	Usual Care N	Mean(SD)	Weight	Mean Difference IV,Random,95% CI
1 Uncertainty sub-scale						
Bekker 2004	50	45 (20.83)	56	45 (25.83)	2.8 %	0.0 [-8.89, 8.89]
de Achaval 2012	69	33.4 (23.26)	69	35.9 (22.43)	3.5 %	-2.50 [-10.12, 5.12]
Dolan 2002	41	27 (19.25)	37	26 (24.25)	2.5 %	1.00 [-8.79, 10.79]
Gattellari 2003	106	42.5 (20)	108	42.5 (33.33)	3.6 %	0.0 [-7.35, 7.35]
Gattellari 2005	131	30.83 (19.25)	136	29.17 (15)	6.1 %	1.66 [-2.49, 5.81]
Hanson 2011	118	22 (20)	115	28.75 (20)	5.2 %	-6.75 [-11.89, -1.61]
Hess 2012	101	24.7 (23.33)	103	36.8 (23.59)	4.2 %	-12.10 [-18.54, -5.66]
Jibaja-Weiss 2011	44	15.38 (32.25)	39	12.83 (22.53)	1.8 %	2.55 [-9.32, 14.42]
Laupacis 2006	54	20.5 (18.75)	55	23 (21)	3.5 %	-2.50 [-9.97, 4.97]
Legare 2008a	43	26.5 (23)	41	33.25 (25.25)	2.3 %	-6.75 [-17.09, 3.59]
Man-Son-Hing 1999	139	21 (21)	148	19.75 (19)	5.6 %	1.25 [-3.39, 5.89]
Mathieu 2007	315	22.23 (19.46)	295	22.65 (19.46)	7.1 %	-0.42 [-3.51, 2.67]
McAlister 2005	205	20 (20)	202	17.5 (17.5)	6.6 %	2.50 [-1.15, 6.15]
Montgomery 2003	50	35.5 (20.47)	58	47.99 (25.14)	3.0 %	-12.49 [-21.10, -3.88]
Montgomery 2007	201	22.1 (18.4)	203	27.3 (18.8)	6.6 %	-5.20 [-8.83, -1.57]
Morgan 2000	86	35 (13)	94	32.5 (13)	6.4 %	2.50 [-1.30, 6.30]
Murray 2001a	57	35 (20)	48	42.5 (20)	3.4 %	-7.50 [-15.18, 0.18]
Murray 2001b	94	52.5 (25)	96	60 (27.5)	3.5 %	-7.50 [-14.97, -0.03]
Nagle 2008	167	24 (19.75)	171	24.25 (21.5)	5.9 %	-0.25 [-4.65, 4.15]
Schwalm 2012	76	18 (18.8)	74	19.6 (19.9)	4.4 %	-1.60 [-7.80, 4.60]
Vandemheen 2009	70	26.4 (25.9)	79	36.4 (27.8)	2.9 %	-10.00 [-18.63, -1.37]
Vodermaier 2009	55	27 (24.25)	56	30 (10)	3.9 %	-3.00 [-9.92, 3.92]
Wong 2006	136	38.25 (22.5)	146	40 (20.83)	5.3 %	-1.75 [-6.82, 3.32]
Subtotal (95% CI)	**2408**		**2429**		**100.0 %**	**-2.47 [-4.28, -0.66]**

-20 -10 0 10 20
Favours Decision Aid　Favours Usual Care

通常のケア群に対して、対象者の意思決定に関してエイドを用いた場合、エイドを用いた対象者において対象者の意思決定に対する葛藤が減少する

〈表 3 － 1〉対象者の意思決定に関する葛藤：エイドを用いたシェアードデシジョンメイキングモデルを用いた意思決定群　VS　通常のケア群[18]

Study or subgroup	Decision Aid N	Mean(SD)	Usual Care N	Mean(SD)	Mean Difference IV,Random,95% CI	Weight	Mean Difference IV,Random,95% CI
Heterogeneity: Tau^2 = 9.49; Chi^2 = 48.61, df = 22 (P = 0.00090); I^2 =55%							
Test for overall effect: Z = 2.68 (P = 0.0074)							
2 Uninformed sub-scale							
Bekker 2004	50	32.5 (15)	56	31.67 (14.17)		4.6 %	0.83 [-4.74, 6.40]
de Achaval 2012	69	15.9 (15.78)	69	27.3 (16.61)		4.7 %	-11.40 [-16.81, -5.99]
Dolan 2002	41	15.75 (13)	37	24.5 (21.25)		3.7 %	-8.75 [-16.67, -0.83]
Hess 2012	101	22.8 (22.8)	103	40.6 (21.53)		4.4 %	-17.80 [-23.89, -11.71]
Jibaja-Weiss 2011	44	15 (22.26)	39	23.42 (28.72)		2.7 %	-8.42 [-19.58, 2.74]
Laupacis 2006	54	16.25 (13.75)	54	27.25 (15)		4.7 %	-11.00 [-16.43, -5.57]
Legare 2008a	43	29.75 (22.75)	41	34.25 (26)		2.9 %	-4.50 [-14.97, 5.97]
Man-Son-Hing 1999	139	15.75 (13.25)	148	21 (14.75)		5.5 %	-5.25 [-8.49, -2.01]
Mann D 2010	80	27.1 (17.6)	70	33.8 (17.6)		4.6 %	-6.70 [-12.35, -1.05]
Mathieu 2007	315	20.78 (15.59)	295	23.26 (15.59)		5.7 %	-2.48 [-4.96, 0.00]
McAlister 2005	205	15 (12.5)	202	20 (15)		5.7 %	-5.00 [-7.68, -2.32]
Montgomery 2003	50	22.17 (9.47)	58	49.14 (25.4)		4.1 %	-26.97 [-34.01, -19.93]
Montgomery 2007	199	35.1 (25.6)	203	35.8 (22.7)		5.0 %	-0.70 [-5.43, 4.03]
Morgan 2000	86	20 (21.5)	94	27.5 (21.5)		4.4 %	-7.50 [-13.79, -1.21]
Mullan 2009	48	13.65 (19.84)	37	15.28 (15.49)		3.9 %	-1.63 [-9.14, 5.88]
Murray 2001a	52	27.56 (10.51)	45	38.88 (20.02)		4.3 %	-11.32 [-17.83, -4.81]
Murray 2001b	93	29.93 (17.26)	93	38.89 (22.53)		4.6 %	-8.96 [-14.73, -3.19]
Nagle 2008	167	15.25 (14.5)	171	12.75 (14.75)		5.5 %	2.50 [-0.62, 5.62]
Schwalm 2012	76	15.7 (13.5)	74	22.3 (20.5)		4.6 %	-6.60 [-12.17, -1.03]
Vandemheen 2009	70	4.5 (9.6)	79	17.2 (20.6)		4.8 %	-12.70 [-17.77, -7.63]
Vodermaier 2009	55	22 (15.75)	56	30 (22.5)		4.0 %	-8.00 [-15.21, -0.79]
Wong 2006	136	21.75 (15)	146	25.75 (15)		5.4 %	-4.00 [-7.50, -0.50]
Subtotal (95% CI)	**2173**		**2170**			**100.0 %**	**-7.26 [-9.73, -4.78]**

-20 -10 0 10 20

Favours Decision Aid　Favours Usual Care

意思決定に関する葛藤：エイドを用いたシェアードデシジョンメイキングモデルを用いた意思決定群 vs 通常のケア群

通常のケア群に対して、対象者の意思決定に関してエイドを用いた場合、エイドを用いた対象者において対象者の意思決定に対する葛藤が減少する

〈表3－2〉対象者の意思決定に関する葛藤：エイドを用いたシェアードデシジョンメイキングモデルを用いた意思決定群　VS　通常のケア群[18)]

Study or subgroup	Decision Aid N	Mean(SD)	Usual Care N	Mean(SD)	Mean Difference IV,Random,95% CI	Weight	Mean Difference IV,Random,95% CI
Heterogeneity: Tau^2 = 26.25; Chi^2 = 115.96, df = 21 (P<0.00001); I^2 =82%							
Test for overall effect: Z = 5.75 (P < 0.00001)							
3 Unclear values sub-scale							
de Achaval 2012	69	17.9 (14.95)	69	26.1 (19.11)		5.5 %	-8.20 [-13.92, -2.48]
Dolan 2002	41	19.75 (15.75)	37	29.25 (24)		3.7 %	-9.50 [-18.61, -0.39]
Hess 2012	101	24.2 (25.64)	103	41.4 (22.05)		5.0 %	-17.20 [-23.77, -10.63]
Jibaja-Weiss 2011	44	14.38 (27.08)	39	29.73 (41.6)		1.9 %	-15.35 [-30.66, -0.04]
Laupacis 2006	54	18.75 (16.5)	55	30 (17)		5.1 %	-11.25 [-17.54, -4.96]
Legare 2008a	43	19.75 (16.5)	41	23.25 (20)		4.3 %	-3.50 [-11.36, 4.36]
Man-Son-Hing 1999	139	16.25 (12.5)	148	19 (14.75)		6.9 %	-2.75 [-5.91, 0.41]
Mathieu 2007	315	19.51 (16.3)	295	22.59 (16.3)		7.2 %	-3.08 [-5.67, -0.49]
McAlister 2005	205	15 (12.5)	202	17.5 (15)		7.2 %	-2.50 [-5.18, 0.18]
Montgomery 2003	50	28.5 (12.5)	58	51.29 (25.73)		4.5 %	-22.79 [-30.26, -15.32]
Montgomery 2007	201	17.6 (13.2)	203	24.1 (15.8)		7.1 %	-6.50 [-9.34, -3.66]
Morgan 2000	86	30 (3.25)	94	30 (3.25)		7.8 %	0.0 [-0.95, 0.95]
Murray 2001a	53	35.38 (12.33)	45	40.56 (16.44)		5.4 %	-5.18 [-11.02, 0.66]
Murray 2001b	82	37.5 (15)	84	42.85 (16.57)		6.0 %	-5.35 [-10.16, -0.54]
Nagle 2008	167	19 (15.25)	171	15.5 (15.75)		6.9 %	3.50 [0.20, 6.80]
Schwalm 2012	76	18 (15.3)	74	26 (24.2)		5.0 %	-8.00 [-14.50, -1.50]
Vandemheen 2009	70	9.9 (17.7)	79	16.8 (21)		5.2 %	-6.90 [-13.12, -0.68]
Vodermaier 2009	55	20.75 (15.5)	56	24.75 (15.5)		5.4 %	-4.00 [-9.77, 1.77]
Subtotal (95% CI)	**1851**		**1853**			**100.0 %**	**-6.09 [-8.50, -3.67]**

-20 -10 0 10 20

Favours Decision Aid　Favours Usual Care

通常のケア群に対して、対象者の意思決定に関してエイドを用いた場合、エイドを用いた対象者において対象者の意思決定に対する葛藤が減少する

〈表3－3〉対象者の意思決定に関する葛藤：エイドを用いたシェアードデシジョンメイキングモデルを用いた意思決定群　VS　通常のケア群[18)]

Study or subgroup	Decision Aid N	Decision Aid Mean(SD)	Usual Care N	Usual Care Mean(SD)	Mean Difference IV,Random,95% CI	Weight	Mean Difference IV,Random,95% CI
Heterogeneity: Tau^2 = 19.34; Chi^2 = 116.23, df = 17 (P<0.00001); I^2 =85%							
Test for overall effect: Z = 4.94 (P < 0.00001)							
4 Unsupported sub-scale							
de Achaval 2012	69	20.5 (14.95)	69	25 (15.78)		5.4 %	-4.50 [-9.63, 0.63]
Dolan 2002	41	21 (13.5)	37	23.25 (20)		3.9 %	-2.25 [-9.91, 5.41]
Hess 2012	101	18.5 (22.56)	103	29.2 (22.56)		4.7 %	-10.70 [-16.89, -4.51]
Jibaja-Weiss 2011	44	19.17 (26.3)	39	22.07 (28.88)		2.2 %	-2.90 [-14.84, 9.04]
Laupacis 2006	53	17.25 (15.75)	55	24 (17.25)		4.7 %	-6.75 [-12.98, -0.52]
Legare 2008a	43	24.25 (19.5)	41	23.5 (17.25)		3.7 %	0.75 [-7.11, 8.61]
Man-Son-Hing 1999	139	16.25 (13)	148	16.5 (14)		6.8 %	-0.25 [-3.37, 2.87]
Mann D 2010	80	25.2 (13.72)	70	29.6 (13.72)		5.9 %	-4.40 [-8.80, 0.00]
Mathieu 2007	315	20.9 (15.58)	295	22.98 (15.58)		7.2 %	-2.08 [-4.55, 0.39]
McAlister 2005	205	15 (15)	202	15 (15)		6.9 %	0.0 [-2.91, 2.91]
Montgomery 2003	50	23.67 (10.96)	58	40.52 (19.83)		4.9 %	-16.85 [-22.79, -10.91]
Montgomery 2007	200	22.2 (16.5)	201	28.5 (18.7)		6.6 %	-6.30 [-9.75, -2.85]
Morgan 2000	86	30 (24.75)	94	32.5 (24.75)		4.1 %	-2.50 [-9.74, 4.74]
Murray 2001a	53	32.7 (12.75)	45	40.56 (17.1)		4.8 %	-7.86 [-13.92, -1.80]
Murray 2001b	85	36.47 (14.43)	82	48.68 (15.46)		5.8 %	-12.21 [-16.75, -7.67]
Nagle 2008	167	15.25 (13.75)	171	14.5 (15.75)		6.8 %	0.75 [-2.40, 3.90]
Schwalm 2012	76	12.2 (15.2)	74	14.9 (16.9)		5.4 %	-2.70 [-7.85, 2.45]
Vandemheen 2009	70	6.9 (12.3)	79	14.5 (17.7)		5.6 %	-7.60 [-12.45, -2.75]
Vodermaier 2009	55	16.25 (16.25)	56	21 (15.75)		4.8 %	-4.75 [-10.70, 1.20]
Subtotal (95% CI)	**1932**		**1919**			**100.0 %**	**-4.77 [-6.86, -2.69]**

-20 -10 0 10 20
Favours Decision Aid　Favours Usual Care

通常のケア群に対して、対象者の意思決定に関してエイドを用いた場合、エイドを用いた対象者において対象者の意思決定に対する葛藤が減少する

〈表3－4〉対象者の意思決定に関する葛藤：エイドを用いたシェアードデシジョンメイキングモデルを用いた意思決定群　VS　通常のケア群 [18)]

Study or subgroup	Decision Aid N	Decision Aid Mean(SD)	Usual Care N	Usual Care Mean(SD)	Mean Difference IV,Random,95% CI	Weight	Mean Difference IV,Random,95% CI
Subtotal (95% CI)	**1932**		**1919**			**100.0 %**	**-4.77 [-6.86, -2.69]**
Heterogeneity: Tau^2 = 14.14; Chi^2 = 66.77, df = 18 (P<0.00001); I^2 =73%							
Test for overall effect: Z = 4.49 (P < 0.00001)							
5 Ineffective choice sub-scale							
Bekker 2004	50	22.5 (13.75)	56	21.88 (14.38)		5.1 %	0.62 [-4.74, 5.98]
de Achaval 2012	69	27.7 (18.27)	69	31.2 (19.11)		4.6 %	-3.50 [-9.74, 2.74]
Dolan 2002	41	20.5 (14.5)	37	25.75 (21)		3.7 %	-5.25 [-13.34, 2.84]
Hanson 2011	118	14 (15.55)	115	19.25 (15.55)		5.9 %	-5.25 [-9.24, -1.26]
Laupacis 2006	53	15 (14.5)	55	21.25 (16)		4.9 %	-6.25 [-12.00, -0.50]
Legare 2008a	43	16.5 (14.75)	41	22.25 (19)		4.0 %	-5.75 [-13.05, 1.55]
Man-Son-Hing 1999	139	13.5 (13)	148	15.5 (14.75)		6.3 %	-2.00 [-5.21, 1.21]
Mathieu 2007	315	18.41 (14.96)	295	19.19 (14.96)		6.8 %	-0.78 [-3.16, 1.60]
McAlister 2005	205	15 (12.5)	202	17.5 (15)		6.6 %	-2.50 [-5.18, 0.18]
Montgomery 2003	50	26 (11.11)	58	35.13 (17.2)		5.1 %	-9.13 [-14.52, -3.74]
Morgan 2000	86	20 (32)	94	22.5 (32)		3.1 %	-2.50 [-11.86, 6.86]
Murray 2001a	57	25 (10)	48	30 (15)		5.3 %	-5.00 [-9.97, -0.03]
Murray 2001b	94	30 (15)	96	37.5 (17.5)		5.5 %	-7.50 [-12.13, -2.87]
Nagle 2008	167	16.25 (13.75)	171	15 (14.25)		6.5 %	1.25 [-1.74, 4.24]
Schwalm 2012	76	11.3 (11.4)	74	15.9 (15.9)		5.6 %	-4.60 [-9.04, -0.16]
Vandemheen 2009	70	10.4 (16.4)	79	17.9 (20.4)		4.8 %	-7.50 [-13.42, -1.58]
Vodermaier 2009	55	28.25 (20.75)	56	35 (20)		3.9 %	-6.75 [-14.33, 0.83]
Whelan 2004	94	12.5 (12)	107	17 (13)		6.2 %	-4.50 [-7.96, -1.04]
Wong 2006	136	19.38 (13.13)	159	36.67 (19.17)		6.1 %	-17.29 [-21.00, -13.58]

-20 -10 0 10 20
Favours Decision Aid　Favours Usual Care

通常のケア群に対して、対象者の意思決定に関してエイドを用いた場合、エイドを用いた対象者において対象者の意思決定に対する葛藤が減少する

〈表3－5〉対象者の意思決定に関する葛藤：エイドを用いたシェアードデシジョンメイキングモデルを用いた意思決定群　VS　通常のケア群 [18)]

Study or subgroup	Decision Aid N	Decision Aid Mean(SD)	Usual Care N	Usual Care Mean(SD)	Mean Difference IV,Random,95% CI	Weight	Mean Difference IV,Random,95% CI
Heterogeneity: Tau² = 16.83; Chi² = 83.06, df = 18 (P<0.00001); I² =78%							
Test for overall effect: Z = 4.37 (P = 0.000012)							
6 Total decisional conflict score							
Allen 2010	291	14 (34.29)	334	20 (37.83)		3.4 %	-6.00 [-11.66, -0.34]
de Achaval 2012	69	23.4 (14.95)	69	29.2 (16.61)		3.5 %	-5.80 [-11.07, -0.53]
Dolan 2002	41	20.75 (13)	37	25.75 (20.25)		2.6 %	-5.00 [-12.64, 2.64]
Evans 2010	89	38.08 (24.15)	103	49.58 (24.15)		2.9 %	-11.50 [-18.35, -4.65]
Hanson 2011	118	16.25 (18.55)	115	24.25 (18.55)		3.7 %	-8.00 [-12.76, -3.24]
Hess 2012	101	23.3 (20.76)	103	43.3 (18.97)		3.5 %	-20.00 [-25.46, -14.54]
Jibaja-Weiss 2011	44	16.53 (19.9)	39	22.16 (25.29)		2.0 %	-5.63 [-15.51, 4.25]
Laupacis 2006	53	17.5 (13.75)	54	25.25 (14.25)		3.5 %	-7.75 [-13.06, -2.44]
Legare 2008a	43	23 (14.25)	41	27 (15.25)		3.1 %	-4.00 [-10.32, 2.32]
Man-Son-Hing 1999	139	16.25 (11.25)	148	18.5 (13.5)		4.5 %	-2.25 [-5.12, 0.62]
Mann D 2010	80	25.5 (11.14)	70	28.5 (11.14)		4.2 %	-3.00 [-6.57, 0.57]
Mathieu 2007	315	20.06 (14.51)	295	21.89 (14.51)		4.7 %	-1.83 [-4.13, 0.47]
McAlister 2005	205	15 (12.5)	202	17.5 (12.5)		4.7 %	-2.50 [-4.93, -0.07]
Montgomery 2003	50	27.1 (10)	58	44.2 (19.3)		3.4 %	-17.10 [-22.79, -11.41]
Montgomery 2007	198	23.6 (15.1)	201	27.8 (14.6)		4.5 %	-4.20 [-7.12, -1.28]
Montori 2011	49	14.4 (24.92)	46	16.2 (24.92)		2.0 %	-1.80 [-11.83, 8.23]
Morgan 2000	86	27.5 (37.5)	94	27.5 (37.5)		1.7 %	0.0 [-10.97, 10.97]
Mullan 2009	48	14.1 (17.89)	37	14.95 (12.68)		3.0 %	-0.85 [-7.35, 5.65]
Murray 2001a	57	32.5 (10)	48	40 (12.5)		3.9 %	-7.50 [-11.89, -3.11]
Murray 2001b	94	37.5 (12.5)	96	45 (15)		4.1 %	-7.50 [-11.42, -3.58]
Nagle 2008	167	17.75 (12.25)	171	16.25 (13.75)		4.5 %	1.50 [-1.27, 4.27]
Nassar 2007	98	4.6 (9)	98	13.5 (19.2)		4.0 %	-8.90 [-13.10, -4.70]
Protheroe 2007	69	23.4 (14.3)	69	40.5 (18.3)		3.4 %	-17.10 [-22.58, -11.62]
Schwalm 2012	76	14.8 (10.5)	74	19.5 (16.7)		3.9 %	-4.70 [-9.18, -0.22]
Shorten 2005	99	23.5 (12.5)	88	29.5 (18.25)		3.8 %	-6.00 [-10.54, -1.46]
Vandemheen 2009	70	11.6 (13.6)	79	20.4 (16.9)		3.7 %	-8.80 [-13.70, -3.90]
Vodermaier 2009	55	20.5 (14.75)	56	24.75 (15.5)		3.4 %	-4.25 [-9.88, 1.38]
Whelan 2004	94	10 (12)	107	15.5 (12.9)		4.3 %	-5.50 [-8.94, -2.06]
Subtotal (95% CI)	**2898**		**2932**			**100.0 %**	**-6.22 [-8.00, -4.44]**
Heterogeneity: Tau² = 16.19; Chi² = 120.32, df = 27 (P<0.00001); I² =78%							
Test for overall effect: Z = 6.84 (P < 0.00001)							

-20 -10 0 10 20

Favours Decision Aid　Favours Usual Care

通常のケア群に対して、対象者の意思決定に関してエイドを用いた場合、エイドを用いた対象者において対象者の意思決定に対する葛藤が減少する

〈表 3 － 6〉対象者の意思決定に関する葛藤：エイドを用いたシェアードデシジョンメイキングモデルを用いた意思決定群　VS　通常のケア群[18]

リハビリテーションの目標設定におけるシェアードデシジョンメイキングモデルを用いた意思決定について

前記に示した内容は，療法の選択時に必要な意思決定に関する研究である．しかしながら，この考え方はリハビリテーションの目標設定における意思決定にも通ずる部分が多大にある．リハビリテーションにおける目標とは，療法士と対象者の間で，コミュニケーションをとった上で，5W1HやSMARTに従った具体的な目標設定を行う必要がある．

さらに，その目標設定については，療法士が専門的な知識を用い，独断決定する（パターナリズムモデルを用いた意思決定）のではなく，隔たりのない情報提示の上で，リスクや利点をふまえた議論に立脚した決定（シェアードデシジョンメイキングモデル）が重要である．

これらに従った目標設定を行うためには，情報提示を行うためのエイドが必要となる．目標設定のためのエイドは，構成的，非構成的なものと種々認めるが，ここではTomoriら[19]が開発した「作業選択意思決定支援ソフト（Aid for Decision-making in Occupation Choice: ADOC）」について触れる**〈図 5〉**．

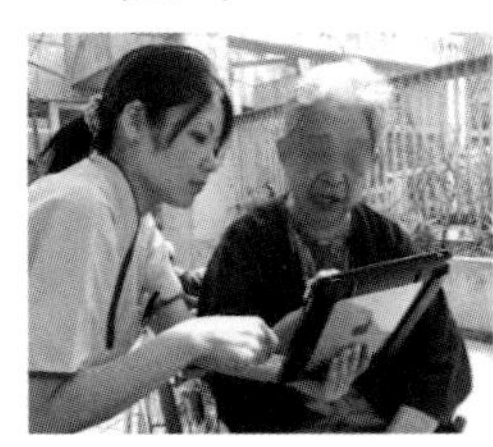

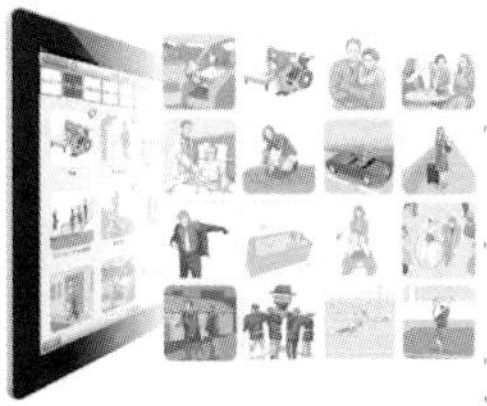

〈図 5〉ADOC の使用場面

Tomori ら[19] は，リハビリテーションにおける目標設定において，療法士と対象者のコミュニケーションを円滑にするためのエイドとして，iPad のアプリケーションである ADOC の有用性を報告している．ADOC は，ICF の活動や参加にあたる 8 カテゴリー・95 項目のイラストから，リハビリテーションを実施する際に，彼らにとって重要な活動を療法士との相談の上，選択するためのエイドである．つまり，シェアードデシジョンメイキングモデルを基調としたエイドである．8 カテゴリー・95 項目の中から選択するといった構造化されたエイドではあるが，先行研究では対象者の意見が述べやすい（意思決定への参加の向上）などが報告されている[19]．

さらに，視覚・聴覚といった複数の感覚モダリティーを用いるため，カットオフ値が Mini-Mental State Examination にて 8 点な

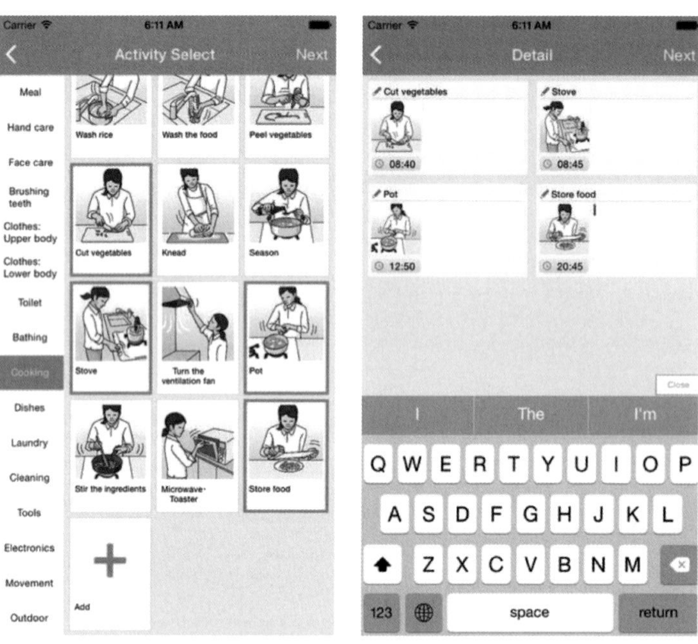

〈図 6〉 ADOC-H の画面

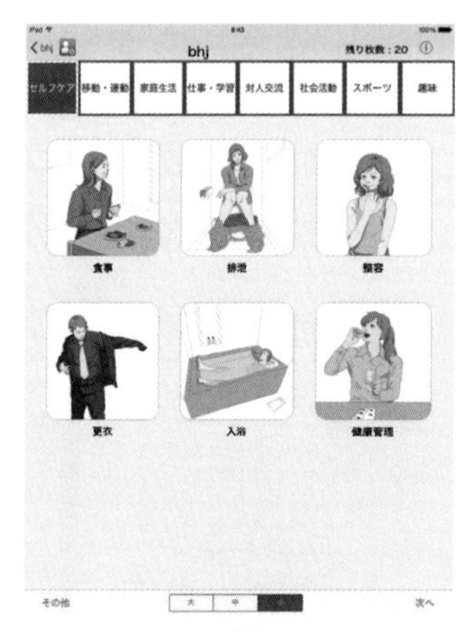

ADOCの選択画面

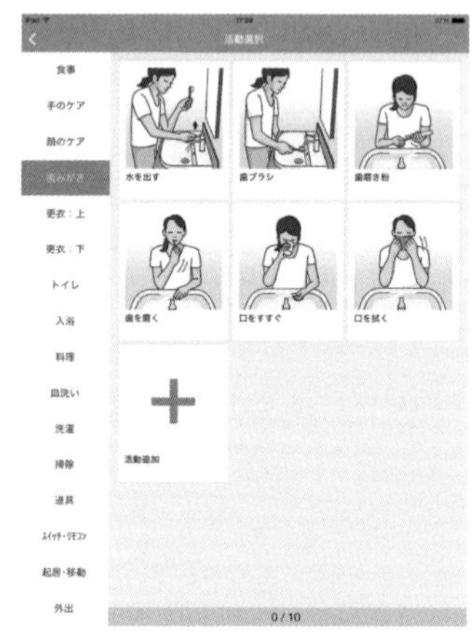

ADOC-Hの選択画面

〈図 7〉 ADOC と ADOC-H の整容場面における選択画面の違い

ど，認知症など意思決定に関わる中等度〜重度な障害を呈した対象者でも使用可能な利点がある[20]．Tomoriら[21]は，回復期の脳卒中片麻痺患者を対象に，ADOCを用いた目標設定に基づく作業療法を実施した群と従来の作業療法を行った対照群に分け介入を行った．結果，ADOCを用いた目標設定に基づく作業療法を実施した群は，対照群に比べ健康関連QOLを調査するShort Form-36における全体的健康感（General health）および精神に関する日常役割機能（Role emotional）の効果量が高かったと報告した．

さらに，私たちはADOCの特徴を生かした上で，様々な疾患によって生じる手の麻痺に関する目標設定に特化したアプリケーション「ADOC for Hand（ADOC-H）」を開発した**〈図6〉**．ADOC-Hは，実生活における手の使用場面を16カテゴリー・128項目のイラストから構成されている．主に，ADOCと使用方法は同様で，対象者と相談しながら彼らにとって重要な活動に関するイラストを選ぶ．ADOCとの違いは，例えばADOCのイラストが「整容」といった活動における大きな分類であることに対して**〈図7〉**，ADOC-Hでは，「整容」の中の「歯磨き」というカテゴリーの中の「蛇口をひねって水を出す」，「歯磨き粉をつける際に歯ブラシを持つ，もしくは歯磨きを持つ」，「歯を磨く」**〈図7〉**…といったように，より麻痺手に担わせる役割が明文化されている．大谷ら[22]は，脳卒中後の麻痺手に対する課題指向型訓練の代表格であるCI療法において，ADOC-Hを用いた場合に，対象者から「声や文字で示されるよりわかりやすい」といったコメントを紹介している．ADOC-Hに関しては，現在，症例レベルの検証のみである．しかしながら，私たちはシェアードデシジョンメイキングモデルを用いた意思決定を伴う目標設定には，このようなエイドの利用が良好な影響を与えると考えている．

【引用文献】

1）Wade DT , de Jong BA : Recent advances in rehabilitation. BMJ 320 : 1385-1388, 2000
2）Morris DM, Taub E et al : Constraint-induced movement therapy: characterizing the intervention protocol. Eura Medicophys 42 : 257-268, 2006
3）The University of Alabama Birmingham Constraint-induced movement therapy research group : Manual of the University of Alabama Birmingham training for Constraint-induced movement therapy : 2011
4）Locke EA, Latham GP (ed) : New developments in goal setting and task performance. Routledge, NY, 2013
5）広田未知花・他：作業療法目標設定におけるShared Decision Makingの可能性 —回復期リハビテーション病棟に従事している作業療法士へのインタビューから—．神奈川作業療法研究 4 : 27-32, 2014
6）前田正一（編）：インフォームド・コンセント－その理論と書式実例－．医学書院，2005
7）Charles C, Gafni A et al : Shared decision-making in the medical encounter. what does it mean? (or it takes at least two to tango). Social Science & Medicin, 44 : 681-692, 1997
8）Charles C, Whelen T et al : What do we mean by partner ship in making decisions about treatment? BMJ 319 : 780-782, 1999
9）Charles C, Gafni A et al : Decision making in the physician-patient encounter: revisiting the shared treatment decision-making model. Soc Sci Med 49 : 651-661, 1999
10）Joosten EAG, DeFuentes-Merillas L et al : Systematic review of the effects of shared decision-making on patient satisfaction, treatment adherence and helth status. Psychther Psychosom 77 : 219-226, 2008
11）Van Roosmalen MS, Stalmeier PFM et al : Randomized trial of a shared decision-making intervention consisting of trade-offs and individualized treatment information for BRCA1/2 mutation carriers. J Clin Oncol 16 : 3293–3301, 2004
12）Morgan MW, Deber RB et al : Randomized, controlled trial of an interactive videodisc decision aid for patients with ischemic hearth

disease. J Gen Intern Med 15 : 685–693. 2001
13) Murray E, Davis H et al : Randomised controlled trial of an interactive multimedia decision aid on benign prostatic hypertrophy in primary care. BMJ 323 : 493-498, 2001
14) Malm U, Ivarsson B et al : Integrated care in schizophrenia: a two-year randomized controlled study of two community-based treatment programs. Acta Psychiatr Scand 107 : 415–423, 2003
15) Von Korff M, Katon W et al : Effect on disability outcomes of a depression relapse prevention program. Psychosom Med 65 : 938–943, 2003
16) Ludman E, Katon W et al : Behavioural factors associated with symptom outcomes in a primary care-based depression prevention intervention trial. Psychol Med 33 : 1061–1070, 2003
17) Quaschning K, Korner M et al : Analyzing the effects of shared decision making, empathy and team interaction on patient satisfaction and treatment acceptance in medical rehabilitation using a structural equation modeling approach. Patient education and counseling 91 : 167-175, 2013
18) Stacey D, Legare F et al : Decision aids for people facing health treatment or screening decisions (Review). The Cochrane Library, Issue 1, 2014
19) Tomori K, Uezu S et al : Utilization of the iPad application: Aid for Decision-making in Occupation Choice (ADOC). Occup Ther Int 19 : 88-97, 2012
20) Tomori K, Nagayama H et al : Examination of a cut-off score to express the meaningful activity using iPad application (ADOC) Disabil Rehabil Assist Technol : in press, 2013
21) Tomori K, Nagayama H et al : Comparison of occupation-based and impairment-based occupational therapy for subacute stroke: a randomized controlled feasibility study. Clin Rehabil 29 : 752-762, 2015
22) 大谷愛，竹林崇：Aid for Decision-making in occupation choice for hand (ADOC-H) 紙面版のCI療法における試用．作業療法ジャーナル 49：1141-1145，三輪書店，2015

04 目標を達成するための脳卒中後の上肢麻痺に対するCI療法 ―課題指向型訓練とTransfer package―

吉備国際大学 保健医療福祉学部 作業療法学科 准教授 作業療法士 竹林 崇

前項までは，リハビリテーション全般における目標設定について解説した．本項では，リハビリテーション全般の中でも，格段にエビデンスが確立されている[1)2)]，設定目標を達成するための脳卒中後の上肢麻痺に対する課題指向型訓練の代表格であるConstraint-induced movement therapy（CI療法）における課題指向型訓練とTransfer packageの実際について解説する．

CI療法について

前項（01，02項）でも解説したが，CI療法とは発症後実生活において麻痺手を用いないことを学習してしまう学習性不使用(Learned non use)を克服するために，Taub[3)]やOstendorf[4)]らによって開発された手法であり，この手法は3つの主要な要素を含んだ複合的な訓練と考えられている[5)]．3つの主要な要素とは，1）麻痺手の量的使用，2）集中的課題指向型訓練，3）訓練において獲得した機能を生活に転移するための行動学的手法（Transfer package）の3つからなると言われている[5)6)]．以下にそれぞれの手法について簡単に解説する．

1 麻痺手の量的使用

CI療法は，一般的に麻痺手の量的使用を促す治療法である．オリジナルの方法論では，訓練時間中および起床時間の90%以上を非麻痺手にミトンや三角巾などの拘束具を着用し，麻痺手の積極的な使用を促すとされている[5)]．しかしながら，近年では「非麻痺手の拘束」よりも「麻痺手の適切使用」という点が注目されている．

非麻痺手の抑制の効果について，Brogårdhら[7)]は，慢性期の脳卒中者において，1日3時間，14日間の訓練を実施し，非麻痺手を拘束したCI療法群と非麻痺手を拘束しないCI療法を実施した群をRandomized Controlled Trial（RCT）で比較した．結果，両群間の1年後のSollerman scoreとMoter Activity Log（MAL）に有意な差は認められず，非麻痺手の拘束の必要性に疑問を呈した．この報告の他にも，対象者が麻痺手の使用を意識できれば，基本的に拘束は必要ないといった報告も多々認めている[8)-11)]．これらの研究と，実生活における非麻痺手の拘束が原因となる転倒事故などを防止するため，私たちは，1）課題指向型訓練に両手動作を導入し麻痺手に役割を持たせること，2）生活場面でも非麻痺手の拘束を行わず，麻痺手単独および麻痺手に明確な役割を与えた両手動作を導入することを実施し，結果を残している[12)13)]．

それでは，麻痺手の適切使用に関わる時間はどれぐらいがいいのだろうか．Sterrら[14]は，30時間と60時間といったCI療法における訓練時間を比較した結果，60時間訓練したほうが，日常生活における麻痺手の使用頻度が改善することを示した．さらに，Peuralaら[15]は30本の論文（内27本がRCT）の結果から，訓練時間がCI療法の効果に与える影響を検討している．この結果，上肢機能をより改善する時間は20～56時間（毎日の介入），生活における使用頻度を最も改善するのは30時間の介入（週3回以上の介入）であったと結論づけた**〈表1〉〈表2〉**と報告した．

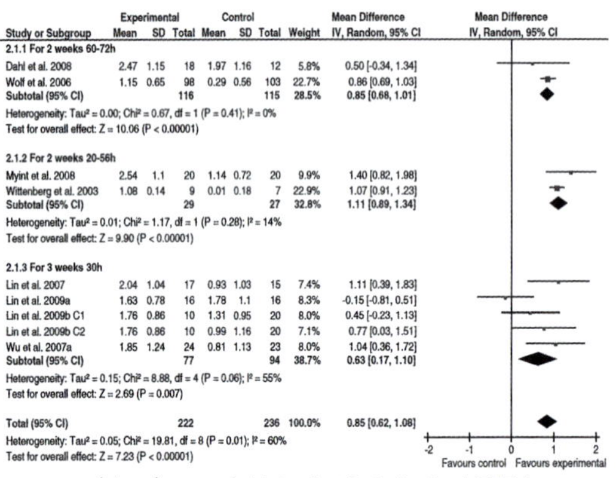

〈表1〉CI療法における介入時間別のWolf Motor Function Test[15]

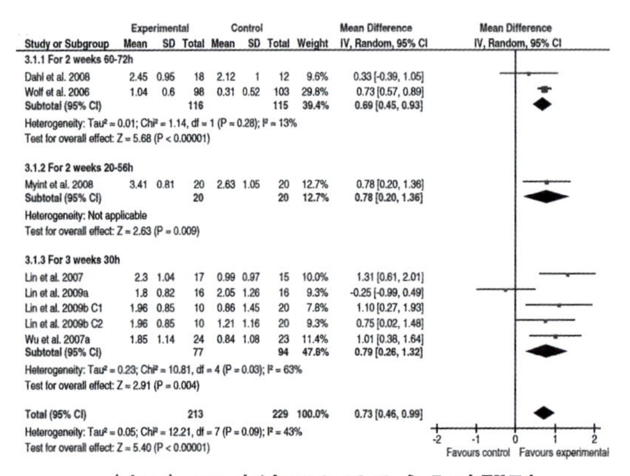

〈表2〉CI療法における介入時間別のWolf Motor Activity Log[15]

2 課題指向型訓練

CI療法における課題指向型訓練は，シェイピングと呼ばれる作業の手段的な利用方法と，タスクプラクティスと呼ばれる作業の目的的利用の2つに分けることができる．以下にそれらの実際と特徴を解説する．

1．シェイピング

シェイピングは行動心理学の分野の知識が基礎となった手法である．シェイピングは機能・活動における目標に向かって，連続的な段階付けを行う訓練方法である．課題は対象者の許容範囲に合わせて難易度を設定する．一般的なシェイピングは，アラバマ大学が作成した35項目[16]と道免ら[17]が作成したものが例として挙げられる．ただし，特定のシェイピングを行わなければならないわけではなく，対象者の改善が見込める動作（麻痺の分離を促す運動方向：異常な共同運動パターンの反対の関節運動方向）や目標設定にあげた活動の一部を含むものであれば，どのようなものでも良いと考えられている．シェイピングの例を**〈表3〉**に示す．

活動の種類	・この課題では箱といくつかのブロックを使う ・対象者はブロックを机から箱の上に移動する ・箱を置く場所や高さは，目標となる関節運動によって決定する　（例：肩の屈曲，肘の伸展を目標とする場合，箱を正面に設置）
難易度調整	・距離：箱をより遠くに置けば，肘の伸展を促すことができる ・高さ：より高い箱を用いれば，肩の屈曲を促すことができる ・ブロックの大きさ：ブロックの大きさをかえることで，手関節や手指のコントロールを促すことができる
フィードバックのパラメータ	・一定の時間に反復できた数 ・決まったブロックを移動するためにかかった時間
強調される関節運動	・指腹つまみ ・手関節の伸展 ・肘の伸展 ・肩の屈曲

〈表3〉Shaping（ブロックを箱の上に移動する課題）の例[5]

シェイピングは，アラバマ大学ではタイムトライアル形式のみを採用しているが，私たちはそれに加え，対象者のシェイピング実施時の動作の適切さ（質）を重要視するシェイピングも併用している．タイムトライアル形式のシェイピングは，基本的に10施行を1組とし，1施行ごとに時間計測を行う．課題は1施行当たり，30-45秒程度で終了できる難易度とする．タイムトライアル形式のシェイピングでは，10施行のうち前半5回の施行時間の平均よりも後半5回の施行時間の平均が上回った場合に，難易度を調整する．この手続きを繰り返し，難易度を向上させていくシェイピングである．一方，適切さ重視のシェイピングでは，1課題10-15分程度で実施する．難易度の調整は，対象者が動作を行った際の質をMotor Activity Log（MAL）に用いられる順序尺度であるQuality of Movement（QOM）**〈表4〉**にて評価を行い，その値が3.5-4.0に収まるように難易度を調整する．課題を実施するうちにQOMが4.0を超えた場合に難易度調整を行い，再び動作時の質が3.5-4.0に収まるように設定する．この手続きを繰り返し，難易度を向上させていくシェイピングである[6)]．

0	麻痺手が動作に参加できない
1	動作の一部分は可能だが， ・異常な共同運動のみで実施している ・動作中の多関節間の協調性が著しく欠ける
2	動作を完遂できるが， ・異常な共同運動パターンの影響を受ける ・過度の体幹や頭部の代償動作を伴う ・動作において非麻痺手の助けが必要 ・近位関節のコントロールの欠如 ・良好な運動能力の欠如 ・体重を支えるような活動が少しだけ可能 ・動作スピードが著しく遅い
3	いくらか分離運動は可能だが， ・いくらか異常な共同運動パターンの影響を受ける ・わずかに異常な共同運動パターンの影響を受け，動作が遅い ・調査中の多関節間の協調性が中等度に欠ける ・正確性の欠如 ・体重を支えるような活動が困難を伴いながら可能 ・原始的な把握パターンが残存
4	正常に近い動作だが， ・わずかに動作が遅い ・正確さ，滑らかさ，緻密な協調性に欠ける ・体重を支えるような活動が中等度の困難およびわずかなためらいを伴うが可能
5	正常な動作 ・正常範囲内の滑らかさ，協調的な動作，スピードで動作を実施できる

〈表4〉Quality of Movement[6)]

2．タスクプラクティス

タスクプラクティスは，シェイピングによって獲得した機能を実際の生活上の目標となる活動（例：食事動作，テーブルセッティング，洗濯物干しなど）に応用する訓練方法である**〈表5〉**．シェイピングの目的が機能的な側面であることに対し，タスクプラクティスの目的は，目標動作に関連する特異的なスキルの向上や生活場面における自身の能力に対する理解・確認・確信といった側面を促すことである．タスクプラクティスは，対象者が生活活動の中で麻痺手を用いることを望んでいる活動（目標）に関連するものを優先的に選択する必要がある．難易度調整は質重視のシェイピングと同様に，QOMにて3.5-4.0程度に当てはまるように設定する．なお，アラバマ大学では基本的にタスクプラクティスにおいて，麻痺手のみの訓練を実施している．しかしながら，私たちは実生活活動を見据え，両手を用いた活動の訓練もこの中に含んでいる．つまり，両手動作の中で，「麻痺手の役割」，「非麻痺手の役割」を設定した上で，両手を用いたタスクプラクティスも実施している．

活動の種類	・対象者は正面に衣服やタオルがたくさん入った洗濯カゴが置かれたテーブルに座る / 立つ ・対象者はカゴから洗濯物を取り出し，色別に分け，畳む
難易度調整	・一定の時間に分別する / 畳む衣服やタオルの大きさ
フィードバックのパラメータ	・数：分別する / 畳むタオルや衣服の数を多くする ・時間：分別する / 畳む時間を短くする ・畳み方の質：より左右対称に畳めるように指示する ※これらの課題は手の機能を改善させる（例：母指の伸展 / 対立）

〈表5〉Task practice（衣服を分別する / 衣服を畳む活動）の例

3. シェイピングとタスクプラクティスにおける難易度調整

前記に挙げたように，CI 療法において用いる課題指向型訓練には，シェイピングとタスクプラクティスの 2 種類が設定されている．この 2 つの課題指向型訓練において，難易度の調整が重要である．シェイピング・タスクプラクティスともに，難易度を調整することで，対象者の課題指向型訓練実施時のスピードおよび動作を行う際の質を規定の範囲に収める（スピード重視のシェイピングであれば，10 回のトライアルで前半 5 回の施行時間を後半 5 回の施行時間が超えれば，質重視のシェイピングおよびタスクプラクティスであれば，QOM が 4.0 を超えれば難易度を困難にし，QOM を 3.5 程度に引き下げ繰り返し実施する）．そこで，私たちが用いる難易度調整のポイントを以下に示す．ここからは経験的な話になるが，私たちの研究[12)13)]における難易度調整は，A）（課題実施時の物品移動などにおける）空間的な広がり，B）対象物が備えている文脈，C）対象の周辺環境の設定，などの概念を用いて実施している（詳細は，文献 6 を参照）．これらを適切に行うことで，対象者が使用するたびに失敗を続けてきた麻痺手による活動における成功体験（報酬）を実現することが設定した目標を「できると思ってなかったのにできた」，「これぐらいのこと（難易度調整が施された課題）ができるなら，（設定した目標）できるかもしれない」というポジティブな報酬予測誤差や次なる報酬予測につながる可能性も考えられる．

❶空間的な広がり

麻痺の程度が重度であればあるほど，課題の実施位置は低い位置（座面の高さ，もしくはそれよりも低い場所）・身体に近い場所で行う．そして，訓練が進むにつれて生じる機能やパフォーマンスの向上に合わせ，徐々に高い位置・身体から遠い場所で課題を実施する．これらを客観的に分析すると，より低い・身体に近い場所で課題を実施する場合，人は同時に制御する関節数が少ない．一方，より高い・身体から遠い場所で課題を制御する場合，人は同時に制御する関節の数が多いことが考えられる．

❷対象物が備えている文脈

Lederman ら[18)]は，能動的な対象物の使用に際して，対象物の文脈を構成する要素として，1）質感，2）抵抗，3）温度，4）重量，5）容積などのモダリティーを挙げている．これらは，麻痺手における異常な共同運動パターンや形態学的な障害により，難易度は一定の系列をとるわけではない（例えば，運動の出力が問題点である対象者は，4）重量が軽い課題は難易度が低く，重い課題は難易度が高い．一方，感覚入力に問題を抱える対象者は，重い課題は難易度が低く，軽い課題は難易度が高いかもしれない）．対象者の麻痺手の評価を実施した上で対象物を選ぶことが重要である．

❸対象物の周辺環境の設定

対象物の周辺環境の設定を変更することでも，難易度は大きく変わる．例えば，対象物となる物品の下に表面の摩擦力が担保されているタオルを何重にも折って敷いてみる．すると，物品は動きにくく，かつ操作手がタオルに当たった際に，タオルがたわみ，対象物の下にクリアランスが生じる．これにより，物品をつまむことができる確率が向上する（物品の下に空間があれば，それだけ現状の麻痺手が可能な形態 [プリシェイピングやセレクション] で操作できる可能性が高くなる）．この場合，対象物と周辺環境の間に生じる摩擦力とクリアランスを調整することで，難易度を変更することができる．こういった，対象物と周辺環境の相互作用によって生じるパラメーターについてもよく観察することが求められる．

参考：難易度調整が脳皮質に与える影響

難易度調整が脳の可塑性と機能側面に与える影響を示す．まず，脳の可塑性について，Platz ら[19] がサルを用いた基礎実験で興味深い研究を行っている．彼らは，サルに人為的に脳卒中を起こして上肢麻痺を創り，何度も挑戦しないと餌が取れない小さな穴から餌を取らせる課題を実施させた個体と，1 度の挑戦で餌が取れる大きな穴から餌を取らせる課題を実施させた個体のパフォーマンスの推移と一次運動野における手の領域の変化をみた〈図 1A〉．結果，同程度の餌を摂取させているにもかかわらず，大きな穴から餌を取らせる課題を実施させた個体では，前腕・手関節・手指に関わる一次運動野の領域は若干小さくなっていた．一方，小さな穴から餌を取らせる課題を実施させた個体は，当初は 1 つの餌を取るのに 18 回程度の挑戦が必要であったが，訓練日が進むにつれその成績は向上し，最終的には 1 回で小さな穴から餌が取れるようになった〈図 1B〉．さらに，訓練終了後の一次運動野の手関節・前腕・手指が関わる領域は約 3% 拡大していた〈図 1C〉．この研究は難易度調整の、とりわけ「少し難しい課題」を実施することの重要性を示唆すると考えられる．つまり，運動学習の前提となる量はもちろん大切だが，その質も同様に重要であることの示唆であると思われる．

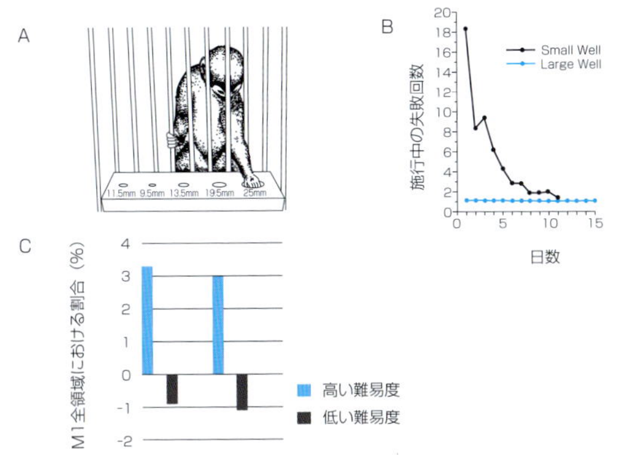

A）サルの訓練場面．B) スキル学習の推移．C) 学習後の一次運動野における麻痺手の領域

〈図 1〉難易度調整の有無とスキルおよび一次運動野の変化[19]

4．シェイピングとタスクプラクティスの違い

これらの課題指向型訓練は，訓練方法が異なるだけでなく，その結果の特徴も大きく異なる．Taub ら[20] は，CI 療法を実施する際にシェイピングのみ実施した群とタスクプラクティスのみ実施した群において，結果を比較している．その結果は，シェイピングのみ実施した群のほうが，Wolf Motor Function Test で測ることができる上肢機能は改善したが，生活における使用頻度を測る Motor Activity Log は，麻痺手の機能が低かったにもかかわらず，タスクプラクティスのみを実施した群のほうが改善した〈図 2〉．これらの特徴を鑑みると，手段的な作業利用であるシェイピングに比べ，目的的な作業利用であるタスクプラクティスにおける目標となる活動のリハーサルを行うことで，自己の能力に対する理解・確認・確信（自己効力感）を促しているのかもしれない．これらの課題指向型訓練の配分も，設定した目標と対象者の心理的な状況に応じて，割合を調整することが重要と思われる．

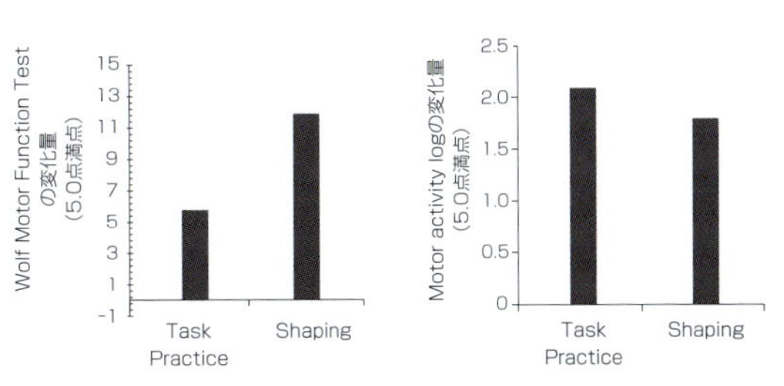

〈図 2〉Shaping と Task practice の効能の違い[20]

❸訓練において獲得した機能を生活に転移するための行動学的手法（Transfer package）

CI療法における目標設定とそれらを実際の場面で実用的にするための，根幹となる方略である．Morrisら[5]は，Transfer packageは，1)行動契約，2)モニタリングの促進，3)(実生活における麻痺手の使用に関する）問題解決行動の指導からなると報告している．ただし，上記にもあるが，MorrisらのTransfer packageは，実生活において非麻痺手を拘束し（例えば，Morrisらは，麻痺手の使用場面にコーヒーを淹れるといった両手課題を設定する場合，非麻痺手が行うであろう役割[ケトルもしくはカップの操作]を介助者に行わせると明記している），かつ主要な目標を設定せず実生活における麻痺手の使用場面のみ設定する形式を取っている．私たちは，ここに修正を加え，より目標設定に特化する形で，実生活に麻痺手の使用場面の設定に加え，主要な10項目の訓練目標を明確に設定した．さらに，生活においても介助者の協力を必要とする麻痺手単独の使用ではなく，両手動作の中で麻痺手に役割を担わせる方法を導入した[12) 13)]．以下にそれぞれの方法論を提示する．

1．行動契約（療法士と対象者の間の生活における麻痺手の使用に関する合意）

行動契約の目的は，CI療法の特性と限界に関する情報を提供し，対象者がその中で麻痺手を使うこと・使わないことで生じる利得とリスクについて説明し，療法士と対象者の立場から意見をディスカッションし，合意を得る．具体的には，

- CI療法は，対象者が麻痺手を用いた際に初めて効果を示すこと
- 生活にて麻痺手を積極的に使わなかった場合，CI療法によって一時的に回復した機能は，6ヶ月を目処に消失すること
- 一方，麻痺手で行いたい活動を設定し，かつ麻痺手を生活において積極的に使用した場合は，訓練前後の短期的な効果に加え，訓練終了後6ヶ月～1年にかけて，さらなる長期効果が期待できること

を提示し，ディスカッションを行う．この合意の上で，次は麻痺手を用いた目標設定についてディスカッションを進める．ここがCI療法におけるシェアードデシジョンメイキングモデルを用いた目標設定の第一の場となる．その際に，訓練における利得とリスクおよび主目標となる10項目の目標設定に関して，**〈図3〉**の用紙[6]を使って合意を得る．また本合意書を用いた訓練の導入と目標設定に関する合意は訓練の初日の最初に実施する．しかしながら，アラバマ大学のマニュアルでは，学習性不使用を呈した症例については，麻痺手に関する記憶の想起に難渋する方もあるため，一度麻痺手を用いた訓練を体験し，初日の訓練後に面接しても良いと述べられている[16)]．

主目標10項目の他に，Transfer packageの中では生活活動における麻痺手の使用頻度の向上に伴う脳の可塑性[21)]や長期的な機能向上[13)]を促すために，1日10項目の麻痺手の使用場面の設定を行う．主目標である10項目の設定には，初めからシェアードデシジョンメイキングモデルを用いた意思決定を行う．一方，麻痺手の使用場面の設定は，最初は療法士が現在の麻痺手の状況を鑑み使用が可能と判断した目標を，パターナリズムモデルを用いた意思決定により選択していく．数日それらを繰り返し，対象者が生活で麻痺手を用いるための問題解決技法（後述）を理解し始めれば，シェアードデシジョンメイキングを用いた意思決定に移行していく.なお、使用場面の設定には**〈図4〉**を使用し，毎日訓練後に設定する[6)]．なお，この際に，エイドとして03項で紹介したADOC for Handを用いて目標設定を実施する[22)]．

2. モニタリングの促進

麻痺手に対するモニタリングの促進とは，「対象者に自分の手のことをよく知ってもらうこと」に他ならない．Morrisら[5]は，麻痺手のモニタリングが向上することは，麻痺手を生活活動において使用するために非常に重要な手続きだと述べている．アラバマ大学では，モニタリングを促進するために，A）Motor Activity Logにおける主観的な動作の質を評価するQuality of Movementを対象者に自己評価をさせる，B）日々の麻痺手の行動を日記に書く**〈図5〉**[6]，といった2つの方法を挙げている[5]．Taubら[20]は，A）の手法のみ実施したTransfer packageと，A）とB）を含むすべてのTransfer packageを実施した結果の推移を報告している**〈図6〉**．

実生活における麻痺手の使用に関する合意書

CI療法は、患者さん自身が麻痺手の現在の状況を理解し、麻痺手を使うことを自ら計画し、実生活において積極的に麻痺手を使用することによって、はじめて本当の効果がもたらされる治療法です。また、これらを理解していただけず、「手が良くなってから生活で使う」と考え、麻痺手を生活ではほとんど使わずに、集中訓練だけ実施した場合、訓練によって一時的に改善した機能は6ヶ月をめどに元に戻ることが先の私たちの研究でわかっています（元に戻ってしまう）。

せっかく、時間と費用をかけた訓練の成果を無駄にしないため、そして訓練後の麻痺手の機能をさらに改善するためにも、訓練室内での集中訓練とともに、実生活におけて積極的に麻痺手を使用していただきながら、麻痺手の使い方を学んでいただきます。

そのために、CI療法を受診いただく患者さんには、

1. CI療法を実施するにあたり、麻痺手を使って行いたい動作10項目を療法士に教えてください。そして、生活の中でその動作の中で麻痺手を使用してください
2. 上記で決定した10項目の目標以外に、療法士が現状の麻痺手の状況で可能な生活動作を提案します。患者さんは提案された動作を生活の中で必ず使用してください。そして、生活の中で必要性を感じた動作があれば、患者さん自身が麻痺手を使用する場面を提案してください
3. 目標動作および療法士から提案された動作については、必ず積極的に麻痺手を使用してください。
4. 麻痺手を使った結果、麻痺手に関わる成功体験や失敗体験を日記に記してください。その内容を元に、療法士は訓練内容を修正および使用方法のアドバイスを実施し、問題点の解決を目指します。

ご自身の麻痺手を回復させるためにも、積極的に治療に参画してください。

1. 茶碗・お椀を麻痺手で持ちたい	6. 頭皮・髪を麻痺手で洗いたい
2. ナイフ・フォークを麻痺手で両手で使う	7. じゃんけんでチョキを綺麗に出したい
3. 牛乳パックを開けたい	8. 古新聞や古雑誌を紐でくくる（十字に）
4. 服の着脱（ボタン）を両手で実施	9. 小さな物品をフワッと正確に持ちたい
5. 新聞を両手で保持し読みたい	10. ネクタイを両手で締めたい

上記の目標10項目と、毎日提案される動作について、（氏名）　○○○　○○○　は、麻痺手を使用する意味を理解したうえで、毎日の日記の作成とともに積極的に麻痺手を使用します。

サイン（氏名）　○○○　○○○

〈図3〉行動契約に用いる書面[6]

麻痺手の使用場面の設定

氏名：　○○　○○

日にち：平成○年　○月○日　　　　5日目

実際に挑戦する活動	挑戦は？	麻痺手の使用感/コメント
1. 麻痺手で右手の爪を切る	✔	柄の部分を太くし長くし、ニッパーのようにしましょう OKだが、爪切りを持つ時に痛みがある
2. 麻痺手を使って古新聞を十字にくくる	✔	一応OKだが、時間がかかる 圧縮することができない。（訓練に取り入れます）
3. 両手で雑誌をもって立ち読みする	✔	OK！！　簡単！！
4. ショッピングカートを両手で押す	✔	OKだが、商品がカートに入ると 方向転換が難しい（訓練の参考にします）
5. 店で品物を麻痺手でとってカゴに入れる	✔	OK
6. 本棚から麻痺手で本を取る	✔	指サックなどグリップを付けてみますか？ 左手の人差指が痛いがOK
7. 本を麻痺手で本棚にしまう	✔	低い位置から徐々に！！ 高い位置は難しい
8.コロコロ使って麻痺手で掃除する	✔	（訓練に取り入れます！！！） OK。ただし、シートめくりが難しい
9. 麻痺手で食品のラップを外す	✔	（訓練に取り入れます！！！） OK。縁が皿についているところが難しい
10. 麻痺手で紅茶のティーバックをカップから出す	✔	（訓練に取り入れます） 十分可能、実用的だが、左手首、指の動きが拙劣

※コメント欄には、麻痺手を使わなかった理由、難しかった理由、もう少しどのような工夫があれば使えるかなどを忌憚なくお書きください。療法士は赤字でコメントします。

〈図4〉使用場面の設定に用いる書面[6]

麻痺手に関わる日記

土曜日/日曜日用

時刻	動作	コメント
8:00	起床	・麻痺手の肘を立てて起き上がろうとするが難しい ・枕カバーを麻痺手で外した
8:10	洗顔etc	・両手で水をすくった。昨日より良好
8:30	朝食	・両手でマグカップ（陶器）に牛乳を入れる ・麻痺手で持ち上げて飲もうとしたが、重みに指が持たずテーブルは大変な事態に、握力のなさが原因 ・ヨーグルトは麻痺手でうまく食べられた
9:30	朝刊を読む	・机に新聞をおけば、麻痺手でめくることができる
10:00	DVD鑑賞	・映画鑑賞中、麻痺手にCDケースを一枚持って、目線の高さで保持するトレーニング！！ ・リモコンの音量調節を麻痺手で。うまくいく
13:00	昼食	・ガラスのコップを麻痺手で持って、健手でヤカンを操作して、お茶を入れた。飲むのも麻痺手で完遂。使えるという実感あり ・パンケーキをナイフ（健手）とフォーク（麻痺手）で食したが、フォークの操作に大変苦労した。フォークの柄が少し細いか…？
15:00	パソコン プリントアウト作業	・プリンターの上蓋を麻痺手であけ、インク切れになったボトルを麻痺手で引き出し、新しいインクボトルを設定。大変だが、両手が使えるとかなり便利だ ・給紙ケースの引き出しも麻痺手でやってみる。両手でA4用紙を揃える。事務作業は両手が使えると捗る

〈図5〉麻痺手に関わる日記に用いる書面[6]

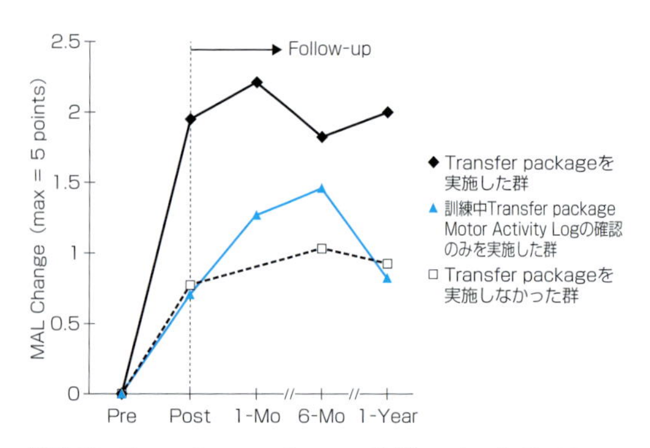

〈図 6〉 Transfer package の違いによる Motor Activity Log の推移[20]

3. 問題解決行動の指導

麻痺手を生活活動の中で使うための問題解決行動の獲得は，対象者が生活活動において，療法士の助けがなくとも麻痺手を使用していくため，非常に重要である．対象者の現存の能力で，彼らの努力を最小限にし，その結果得られる能力を最大限にするために，活動を効率化する必要がある．特に作業療法士は，環境調整や代償手段の工夫により，効率化を図る術を持っている．〈表 6〉にそれらの例を提示する[6]．これらの手段を駆使し，最終的には対象者が自分で自分の手を使うための工夫を考案できるよう援助することが重要である．

動作の種別	解決方法
液体を飲む	1. Spill-proof（カップに蓋がされた，飲み口が限定されているカップ）を使用する 2. カフ付きのカップを用いる 3. カップに半分だけ飲料を入れる 4. 壊れないプラスチックの容器を使う
髭剃り	1. 電気剃刀を用いる 2. 安全剃刀を使う
ドアの鍵を使う	1. ドアの鍵を開けておく 2. 鍵の把持する部分をパテで大きくする 3. 鍵の部分にリングを付け，指を入れて回せるように細工する
麻痺手で食事をする	1. 指で食べられる形状にする 2. 自助具・介助箸を使う 3. フォークで運べる大きさに食物を切り分ける 4. フォークをパテなどで握りやすく加工する
テレビを見る	1. リモコンをボタンの大きなものに変更する 2. 工夫したリモコンを麻痺手で使う 3. テレビを見ながら，雑誌をめくる
爪切りを使う	爪切りのニッパー部分の柄を長くし，麻痺手で把持できるようにする

〈表 6〉 問題解決行動における動作変更の例[6]

謝辞：本章の執筆に伴い，筆者が前職（兵庫医科大学病院リハビリテーション部）に就いていた時より，熱心にご指導いただいた兵庫医科大学リハビリテーション医学教室主任教授の道免和久教授および，研究を共同で進め，示唆をくださった兵庫医科大学病院リハビリテーション部の作業療法士諸君に深く感謝の意を表します．

【引用文献】

1）Miller EL, Murray L et al : Comprehensive Overview of Nursing and Interdisciplinary Rehabilitation Care of the Stroke Patient: A Scientific Statement From the American Heart Association. Stroke 41 : 2402-2448, 2010
2）Langhorne P, Bernhardt J et al : Stroke rehabilitation. Lancet 377 : 1693-1702, 2011
3）Taub E, Miller NE et al : Technique to improve chronic motor deficit after stroke. Arch Phys Med Rehabil 74 : 347-354, 1993
4）Ostendorf CG, Wolf SL et al : Effect of forced use of the upper extremity of hemiplegic patient on changes in function. A single-case design. Phys Ther 61 : 1022-1028, 1981
5）Morris DM, Taub E et al : Constraint-induced movement therapy: characterizing the intervention protocol. Eura Medicophys 42 : 257-268, 2006
6）道免和久（編）：ニューロリハビリテーション．医学書院，2015
7）Brogårdh C, Lexell J et al : A 1-Year Follow-Up After Shorted Constraint-Induced Movement Therapy With and Without Mitt Poststroke. Arch Phys Med Rehabil 91 : 460-464, 2010
8）Uswatte G, Taub E et al : Contribution of the shaping and restraint components of constraint-induced movement therapy to treatment outcome. Neurorehabil 21 : 147-156, 2006
9）Krawczyk M, Sidaway M et al : effects of sling and voluntary constraint during constraint-induced movement therapy for the arm after stroke: a randomized, prospective, single-centre,

blinded observer rated study. Clin Rehabil 26 : 990-998, 2012

10）Brunner, Skouen JS et al : Is modified constraint-induced movement therapy more effective than bimanual training in improving arm motor function in the subacute phase post stroke? A randomized controlled trial. Clin Rehabil 26 : 1078-1086, 2012

11）van Delden AEQ, Peper CLE et al : Unilateral versus bilateral upper limb training after stroke. The upper limb training after stroke clinical trial. Stroke 44 : 1613-1616, 2013

12）Takebayashi T, Koyama T et al : A 6-months follow-up after constraint-induced movement therapy with and without transfer package for patients with hemiparesis after stroke: a pilot quasi-randomized controlled trial. Clin Rehabil 27 : 418-426, 2013

13）Takebayashi T, Amano S et al : A one-year follow-up after modified constraint-induced movement therapy for chronic stroke patients with paretic arm: a prospective case series study. Top Stroke Rehabil 22 : 18-25, 2015

14）Sterr A, Elbert T et al : Longer versus shorter daily constraint-induced movement therapy of chronic hemiparesis: an exploratory study. Arch Phys Med Rehabil 83 : 1374-1377, 2002

15）Peurala, Kantanen MP et al : Effectiveness of constraint-induced movement therapy on activity and participation after stroke: a systematic review and meta-analysis of randomized controlled trials. Clini Reha 26 : 209-223, 2011

16）The University of Alabama Birmingham Constraint-induced movement therapy research group: Manual of the University of Alabama Birmingham training for Constraint-induced movement therapy : 2011

17）道免和久（編）：CI 療法－脳卒中リハビリテーションの新たなアプローチ．中山書店，2008

18）Lederman SJ, Klatzky RL et al : Hand movement: a window into haptic object recognition. Cognit Phychol 19 : 342-368, 1987

19）Platz E, Milliken GW et al : Rffects of repetitive motor training on movement representatins in adult squirrel monkeys: role of use versus learning. Neurobiology of learning and memory 74 : 27-55, 2000

20）Taub E, Uswatte G et al : Method for enhancing real-world use of a more affected arm in chronic stroke: transfer package of constraint-induced movement therapy. Stroke 44 : 1383-1388, 2013

21）Gauthier LV, Taub E et al : Remodeling the brain: Plastic structural changes produced by different motor therapies after stroke supplemental material. Stroke 39 : 1520-1525, 2008

22）大谷愛，竹林崇：Aid for Decision-making in occupation choice for hand (ADOC-H) 紙面版の CI 療法における試用．作業療法ジャーナル 49 : 1141-1145，三輪書店，2015

第 6 章

脳卒中者の ADL の分析と介入方法

01 姿勢制御とADL

社会医療法人加納岩 山梨リハビリテーション病院 リハビリテーション部 副部長
日本ボバース研究会 会長 理学療法士 伊藤 克浩

はじめに

1996年のNudo博士によるサイエンス論文以降，中枢神経疾患におけるニューロリハビリテーションは常識となった．その論文では人為的にリスザルに脳損傷を生じさせ，使いにくくなった麻痺手に対してCIMT（非麻痺手を拘束して麻痺手を強制使用させる療法）を用いることで麻痺手に関わる運動領野に変化が起きることが紹介された．しかしながら私たちが普段目の前にする脳卒中者には皮質脊髄路の損傷が著しい場合，麻痺手を強制使用しようにも末梢の手・足がわずかにしか動かない方も存在する．

一方で網様体脊髄路や前庭脊髄路といった両・同側性の下行路の損傷が比較的少なくて中枢部や姿勢調整，そして歩行機能の潜在能力を持っていながら早期からADLの改善だけを目指した介入しか療法士が行わないことで，その潜在能力が発揮されず，筋萎縮や弱化が進み回復の可能性があるのに十分な治療を受けられていない方を目の当たりにすることも少なくない．

これらの方が十分な治療を受けられるためには療法士が症候学だけではなく，神経科学の知識を持ち，そして急性期から潜在能力や回復の可能性を的確に把握できるようにクリニカルリーズニング能力を身につけておく必要がある．これらのクリニカルリーズニングは動作の観察はもちろんのこと，刺激や誘導に対する反応性を感じ取る必要があるので，療法士は正常運動の知識・分析，そして反応を感じ取る「手」を持っていなければならない．ところが養成校での授業では，例えば脳卒中者の麻痺側上肢が参加したADLへの介入をどのようにするのかを教えていないところも多く，またそのまま就職した先で回復期病棟であれば多くの新採用者がいて十分な実技指導を先輩や上司から受けられずに，非麻痺側を強化するような訓練が続けられている現状もある．結果，対象者の方は積極的に麻痺の回復に取り組むアプローチを受けることなく介護保険へとリレーされていく．

そして介護保険分野では，それまでに十分な機能改善へのアプローチを受けたかどうかにかかわらず，今や「活動と参加」の名の下に機能障害の問題に取り組むことがタブー視される昨今である．

本来，私たち療法士は運動のプロフェッショナルである．中枢神経疾患を持たれた方が自宅での入浴が困難になるとケアマネジャーはすぐに「デイサービスに行って入浴すれば・・」とケアプランを組もうとするが，なぜ入浴が困難なのかを療法士が分析し，例えば「バスボードを用いて非麻痺側への重心移動を行いながら麻痺側の下肢を上げればお風呂の縁をまたげますよ．週2回の訪問リハで療法士を派遣し2週間で解決可能です．」と地域ケア会議等で発言できればその問題は解決できる．そのためには非麻痺側の代償的な短縮が麻痺側の体幹と股関節の活動を抑制しているという神経科学に基づいたクリニカルリーズニングができる療法士を育成していかなければならない．

脳卒中者のADL

さて，脳卒中者のADLを考える時に麻痺していないほうの片手でできるようになってもFIMやバーセルインデックスといったADL評価の点数は上がる．しかし，麻痺側上肢の回復を考えるのであれば，補助手や補助上肢であっても可能な限り麻痺手がADLに参加してほしい．また，非麻痺側上肢で課題ができたとしてもそのスムーズさや質を専門職として追求したいところだが，例えばかぶりシャツは自分で着ることができるが，なんとなく肩のところの服の線が前に来てだぶついていたり，髭は自分で剃れるが顎の下に剃り残しが目立ったり，そして食事は片手でできるが食べこぼしや食べ残しのご飯粒が多かったりといった不器用さがみられるのはなぜだろうか．その理由の一つに姿勢制御機構の問題が挙げられる．姿勢制御機構の問題が残存していると体幹や頭頸部が固定に使われ，知覚的な物品操作や服の張りを感じながらの体幹の動きなどがぎこちなくなりADLの精度を下げることになる．

両手の知覚的な協調動作が行えるためにはまずは姿勢が安定していて両上肢が自由に空間で使えること，そして両手で対象物の知覚情報を探索し，そしてその情報に基づいて対象物を操作することが必要となる．後に事例で紹介するが，例えばかぶりシャツを着るという課題では全身と片手で作り出した服(袖)の張りに対して反対の手を通していくことになるが，そのためには通していくほうの上肢に挙上と水平外転の活動が要求される．それらを補償しているのは体幹が安定して姿勢が保たれていること，そして肩甲帯が胸郭上で主に後傾を伴う安定性を得ていることが重要となる．そのように身体の姿勢制御の安定性が保証された上で，さらに服の張りを知覚したり操作したりという知覚的な操作が要求されるのである．

私たちには専門家としてそれらのどの部分に失敗や問題があって，そしてどこまで改善できるのかといったことを見抜く能力が必要であり，そのためには神経性理学的な知見や解剖学的知識，そして知覚・探索といった心理学・生態心理学的知識も併せ持っておかなければならない．

姿勢制御機構とは？

それでは姿勢制御機構について考えてみよう．重力下での人の動きは脳・脳幹・小脳からの下行路によって制御されているが，手指などの末梢の動きは運動野からの外側皮質脊髄路〈図1A〉が主に制御していて，この経路は錐体で交差してほとんどが対側に下行する．したがって，例えば被殻出血等で左の外側皮質脊髄路がどこかで完全に寸断されれば右手の末梢部分がほぼ動かなくなる．

一方で身体の中枢部分（体幹や近位関節周囲の筋群）は網様体脊髄路系橋・延髄網様体脊髄路,〈図1B〉によって制御されているが，これらの系は皮質網様体路が両側性，網様体脊髄路が同側優位に下行することから，麻痺した側の中枢部分は末梢に比べて早期から適切な知覚情報の入力が行われていれば回復の可能性があると言える．例えば末梢が動かなくても洋服の張りを麻痺側前腕の外側で探索しながら更衣動作を行っていくようなADLの中に恒常的に麻痺側が参加するということが重要になる．この時に少しでも両手が安定して空間で使えるためにはコア・コントロー

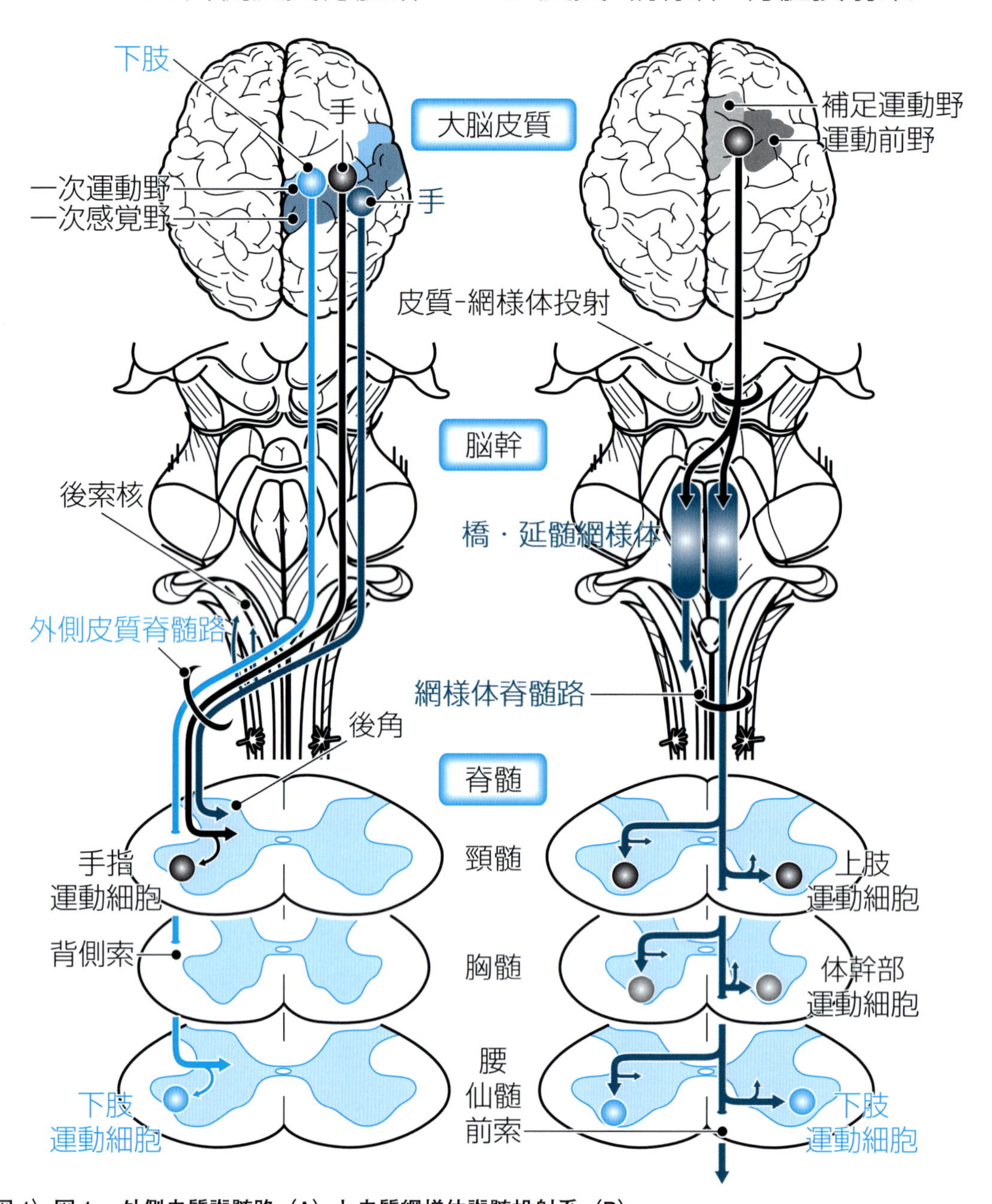

〈図 1〉図 1 外側皮質脊髄路（A）と皮質網様体脊髄投射系（B）
A：外側皮質脊髄路は手足の末梢部分をコントロールしているが錐体で 9 割程度交差し反対側へ下行している．B：皮質網様体路は両側の網様体へ下行し，網様体脊髄路は多くが同側を下行し主に中枢部の姿勢制御系をコントロール[1)]

ルが重要となる．コア・コントロールとは横隔膜・腹部前面筋群・脊柱・多裂筋を中心とした体幹背部筋群・骨盤・骨盤底筋等から構成されるコアボックスを中心とした体幹の制御機構のことを言う．そしてこのコア・コントロールのうち運動開始前に準備される予測的姿勢調整機構（APA's = Anticipatory postural adjustments）をPreparatory APA's（pAPA's）と呼ぶ．

この機構はADLにおいてもとても重要で，例えば物に手を伸ばそうと思ったらその前に準備として体幹や中枢部を安定させる．この機構に何か問題が生じると手を伸ばそうとしても体幹や股関節の準備が不十分になるので症例は恐怖を感じ，主には非麻痺側を代償固定しながら動作することを覚えていく．結果，非麻痺側であっても自由に知覚的な操作を行うことが困難になるのである．

また，立位で行うズボンや上着の着脱，そしてトイレでの方向転換等，抗重力伸展活動や下肢の支持がさらに要求される課題では前庭システムの働きが十分に機能する必要がある．それには足底からの床反力情報や下腿三頭筋からの情報に加え，視覚や三半規管からの入力情報が重要となる．

また意識に上らないような荷重情報は同側性に外側脊髄小脳路を上行するので「探索を伴う荷重」が重要になるが，多くの脳卒中者が早期に下肢の支持性不足を経験しているので非麻痺側の代償固定により「探索を伴う荷重」を避ける傾向がある．そうすると結果的に情報が入らなくなるのでさらに下肢の活動が起こらないという悪循環に陥ることとなる．立位での上肢知覚的操作には土台となる下肢や体幹の姿勢制御機構が坐位より要求されることになるので理学療法士・作業療法士の協業がさらに必要とされる．

【引用文献】

1）高草木薫：姿勢筋緊張の調節と運動機能．Clinical Neuroscience　288：p.735, 2010

【参考文献】

1）柏木正好：環境適応　第2版．青海社，2007

2）山本伸一・他：活動分析アプローチ．青海社，2011

02 ADL における知覚的操作と視覚情報

社会医療法人加納岩 山梨リハビリテーション病院 リハビリテーション部 副部長
日本ボバース研究会 会長 理学療法士 伊藤 克浩

知覚的操作とは？

ADL 項目の中で服や道具を扱う動作では対象物の知覚的操作が必要となる．例えば洋服の袖に腕を通すという課題であれば，服を持った手や体幹で作り出した袖の張りに対して通す腕は反応するので，服を持った手は通す腕と協調して袖の外側に張りを作るための知覚的操作を行わなければならない．

これらの対象物の性質を知覚する，また道具を介して対象物の性質を知覚するためには「ダイナミックタッチ」や「魔法の杖現象」といった探索活動を伴う知覚的な手の動きや道具操作が必要になる．

ダイナミックタッチとは？

ダイナミックタッチとはいわゆる皮膚接触とは違って筋感覚を含む運動性触覚のことである（Turvey, 1996/2001）．例えば，手に持った棒等を振ってみると，直接目で見ることなしに，その対象物の届く距離（Solomon & Turvey, 1988）を知覚できるが，これがダイナミックタッチの働きであると言える〈図1〉．

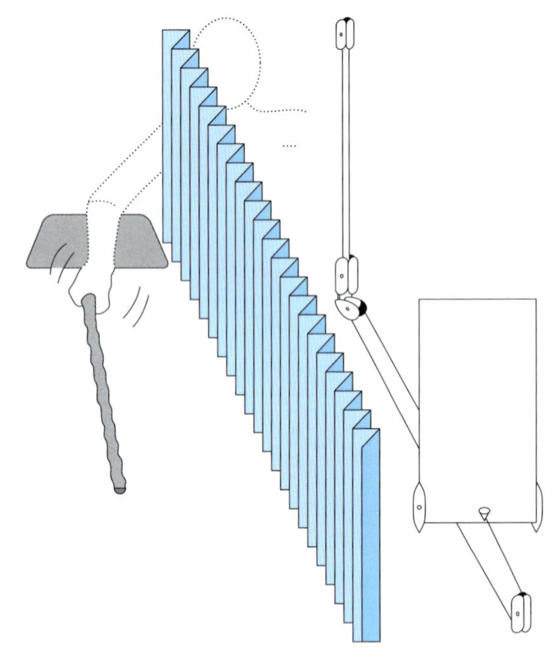

〈図 1〉 ダイナミックタッチ（振ることで長さを知覚する）
棒は振ることで見なくても長さを知覚できる．図は見えないところで棒を振って長さをボードで示している．探索的に振ることで長さだけでなく形状もほぼ知覚できる[1)]．

魔法の杖現象とは？

また魔法の杖現象は「人が棒で何かを触る時，その人は自分の手ではなく棒の先に，その対象物を感じ取る」というギブソンの言葉からわかるように，道具を介してその先の対象の固さや性質を検知できる知覚過程である．例えば私たちは箸で豆腐を触ればその固さや表面の滑らかさまでわかる．

重要なのは振ってみる，押してみるといった能動的で探索的な道具の使用ができ，対象の知覚とその効率的な操作ができるということである．麻痺していないほうの上肢であっても出力優位で固定的な使い方しかできない脳卒中者のADLにおける「粗雑さ」「効率の悪さ」の理由としてこの知覚的操作の問題が考えられる．

これらの出力優位で固定的な身体の使い方は，支持面を知覚して滑らかな運動の切り替えが要求される寝返りや起き上がりといった起居動作においても問題となる．また起居動作は全身運動であることから前述した姿勢制御機構の問題が重なって，非麻痺側はさらに過剰な押し付けやベッド柵を力ずくで引っ張るようなことが起こりやすく，麻痺側の活動の抑制や麻痺側の連合反応による過緊張を助長する．

視覚情報とADL

特に体動が伴うADLでは運動視の関わりが重要となる．例えばベッドに寝ていて起き上がれば今まで見ていなかったベッドの下の靴が徐々に見えてくるといった視覚情報の変化が起こる．

その変化の量やスピードは自分が動いた量やスピードと連動しているのでフィードバック情報と運動の手がかり情報として重要となる．逆に背景の変化が起こらない場合支持面を自分から遠くに感じることがある．

例えば5階のビルの屋上から下の駐車場に停めてある車を眺めていて自分が左右に動いても車と背景（地面）との変化はあまり起こらない．目の近くにテーブルがあると同じだけ動いても背景の変化が大きく起こる**〈図2〉**．

すなわち洋室のようなテーブル等の立体構造が高い（目に近い）位置にある空間では動くための視覚的な手がかり情報が多いと言うことができるかもしれない．

和室で歩くと怖い，麻痺側の足が硬くなる

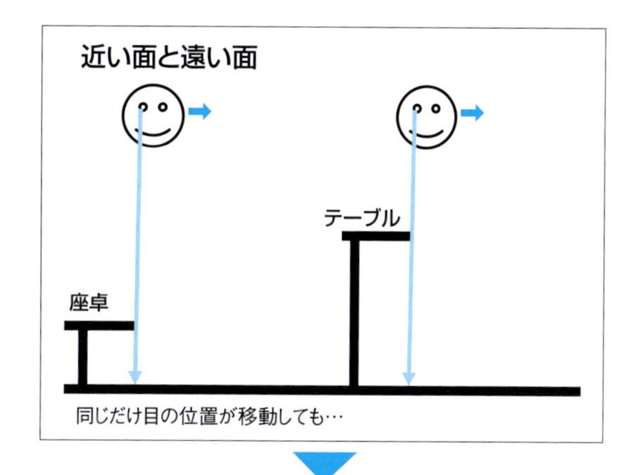

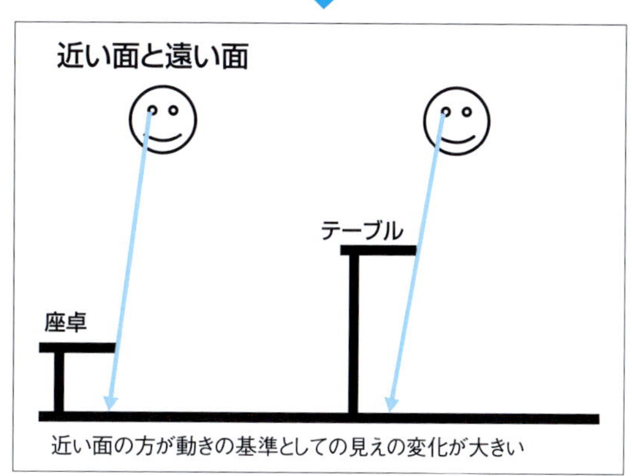

〈図2〉近い面と遠い面との見えの変化の違い
目に近い構造物が作り出す「見えの変化」のほうが大きく変化するので情報量が多いと言うことができる

と訴えられる片麻痺者の方は畳の目の引っかかりや柔らかく不安定感があるといった理由だけでなく，こういった視覚情報の影響が考えられるかもしれない．

そして車椅子の背もたれに背中を押しつけて座っておられる患者さんの多くは運動視の変化が乏しく目の前の地面であっても背景の変化が乏しいので，もしかしたらすぐ目の前の床が5階のビルの屋上から見た地面のように遠く見えているかも知れない．そういう方を他動的に強引に前方に誘導したら恐怖を感じて非麻痺側下肢で地面を突っ張りさらに背中を押しつけるか，アームレストにしがみつくといった反応が起きてもおかしくはない．

身体が動かなくなりスムーズな運動視が難しくなっている片麻痺者の方に見えている世界は私たちとは違うかもしれないと推測できる専門家でありたい.

見えの変化（運動パースペクティブ）とは？

先にも述べたが自分が動くと構造物の位置関係（遠近）によって背景の変化が起こる.例えばテーブルの前に座っている人が立ち上がるとテーブルの向こう側の見えていなかった地面が見えてくる.そして見えていた自分の足が見えなくなる.早く立ち上がれば早く見えてくるし,大きく動けば地面の見え方の変化も大きくなる.この構造物や対象物との位置関係によって起こる見え方の変化を「見えの変化(運動パースペクティブ)」と呼ぶ〈図3〉.

この「見えの変化」の情報は対象物までの距離についても私たちに教えてくれる.例えばコップをじっと見ているとコップの大きさ情報（近いと大きく，遠いと小さく見える）がある程度そのコップまでの距離を特定させてくれるが，左右に動いてみると背景となるコップが置いてあるテーブルの見えの変化がコップまでの距離を止まって見ているときよりもリアルに感じさせてくれる.

もっと大きな移動を伴う運動視の変化では「運動視差」と言われる対象物（構造物）との距離情報も含まれる〈図4〉.

電車に乗って車窓から外を眺めると電車の近くの電柱はビュンビュンと早く自分の横を通り過ぎるが遠くの山はゆっくりと後ろに流れていく.間の建物は近ければ早く，遠ければそれより遅く流れていく，その流れ方がその建物までの距離を教えてくれる情報となる.身近なところでは例えば何歩歩けば自分が座る車椅子まで到達できるかといった距離情報は車椅子までの間に構造物を置いてあげ

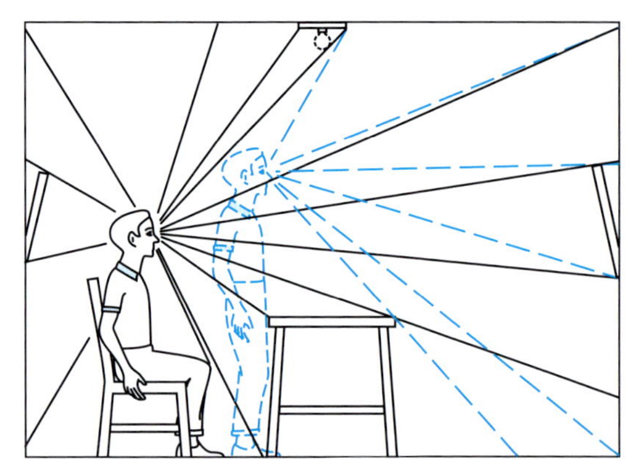
〈図3〉「見えの変化（運動パースペクティブ）」立ち上がるとテーブルの向こうの地面が見えてきて見えていた自分のつま先が見えなくなってくる.その量やスピードは自分の動きの量やスピードと連動する[1)]

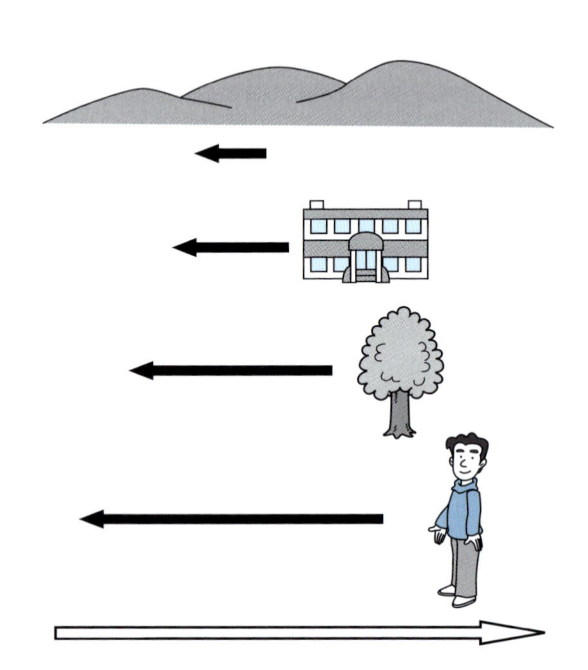
〈図4〉「運動視差」自分が動くと自分から近い物は早く動く.遠くの山はゆっくり動く.間の構造物は位置関係のよって動き方が変わる.その変化の量が自分からその構造物までの距離を特定させる情報となる[1)]

て横に動けばリアルに感じられる.逆に言えば姿勢や頭部を固定的にしている片麻痺者がまだ車椅子まで随分距離があるのに手を伸ば

そうとする行為もこういった運動視の問題から生じているのかもしれない.

肌理（きめ）の変化情報とは？

地面や壁，そして側壁には肌理が描かれている.〈**図5**〉には下のほうに「祖」，上のほうに行くに従って「密」の肌理の変化が描かれているのでこの図を見ると実際は平面の図でありながら地面のような奥行きが感じられる．この肌理情報は実際の環境では面に目を近づけると差が大きくなる．例えば横断歩道を高いところから眺めると手前と奥側の肌理（幅）の違いは少なくなる（太さが同じに見える）が，横断歩道の手前にしゃがみ込むと手前は太く，奥側は細く見えてその差が大きくなる.

病棟の廊下を歩いていて廊下の壁に近づくと各部屋の入り口が作る肌理の変化は大きくなる（近くの部屋の入り口は広く見え，奥の部屋の入り口は狭く見える）．そういう意味では廊下の壁際を歩いたほうが自分の部屋までの距離がわかりやすくなると言えるかもしれない.

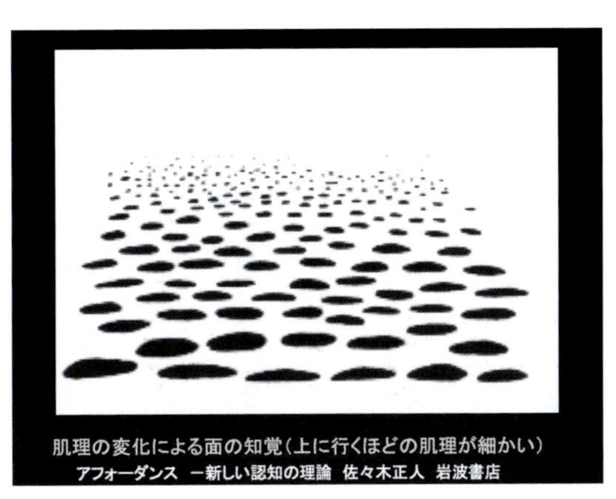

〈図5〉「肌理の変化」下が祖，上に行くに従って密な画像は地面のような奥行きを感じることができる．リアルな地面ではこの肌理の変化の傾きが対象物までの距離や対象物の大きさの情報を補完する

輪郭の変化も肌理の変化

先ほどの話の続きとなるが廊下を歩いていて，自分の部屋の前に来た時，そこから見える廊下の突き当たりの窓の大きさはその部屋の前にいる位置の特定情報となる．手前の部屋の前からはその窓はもう少し小さく見えるし，先の部屋の前からはもっと大きく見える．そしてその突き当たりの窓が大きくなっていくスピードは自分が進んでいるスピードを特定させる．歩いていても車椅子で進んでいてもゆっくり進めばゆっくり窓が大きくなるし，早く進めば早く大きくなる.

すなわち自分がどこにいるか，そしてどの位のスピードで進んでいるのかを教えてくれる情報であると言える．この肌理の輪郭の情報は移動のみならず，例えばラーメンのスープを飲もうと口をどんぶりに近づければどんぶりの輪郭が大きく見えるし，遠ざかれば小さく見える．様々な動作で運動視の変化情報は自分の動きを筋や関節から，そして前庭からの入力情報を補完するのである．逆に言えば，動けなくなればなるほど情報変化は少なくなり，そしてまた動くための情報を失わせていくのである.

オプティカル（オプティック）フロー

歩いていても乗り物に乗って前に進んでも周りの世界は流れていく．前に進めば後ろに，後ろに進めば前に流れていく．流れずに拡大するのは目標（目的地）だけである．身近なところでは視覚誘導性自己運動知覚（ベクション）という現象がある．止まった電車に乗っていて隣の電車が動き出すと自分が動いているような錯覚に陥る現象である．そのくらい視覚（オプティカルフロー）情報の変化は動物にとって三半規管や筋からの情報よりも優位であると言えるのかもしれない.

【引用文献】
1）佐々木正人:アフォーダンス－新しい認知の理論. p.69, 岩波書店, 1998

【参考文献】
1）柏木正好：環境適応　第2版. 青海社, 2007
2）山本伸一・他：活動分析アプローチ. 青海社, 2011

03 起居動作 ―寝返り・起き上がり―

社会医療法人加納岩 山梨リハビリテーション病院 リハビリテーション部 副部長
日本ボバース研究会 会長 理学療法士 伊藤 克浩

支持面への不適応

起居動作で重要なことは先に書いた姿勢制御機構の問題や支持面への不適応により背臥位姿勢からすでに問題が起きているということである．これらに問題を持つ多くの方が非麻痺側の上下肢や頭部で支持面となるベッド面を押し付けるか，または内部固定を強めてベッド柵にしがみつく…といった背臥位での不適応姿勢を示す〈写真 1〉.

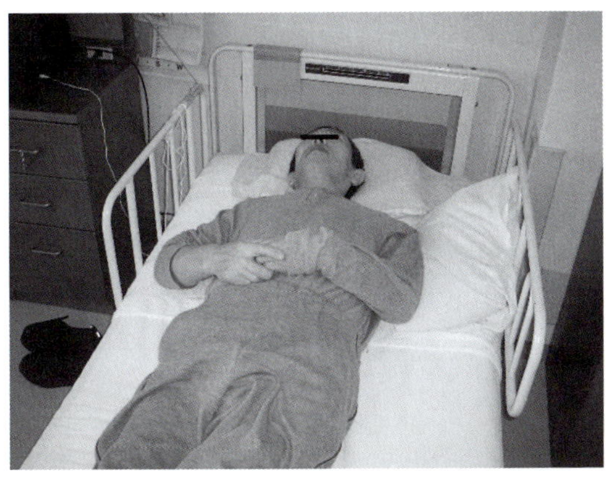

〈写真 1〉回復期に支持面への不適応を示す症例．後頭部や右肘・背部でベッド面を押し付けている．結果麻痺側体幹の活動が抑制される．

背臥位姿勢は一見支持面が広く安定した姿勢に見えるが身体の各部位は船底型の形状をしている．後頭部も胸郭も仙骨部分も，そして下腿後面もそれぞれは船底型の形状であり，良く言えばどちらにでも動きやすい形状をしているとも言えるが，それぞれをつなぐ部分が低緊張等で連結を失えば，どちらにも転がりやすい不安定な形状であるとも言える．私たちは正常な姿勢筋緊張で各部位間が適度に連結しているので支持面を広く持ち，安定してリラックスした背臥位を取れる．しかしながら体幹や股関節，そして肩甲帯周囲の連結を失った片麻痺者の方はその不安定さから支持面への不適応反応を呈する場合がある．

そのような不適応姿勢としての背臥位から寝返ったり起き上がったりしていこうとすると，非麻痺側の過活動や過剰固定，そして押し付けにより本来働くべき中枢部の抗重力屈

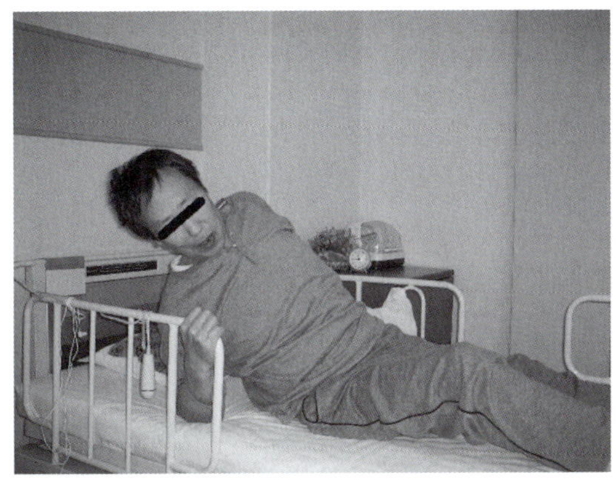

〈写真 2〉支持面への不適応姿勢（背臥位）から非麻痺側でベッド柵を引き込んで寝返り・起き上がりを行うと体幹の抗重力屈曲活動や肩甲帯セット（前鋸筋で前方に安定する反応）が起きにくくなる．結果、麻痺側上肢が取り残される．

曲活動は抑制され，麻痺側の上肢には連合反応が生じたり，麻痺側下肢が伸展して突っ張ったりといった状態に陥りやすい．この状態からの起き上がり動作は，効率が悪く，そしてその後の座位での活動にまで悪影響を与えてしまう．結果として麻痺側上肢は取り残され，非効率な動きや麻痺側の肩の痛みの問題が生じる〈写真 2〉．

支持面への不適応への対処

はじめに背臥位での支持面への適応の促し方について紹介する．本来は不適応を起こしている理由（姿勢筋緊張の異常・知覚障害）によって個々に介入方法を変えるべきだが，代表的な方法を提示する．

まずは背臥位でどこを押し付けているかを的確に評価しながら支持面と接する背部に動きを入れて過緊張反応を軽減させる．多くの方が身体背面で反り返るような反応を示す場合が多いので胸郭下部前面に手を添え，呼吸を感じながら吸気の時に浮き上がった下部肋骨を支持面に下ろしていき，接地したら横に動きを入れて軟部組織や背面の皮膚の適応反応を待つ〈写真 3〉．

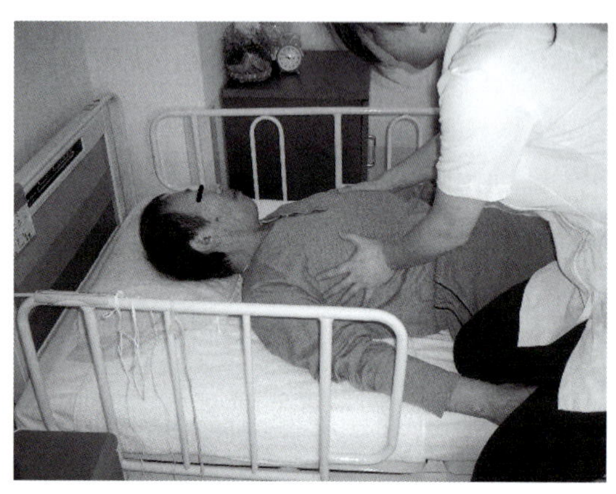

〈写真 3〉背臥位での支持面への適応を促す．胸郭に手を当て呼吸に合わせて反り返りや押し付けを軽減させ、背部に動きを入れて支持面の知覚探索を促す．

背臥位での反り返りが軽減したら頭部挙上時や肩甲帯セット時の予期的姿勢調整機構の促通等を行った後，実際の寝返り・起き上がりの誘導を行う．肩甲帯セットとは背臥位での抗重力屈曲活動に必要な肩甲帯周囲の連結であり，前鋸筋の活動を伴う肩甲骨の外転方向への安定性であるが，多くの症例が非麻痺側上肢による支持面への押し付けや柵を引き込む動作を先に学習してしまうためにこの肩甲帯セットを失いやすい．

起き上がり動作の誘導

実際の起き上がりの誘導では，麻痺側が地面から離れてくることに伴って起こる非麻痺側背面からの知覚情報が正しく変化するように誘導する．その際，非麻痺側上肢での押し付けや引き込みが起こらないように丁寧に誘導し，それらの動作を繰り返し，楽に寝返ることが，そして起き上がることができることを何度も経験し，運動学習を促す〈写真 4〉．

その際，02 項で述べた視覚情報の変化も考慮する必要がある．正しい運動に伴ってベッドの下の地面や靴が徐々に見えてくるよ

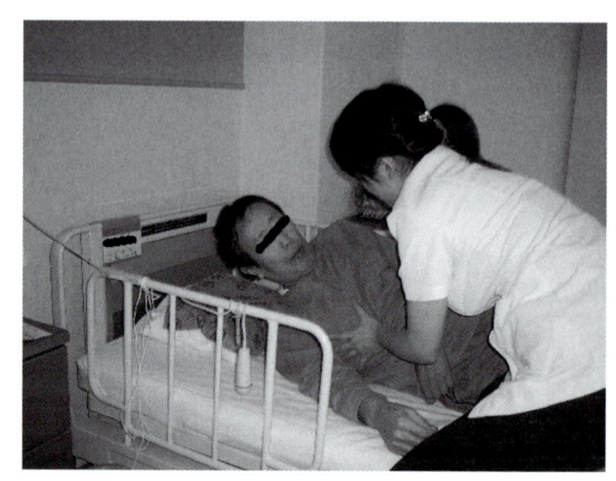

〈写真 4〉寝返り・起き上がりの誘導．支持面に適応した背臥位から抗重力屈曲活動を促通する．その際、次の支持面になる右の胸郭背部からの床反力情報が正しく知覚できるように促し運動学習につなげる．

うな「見えの変化」が起こることも重要な運動の手がかり情報，そして運動学習のためのフィードバック情報となる．

また，チャンスがあれば麻痺側からの感覚入力頻度を増やすため，そして特に中枢部の不活性による筋萎縮を防止するためにも麻痺側への寝返り動作や麻痺側からの起き上がり動作が早期から行われることが望ましい．回復期リハビリテーション病棟の病棟基準確保に必要な「日常生活機能評価」は元々，看護必要度のB項目評価を改変したものであるため，麻痺側の参加の有無は評価されない．そして平成28年度診療報酬改定では回復期リハビリテーション病棟のFIM指数によって7単位目以降が包括されることになった．そのため多くの施設でFIMの点数改善に取り組むことになったが，FIMの運動項目も麻痺側の参加とは関係なく自立度に照準が当てられている．そのため多くの回復期リハビリテーション病棟において，非麻痺側上肢だけを使ってベッド柵を引っ張って起き上がるようなADLの自立だけを目指したアプローチが行われているのが実情である．

私たち療法士は運動の専門家として目の前の片麻痺者の潜在能力を分析し，可能であればどちらにでも寝返ることができる，そしてどちらからでも起き上がれることができるといった起居動作再獲得への介入を試みたい．

【参考文献】
1）柏木正好：環境適応　第2版．青海社，2007
2）山本伸一・他：活動分析アプローチ．青海社，2011

04 食事動作・排泄

社会医療法人加納岩 山梨リハビリテーション病院 リハビリテーション部 副部長
日本ボバース研究会 会長 理学療法士 伊藤 克浩

食事（摂食嚥下）の先行期

先行期とは食物を口に入れる前の過程であり，言語聴覚士との協業として嚥下機能まで考慮した食事動作について考えるのであれば，先行期の食器操作が嚥下に重要な影響を及ぼすことを知っておきたい．本来，食物の臭いや色，食物の感触（抵抗・なめらかさ・固さ・サクサク感等）により口腔内の準備や唾液の量が調節されるので，過去の経験にも基づくが，スプーン等の知覚的操作が重要となる．例えばレモン味のシャーベットを食べる時にはカップを持ってスプーンですくい取ることになるが，シャーベットの香り，そしてスプーンが「サクッ」と入っていく感触が唾液の量を準備するのであればカップを持つ手，そしてスプーンを操作する手の知覚的操作が嚥下機能にも影響を与える可能性がある．

食事動作での両手の協調動作

食事動作で重要となるのは両手の協調動作となる．麻痺手で食器が扱えなくなると非麻痺側上肢片手で食事を取るように課題変更される場合が多いが，可能であれば補助上肢としてでも両手動作として麻痺側上肢が参加することを働きかけたい．また，非麻痺側上肢での食器操作も拙劣で，嚥下の失敗や食べこぼし等につながってしまっている場面をよく目にする．

それらを解決するためには，非麻痺側上肢であっても知覚的な食器の操作ができているかどうかを評価する必要がある**〈写真 1〉**.

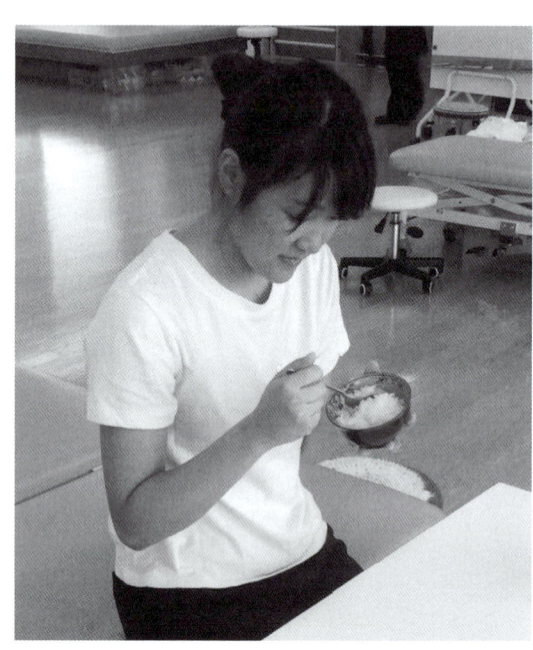

〈写真 1〉スプーンでご飯をすくう動作。右手のスプーンでご飯に加えた力に対してお椀とお椀を持った左手が反応するといった両手の協調操作が重要となる.

例えばスプーンでご飯を食べる課題では，スプーンがご飯の物量中心を検知してまとめ上げ，ご飯に加わった力をお椀が受け止める要素が必要であり，うまくスプーンを操作できないとお椀が倒れてしまう．そのため，底が広い食器で滑り止めを使うという補助具を使った取り組みが行われるが，私たちは専門職なのでそういった環境設定を変更する前に，どこで失敗して普通のお椀で食べられないのかを分析する必要がある．

そこには補助上肢としてお椀を麻痺側上肢で扱う時に必要な知覚的要素も含まれている．

たとえ麻痺手にお椀を把持できる程の随意運動がなくても，非麻痺手でご飯に加えられた力を麻痺手や麻痺側前腕で検知できて，そしてその力に協調的に反応することができれば，ご飯をすくい取ることが可能となる．もちろん非麻痺手はその受けてくれた麻痺側上肢の反応に協調するようなスプーン操作になるよう誘導される必要がある．

この物量中心を検知してすくい取る知覚探索課題において，スプーン操作より難易度を下げた課題としては「お手玉集め」や「新聞まるめ」などの課題がある．お手玉集めは両手で数個のお手玉を集めてすくい取るといった課題だ．右手でお手玉の集合体としての物量中心を検知して左手に入れ込む，そしてまた左手でも物量中心を検知して右手へ入れ込む．両手でお互いに物量中心に加えた力を受け止めあえると，お手玉の集合体はまとめ上げることができる．そしてその物量中心の下に手のひらを入れ込むと両手ですくうことが可能となる．

テーブルの上等でこの課題を行う際には，加えた力に対する摩擦の量を調節するためバスタオルや人工芝の上で行うと加えた力に対する変化の情報量が多くなる．

実際のスプーン操作においてもすくい取る対象によって情報量が異なる．あずき等は力を加えるとすぐに動いてしまうので，粘性がある実際のお米や水を含ませたおがくず等で練習したほうが手は反応しやすい．そしてスプーンが対象に加えた力がお椀に伝わり，その力に対してお椀を持った手は反応しなければならない．

スプーンや箸の口へのリーチ

次に，すくい取った食物を口に運ぶ際には，通常の前方へのリーチよりさらに肘が前に出たリーチが要求される．なぜなら口に運んだスプーンや箸には，操作するための空間が必要となるためである．スプーンの場合にはスプーンの先が正面から口に向かう必要がある．非麻痺側であっても橈側優位でスプーンを握り込んでしまうような方では，スプーンの側面から取り込むことになってしまうので，食べこぼしや頸部過伸展によって飲み込みにまで悪影響を与える場合がある．

また，正面からスプーンが入ったとしても上顎（上唇・上の歯）が食物を取り込むためには，頸部の屈曲と前に向かう反応が必要になるので姿勢の安定が重要な要素となる〈写真 2〉．

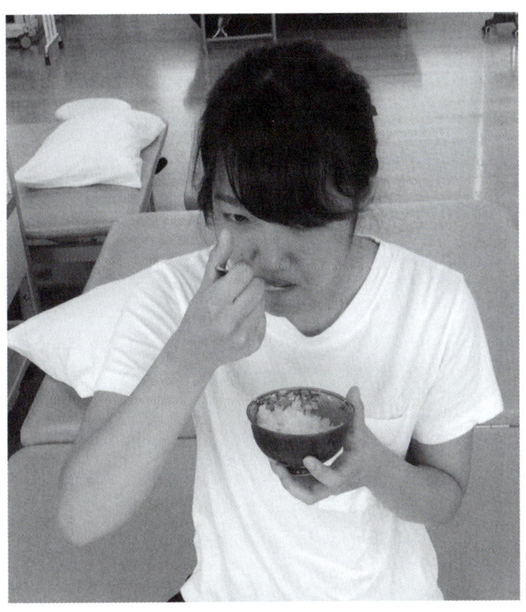

〈写真 2〉ご飯の取り込み．スプーンの先が口に向かい上唇でご飯を取り込む．スプーンの操作ができるよう肘が十分前に出たリーチが必要となる．

食器や食物へ向かう反応

さらに，汁物などの場合，頭頸部自体が前に迎えにいく反応が重要になる．座位であれば股関節屈曲と骨盤前傾が必要となり，両下肢をしっかりと支持させてその上の体幹にも柔軟性と安定性が要求される．車椅子上で食事を取られる方は，最低でも車椅子のフットレストから足を下ろして重心を前方に移行した際に両下肢の支えがしっかりと実現し，姿勢コントロールにとって有利な座位姿勢の設定および練習が必要となる．

排泄時の姿勢の問題とその対処

排泄では腹腔内圧のコントロールが要求されるためコア・コントロールがさらに重要となる．排便の際には肛門直腸角（寝たり立ったりしている時は，恥骨直腸筋と浅部肛門括約筋の働きにより直腸と肛門のなす角度は鋭角で，直腸に便が溜まっても体を伸ばしていると安易に出ない仕組みになっているがトイレにしゃがんだ姿勢では体を前に折り曲げるためこの角度が鈍角になり便が出やすくなる）が排便しやすい角度になる前傾座位（一般的にはロダンの考える人像の姿勢が最も適していると言われている）においてコア・コントロールにより腹腔内圧が高まった状態で肛門括約筋が選択的に弛緩することで排泄が行われる．肛門直腸角は背臥位では鈍角になるために，背臥位では元々排便することは難しいということが言える．また，排便時の座位姿勢は便座が大腿後面支持での前傾座位が要求されるため立位から座っていく過程が重要となり，さらには臀裂を開いて肛門部を露出するための座位での骨盤のコントロールも重要となる．便座上での前傾座位が安定しない症例では最近次のような介護用品が使われることもある〈**写真3**〉．

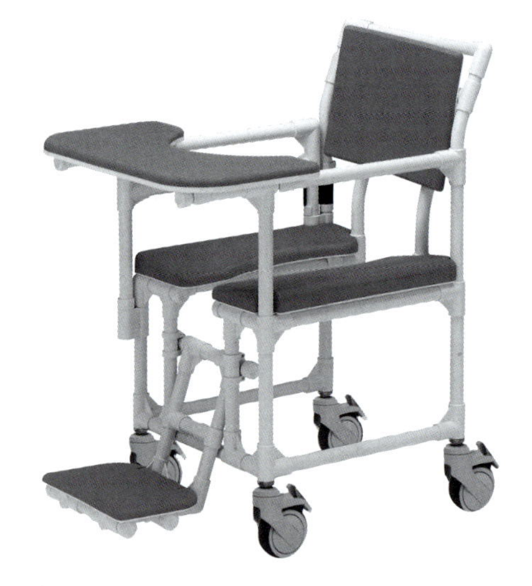

〈写真3〉前傾座位が安定しない場合に使われる介護用品

【参考文献】
1）柏木正好：環境適応　第2版．青海社，2007
2）山本伸一・他：活動分析アプローチ．青海社，2011

05 更衣動作・入浴・整容動作

社会医療法人加納岩 山梨リハビリテーション病院 リハビリテーション部 副部長
日本ボバース研究会 会長 理学療法士 伊藤 克浩

更衣動作での知覚的操作

更衣動作で重要な知覚情報は，服の「張り」である．この張りは布や紙などの対象物を扱う際に重要な知覚情報となり，手指や身体でこの張りを検知しながら扱えることが更衣動作ではスムーズな着替えや身だしなみにつながる．更衣動作での身だしなみという意味では，シャツの肩のラインが随分肩より前にあってだぶついていても平気だったり，靴下の踵の部分がかなりずれていたりしても平気，もしくは気づかない症例を目にすることがある．

療法士はそういった症例をずぼらな性格と決めつけず，上着であれば体幹や肩甲帯が洋服の張りに反応しきれているか，靴下であれば足（踵）が靴下の張りに反応して動いているかをよく分析し介入する必要がある〈図1〉．

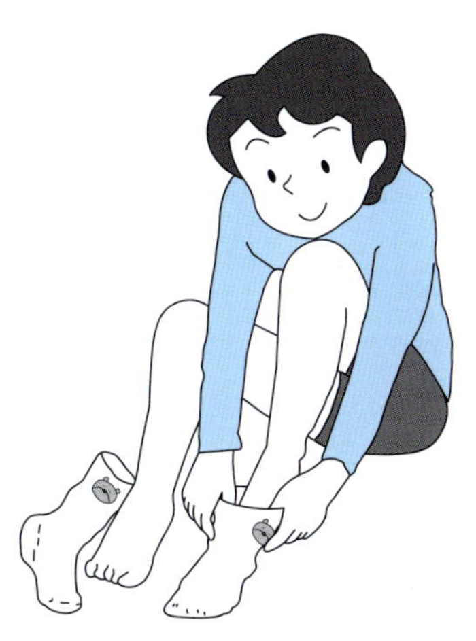

〈図 1〉 靴下を履く動作．靴下の張りに対して足が入っていく反応が重要．踵の部分の生地が一番長く移動するので踵を出していくような背屈反応が重要となる．

かぶりシャツの着脱

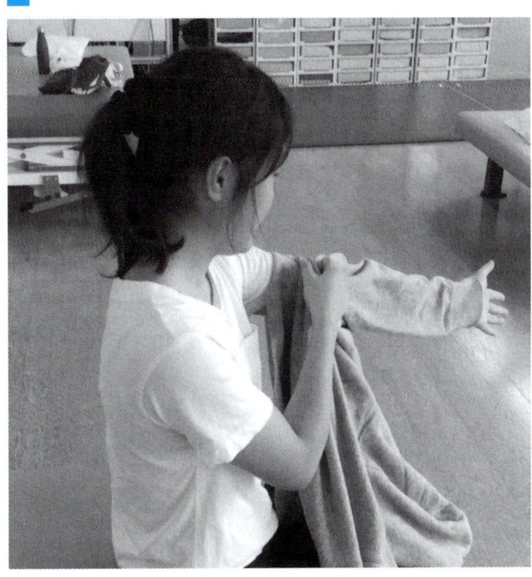

〈写真 1〉 かぶりシャツの袖に腕を通す動作．右手で作り出した袖の張りに左手は反応する．この場合、右手は内側から張りを作っているので袖の外側に左手は反応する．十分なリーチと外転の反応が重要となるので体幹伸展と肩甲帯の安定性が要求される．

まずはかぶりシャツの着脱について考えてみよう．健常人でも頭を先に通して両手を通す人と，先に両手を通す人がいると思うが，いずれにしろ袖に手を通す時には袖の張りに手は反応する．左手を通す時には右手でどこかを持って張りを作りその張りに左手は反応する**〈写真 1〉**．多くは右手で袖の内側を持つことが多いので張りは袖の外側に作られ，左手は袖の外側の張りに沿って袖の中を通っていくので，左上肢の反応は外転もしくは水平外転方向に向かって起こる．重要なことは

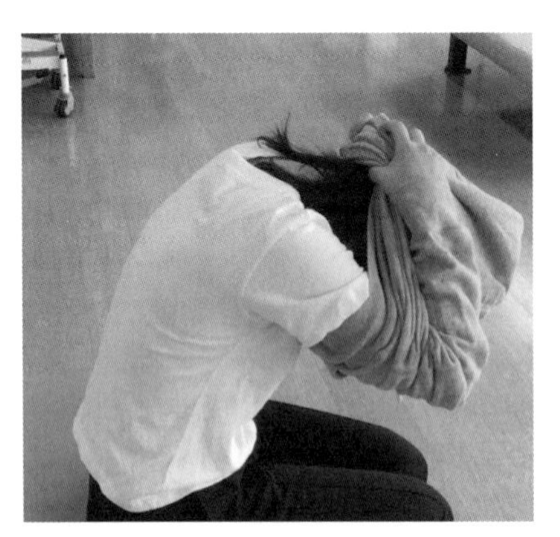

〈写真 2〉かぶりシャツをかぶる動作．両手で作り出したシャツの形状（穴）に頭が向かっていって入っていくような反応が必要．その際に両下肢の前方支持が要求される．頭はかぶりシャツの背面の張りに反応して首の穴に向かっていく．

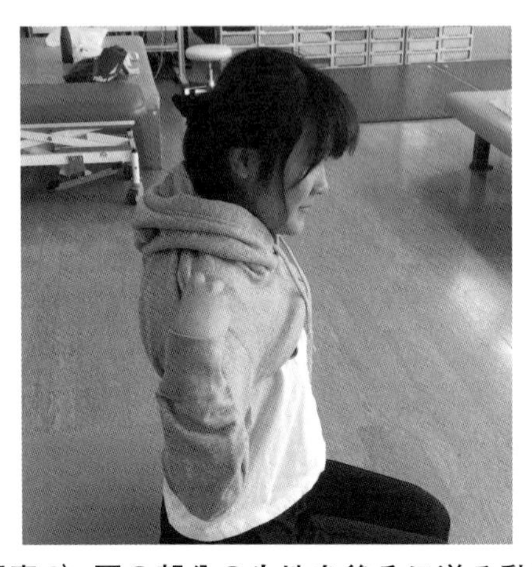

〈写真 3〉肩の部分の生地を後ろに送る動作．肩甲帯の後方への動きと体幹の伸展が要求される．これがしっかりできないと生地が肩の前に溜まってだらしのない着方に見える．

穴の中心の抵抗のないところを通すという反応ではないと言うことだが，症例の多くが非麻痺側であっても張りを作るというよりは橈側優位な過緊張状態の非麻痺手でちょこちょこと袖をたくし上げようと努力的に手を動かしているため，張りに対して麻痺側上肢が反応するといったことが起こり得ない．療法士はこれらの両手の協調動作による張りを扱うための動作の失敗を分析し，そこに介入することでスムーズな更衣動作の獲得と身だしなみの改善を図る．

また，首を通す時には張りに合わせて頭が前に向かう反応が必要であり**〈写真 2〉**，背中の部分を下に落とすためには体幹の伸展が必要であり**〈写真 3〉**，そして肩の部分を後ろに回すためには肩甲帯の動きが重要**〈写真 4〉**となるが，症例の多くが姿勢制御の問題から体幹や頸部，そして非麻痺側の肩甲帯を固定的に使うため，滑らかにかぶりシャツを着ることが難しくなる．

具体的な事例への介入は最後の 06 項で紹介したい．

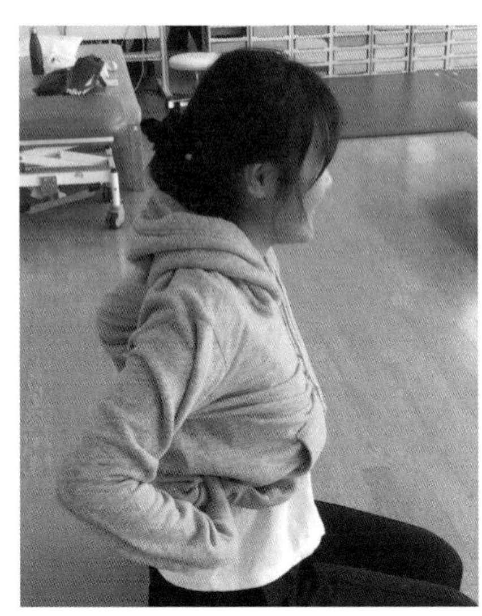

〈写真 4〉かぶりシャツの背中の生地を落とす（下ろす）動作．背中が屈曲していると背中の張りを逃がせないため生地を下ろしにくくなる．体幹の伸展が重要．

ズボンの着脱

ズボンの着脱もまた履く側（骨盤・下肢）の身体反応が重要となる．実際の臨床場面では，座って足を通した後，なんとか立って非麻痺側上肢でズボンをたくし上げる方が多いのが実情だが，本来は骨盤自体がズボンの張りを感じながら反応するべき動作である．さらに臀部の後ろが最も布が移動するので，それに合わせた骨盤の反応が重要となる．例えばゴムの入ったジャージは比較的腰の部分に張りがあるので片手でも操作がしやすいが，それでも本来はお尻の部分をしっかり上げようと思ったら，骨盤は前に反応してゴムの部分に張りを作るような反応になるべきはずである．

さらに立ってズボンに足を通す動作では，手で布の張りを作り操作し，抵抗を感じながら逃がす方向に足は反応する〈図 2〉．上肢には服に張りを作る知覚的操作（ダイナミックタッチ）が実現できる選択運動が重要となる．また片足で立って裾に足を通すのであれば，片足バランスはもちろんのこと，空間で選択的に足の動きをコントロールするためのコア・コントロールが重要となる．

〈図 2〉のような前が開いたズボンやジーンズの場合は，ゴムの入ったジャージ等に比べて腰の部分の張りが乏しくなる．そのため大腿外側をしっかり開いて張りを作るような下肢の反応がないと手を離したとたんにストンとズボンが落ちてしまうのでさらに難しい課題となる．

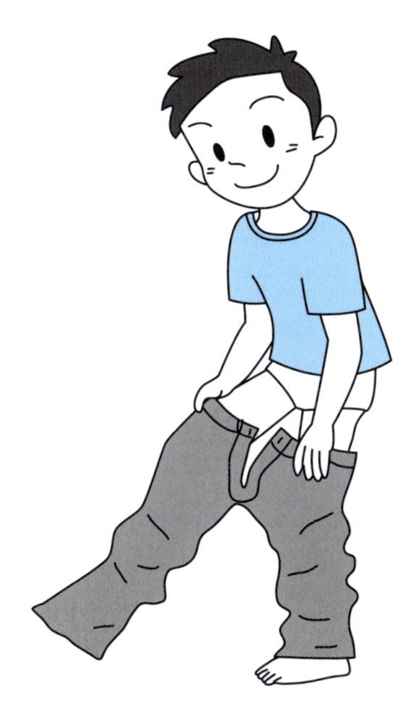

〈図 2〉 立ってズボンを履く時には片足で立って足でズボンの張りを操作しながら足を通すという高度な知覚探索課題と姿勢制御能力が要求される．

靴下の着脱

靴下を履く動作では足部が靴下の張りを感じながら張りを操作するような反応が重要となる．つま先を入れる時にはつま先が靴下のつま先部分の張りに対して入っていくような反応が重要となる．また，踵を通る経路が最も布が移動するので，それに合わせた足関節・足部の反応（背屈しながら踵が入っていくような反応）が重要となる〈図 1〉．

靴下を操作する上肢には靴下に張りを作る知覚的操作（ダイナミックタッチ）が実現できる選択運動が重要となる．また空間で選択的に足の動きをコントロールするためのコア・コントロールも重要となる．立位で靴下を履く際にはズボン同様片足立ちのための立位バランスが要求されることは言うまでもないが，身体の最も末梢同士（手先と足先）が出会い，さらに知覚的操作ができるために余裕を持ってリーチが到達できなければならないので，ハムストリングス（大腿二頭筋）を筆頭とした二関節筋群の長さが保証されている必要もある．

洗体動作

入浴における洗体動作では洗う側の上肢

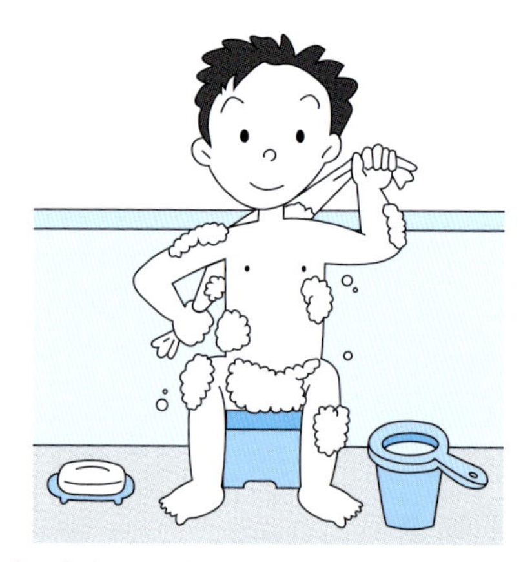

〈図 3〉 背中を洗う動作．擦られている部分の反応が重要．止まっていても背中と背中の皮膚は擦る方向とは反対方向に反応している必要がある．

の操作も重要だが，それ以上に洗われる側の身体の反応が重要となる．例えばタオルで腹部を擦ろうと思ったら擦られる側の腹部はある程度の張りを作っておかなければ洗えないので，姿勢が安定して抗重力伸展を保てること，腹部の皮膚や軟部組織，そして腹部筋群に腹腔内圧を高めて張りを保つためのコア・コントロールが要求される．擦る側のタオルを持った上肢はその張りに対して操作を行うことになるので，例えば右から左にタオルで腹部を擦ろうと思ったら，腹部は擦られる方向に持って行かれないように，たとえ止まっていたとしても右に向かう反応が起きなければならない．同様に両手でタオルを持って背中を洗おうと思ったら，背中の皮膚はどこに一番タオルが当たっているかを検知しながら，上記と同様にタオルの動きに対抗した反応を起こさなければならなくなる **〈図3〉**．それには両手の知覚的操作と背中の皮膚反応，そして姿勢を安定させるための姿勢制御機構の働きが重要となる．

整容動作（洗顔）

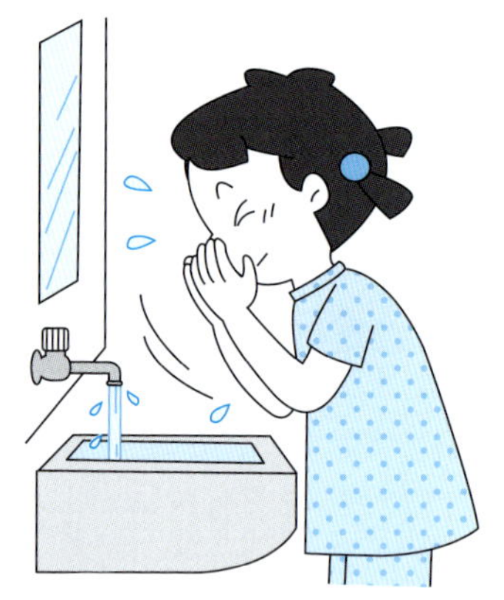

〈図 4〉 洗顔動作．顔が手のひらに向かう反応が重要．水を扱う知覚的操作が要求される．

次に整容動作について考えてみよう．

洗顔動作における姿勢制御の重要性は，食事を口が迎えにいく，かぶりシャツに頭を通す動作と同様に，前に向かう反応が重要となる．両手で水をすくって顔が洗面台や蛇口方向に向かって迎えにいく反応が要求されるので，体幹の前傾姿勢と座位であれば両下肢の支持性が重要となる **〈図4〉**．

水や空気を扱う活動において対象となる水や空気には「流れ」がないと知覚的に検知しにくいという特性がある．そのためある程度速いスピードで道具や手を動かすことが要求される．お風呂のお湯をかき混ぜる，うちわで扇ぐ，みそ汁をまぜる等の課題がそれに該当するが，洗顔動作でも両手で水をすくい上げて顔が迎えにいくという動作はある程度のスピードが要求される．上肢帯には肩甲帯の前突，肘のコントロール，前腕の回外等選択的な動きが必要となる．

整容動作（ブラッシング・歯みがき）

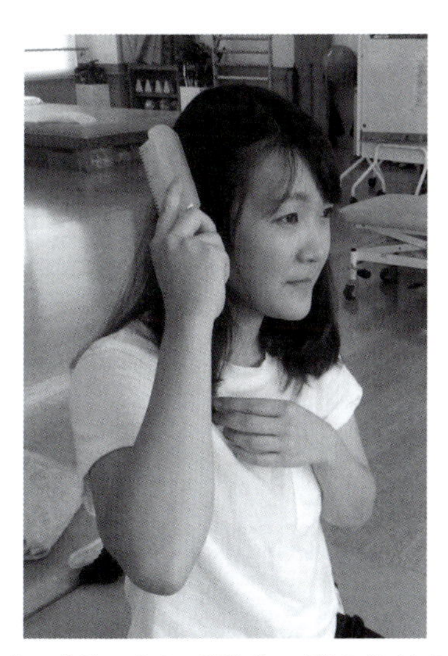

〈写真 5〉ブラッシング動作．髪の作り出す抵抗にブラシ（ブラシを持つ手）が反応する．ブラシを後ろに持っていく時は動いていなくても頭は前方に反応する．頭頸部の安定性が重要となる．

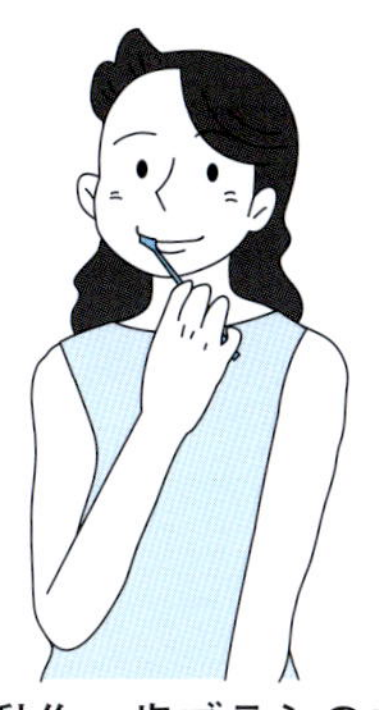

〈図 5〉歯磨き動作．歯ブラシのブラシのテンションに歯（頭部）が向かう反応が重要．頭頸部コントロールが重要．

ブラッシングでは髪の毛の抵抗を知覚してブラシを動かす要素とブラシに対抗した髪の毛（頭部）の反応が要求されることになる．ブラシを後頭部に向かって動かす時にはブラシが作り出す髪の毛の抵抗に合わせて頭は前に反応するといった要素が必要となり，安定した頭頸部コントロールが要求される．鏡を使わなければ視覚情報なしで上肢操作を行うことになるので知覚的操作としては難しい課題であるとも言える〈写真 5〉．

上記の安定した頭頸部コントロールは歯磨きでも要求される．歯ブラシの毛の張りを検知して歯（頭部・下顎）が反応するといった要素が必要となる〈図５〉．

整容動作（ひげ剃り・クリーム・口紅など）

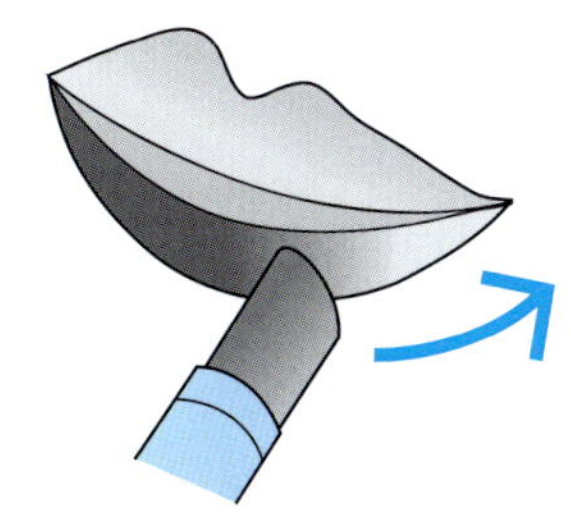

〈図 6〉リップクリームや口紅を塗る動作．唇に張りを作る表情筋の活動とスティックの作り出す力に対抗した唇の反応が重要となる．図のように左方向に塗ろうとする時には唇は右に反応する．

同様に，ひげ剃りでは顔面の皮膚に張りを作りながら剃られる側の頭部・下顎の動きが保証されていなければならない．同様に顔にクリームを塗ったり唇に口紅を塗ったりする課題でも，塗られる側の顔面の皮膚や唇に張りを作るような皮膚・表情筋の反応を保証する頭頸部コントロールと手指の知覚的操作が要求される〈図６〉．

治療的介入ではこれらのスプーンを迎えにいく口，着させられる体幹，洗われる背中，洗われる顔面，とかされる髪（頭部），磨かれる歯（頭部），塗られる頬や唇（頭部）の反応を促すために道具操作を行う手を故意に止めて，頭部や体幹の反応を待つような場面が有効な場合もある．

症例ではこれらの反応が不十分な方が多く，歯ブラシやひげ剃りを力任せで粗雑に扱い頭頸部は固定的に，ということが起きやすいので磨き残しや剃り残しが「なんとなくだらしない」といった印象を周りの人に持たせる．これらはADLの評価表では自立と扱われるが，私たちは専門職としてその精度や効率性についても分析し，改善できるものには取り組むといった姿勢で臨みたい．

【参考文献】
1）柏木正好：環境適応　第2版．青海社，2007
2）山本伸一・他：活動分析アプローチ．青海社，2011

06 介入事例紹介 ―更衣動作―

社会医療法人加納岩 山梨リハビリテーション病院 リハビリテーション部 副部長
日本ボバース研究会 会長 理学療法士 伊藤 克浩

症例紹介

50代男性．脳梗塞後左片麻痺の症例．歩行は杖なしで自立．ADLは右手を使ってすべて自立されていた．左上肢の動きは**〈写真1〉**のように小さい物の掴みはなしも可能だが，長く続けると痙性が増大してきて指の伸展が困難になってくる．また右手を過剰に使ったり，右手での知覚的操作の失敗が起きたりすると連合反応で左肘の屈曲を伴う痙性の増大が起こる症例であった．

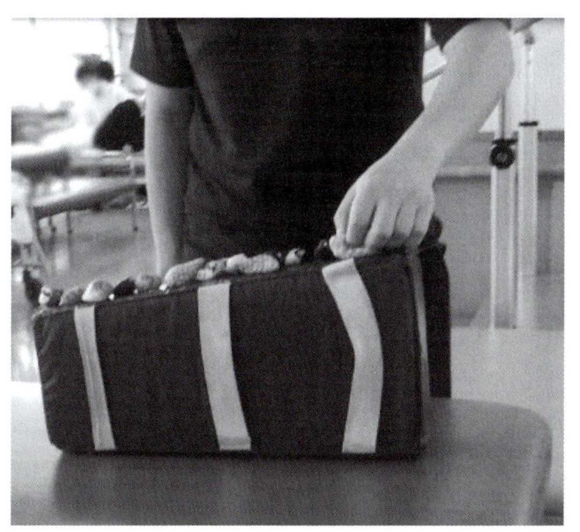

〈写真1〉小さい物の掴みはなし

更衣動作（かぶりシャツ）介入前

まず「左腕を袖に通す」のではなく「左袖を左手に着せる」動作になっている**〈写真2〉**．右手は橈側優位で力任せに袖を引き上げている．かぶりシャツの生地の張りを右手で検知することが困難なので袖の外側に張りを作るような操作になっていない．そのため左手が張りの方向（外側）に反応できず，緊張が増大し肘が屈曲してくる．それにより，さらに袖を肩の方向に上げてくることが難しい．

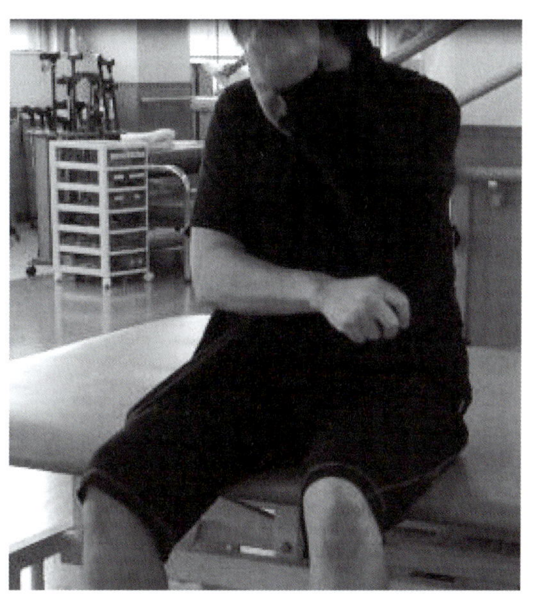

〈写真2〉左腕を袖に通す場面

袖を通す場面ですでに左上肢の屈曲が強まり，肩の近くまで袖が通っていないのに両手で頭を通すため首の穴の部分を開こうとしているが，両上肢が外側に向かって反応していないので空間が作れない〈**写真3**〉．

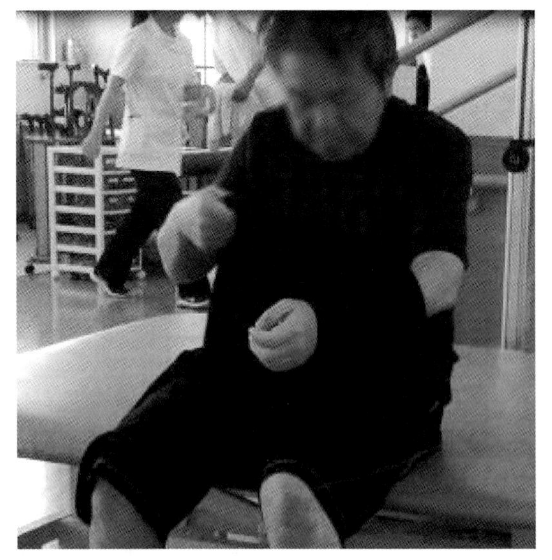

〈写真 3〉頭を通すための空間作り

しかたなく右手で引っ張って首の穴に頭を通そうとするが，左肘がまだ通っていないので生地の張りだけきつくなり右手がさらに力任せになることでさらに左肘が屈曲するという悪循環に陥っている〈**写真4**〉．

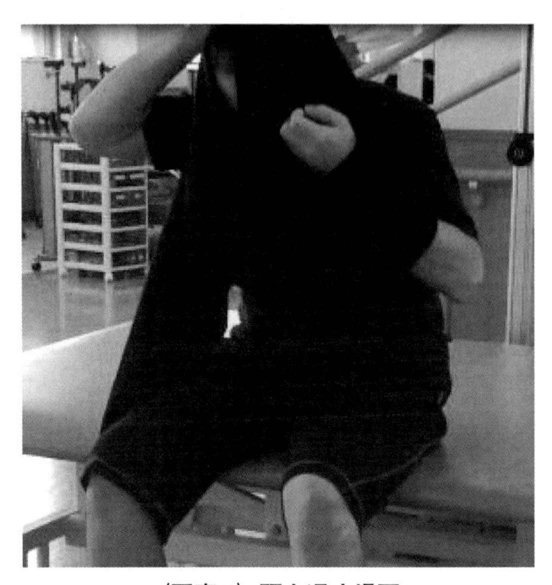

〈写真 4〉頭を通す場面

なんとか右手で首を通し，左肩までを通すが左肘屈曲を伴う連合反応が増大している．そこから右手を袖に通していくが〈**写真5**〉，左手で生地全体に張りを作れていないので右手を通しきれず服がだぶついている．

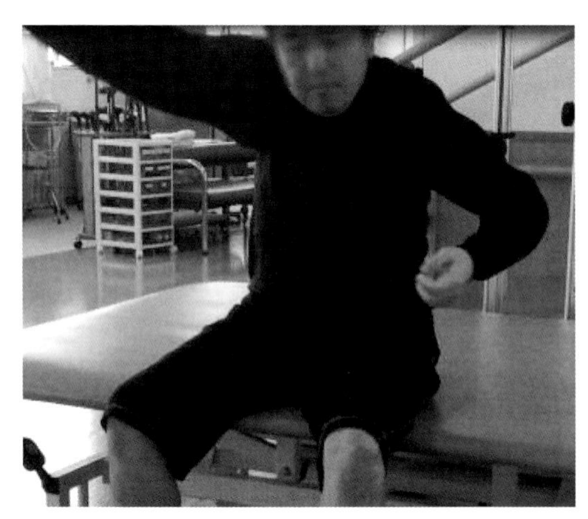

〈写真 5〉右手を通す場面

右手を橈側優位に用いてちょこちょこと裾を下ろしていくが，体幹の服の張りに対する伸展の反応が起きていない〈**写真6**〉．結果

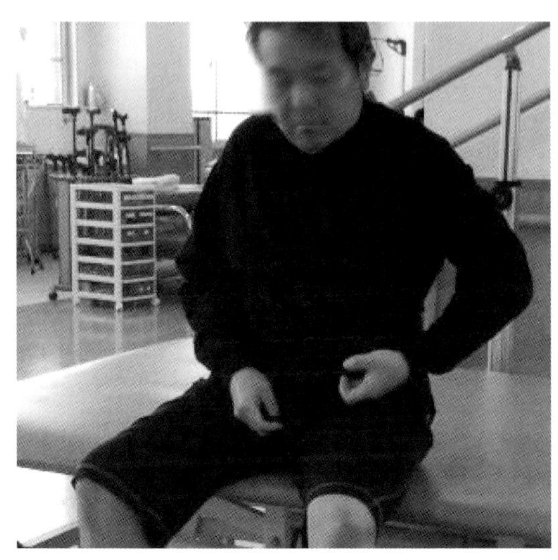

〈写真 6〉背中の生地を下ろす場面

として背中の生地は下がりきれておらず，左肩の部分には生地のだぶつきが見られる．また，更衣終了後も連合反応が残存したままである．ADL の評価表では「自立」とされるであろうが，「だらしない」という印象を人に与えてしまうことが想定される．

更衣動作への療法士の介入

右手で布の張りを検知する課題や服の構造を十分に両手で知覚する課題を行った後，実際に左手を袖に通していく練習をする**〈写真7〉**．右手で作り出した左袖外側の張りに対して左手の前腕外側が反応して，左上肢全体が伸展し外転する方向に反応するように誘導する．

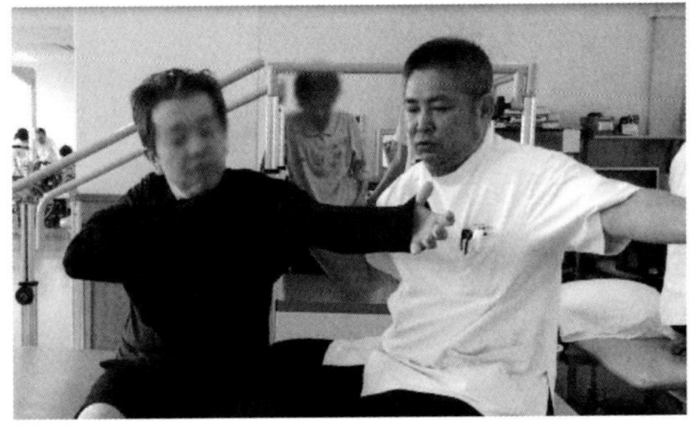

〈写真 7〉左腕を袖に通す場面

頭を通していく空間がうまく作れたら両手で力任せにシャツを頭にもっていかないように療法士がシャツを止めて頭のほうが穴に向かっていく反応を促す．その際に知覚的な手がかりとなるのはシャツの背中部分の生地の張りとなるので，後頭部に軽く生地が当たって張りができるように療法士は誘導する**〈写真8〉**．

肩をしっかり回して背中の生地を後ろに送ったら，脊柱の伸展を促し背中の生地の張りを逃がすよう誘導する（T シャツであればこの動作で後ろの生地がストンと落ちる）．

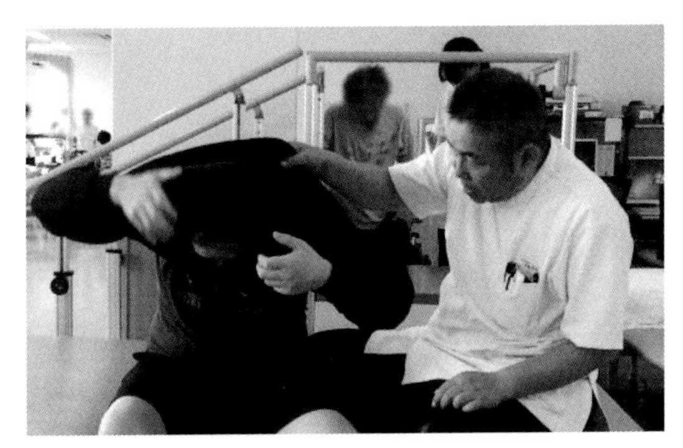

〈写真 8〉頭を通していく場面

その後，生地を下に引っ張ったら全体の服の張りに対して体幹の抗重力伸展が起こるように誘導する**〈写真9〉**．するとシャツのしわが伸び肩の部分まで張りが均等となり，生地のだぶつきがすっきりする．

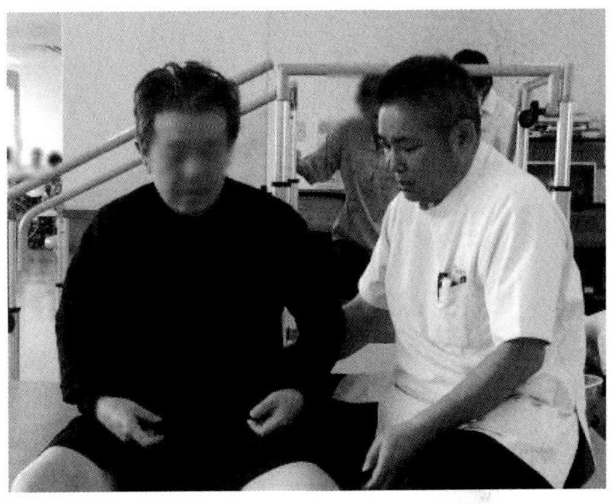

〈写真 9〉背中の生地を下ろす場面

更衣動作（かぶりシャツ）介入後

右手で作り出した左袖外側の張りに対して左手の前腕外側が反応して，左上肢全体が伸展し水平外転する方向に反応が出現している**〈写真 10〉**．同時に左手の手指の伸展反応にもつながっているのが見て取れる．

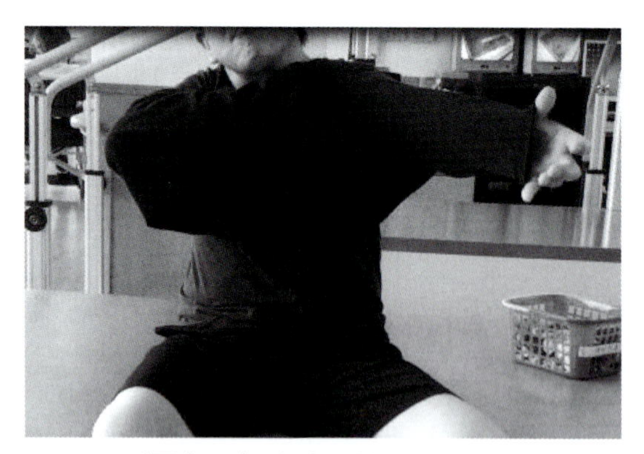

〈写真 10〉左腕を袖に通す場面

同様に左手で作り出した右袖外側の張りに対して右手の前腕外側が反応して，右上肢全体が伸展し水平外転する方向に反応が出現している**〈写真 11〉**．左手もやみくもに生地を引っ張るのではなく右手の作り出す張りを検知できており両手の協調動作が実現できている．

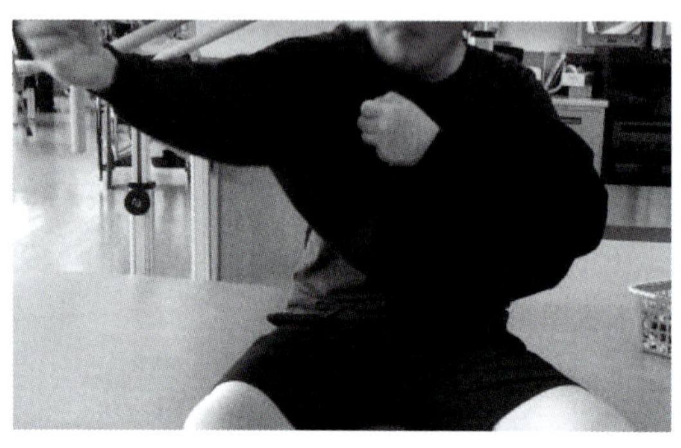

〈写真 11〉右手を通す場面

頭のほうが穴に向かっていく反応が見て取れる．シャツの背中部分の生地の張りを手がかりに，頭のほうが穴に向かっていく反応が見られる**〈写真 12〉**．結果，両上肢の過剰な引き上げが必要ないスムーズな動作となっている．

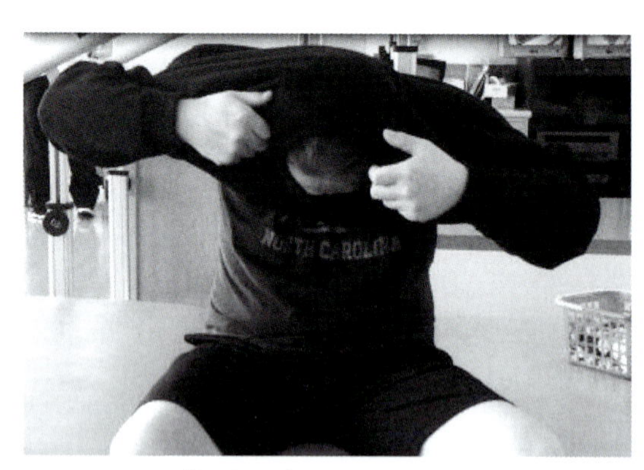

〈写真 12〉頭を通す場面

動作を通して連合反応による左手の痙性の増大はわずかであり，動作後もリラックスして座れている**〈写真 13〉**．シャツも左肩の生地のだぶつき，そして背中の生地のだぶつきの偏りが軽減している．

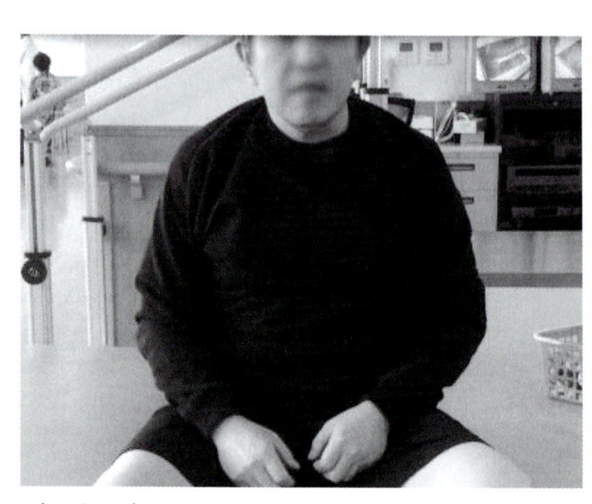

〈写真 13〉更衣後の姿勢とかぶりシャツの状態

おわりに

介入前，症例は更衣終了後に連合反応が残存し麻痺側上肢が過緊張となるような更衣動作を行っていた．またADLの評価表では「自立」とされるであろうが，「だらしない」という印象を人に与えてしまうような更衣動作であった．更衣動作に必要な知覚的操作の「こつ」は前述したが，「布の張り」をどう感じ，扱うか，という全身の反応である．私たちは専門職として「できる」「できない」といったADLの点数だけではなくその質を評価して改善できるものは改善に取り組みたい．それにはその動作を何度も繰り返して練習するだけではなく，知覚的操作の失敗を見抜き，どうやったら「楽にできる」「身だしなみ良く見える」といった部分までを改善できるか考えられる高度なクリニカルリーズニング能力が要求される．

索引

欧文・数字

あ行

か行

さ行

た行

な行

は行

ま行

や行

ら行

極める！ 脳卒中リハビリテーション必須スキル

2016 年 8 月 16 日　　初版 第 1 刷発行
2017 年 3 月 15 日　　初版 第 2 刷発行

編　集…………………株式会社 gene
発行者…………………張本 浩平
発行所…………………株式会社 gene
〒 462-0059　愛知県名古屋市北区駒止町二丁目 52 番地
リベルテ黒川 1 階
TEL：052-911-2800　FAX：052-911-2803
http://www.gene-llc.jp

印刷・製本…………シナノ印刷株式会社

Printed in Japan ISBN 978-4-905241-95-9
落丁・乱丁の場合はお取り替えいたします.